妊娠期がん診療ガイドブック

編集

北野敦子 聖路加国際病院 腫瘍内科

塩田恭子 聖路加国際病院 女性総合診療部 医長

村島温子 国立成育医療研究センター 周産期・母性診療センター 主任副センター長
妊娠と薬情報センター センター長

山内英子 聖路加国際病院 副院長
乳腺外科 部長・ブレストセンター長

山内照夫 聖路加国際病院 腫瘍内科 部長

米盛　勧 国立がん研究センター中央病院
乳腺・腫瘍内科 / 先端医療科 病棟医長

南山堂

執筆者一覧 (執筆順)

公平　誠	医療法人慈公会　公平病院　病院長
北野敦子	聖路加国際病院　腫瘍内科
塩田恭子	聖路加国際病院　女性総合診療部　医長
秋谷　文	聖路加国際病院　女性総合診療部
小澤美和	聖路加国際病院　小児科　医長
村島温子	国立成育医療研究センター　周産期・母性診療センター　主任副センター長 妊娠と薬情報センター　センター長
山内英子	聖路加国際病院　副院長/乳腺外科　部長・ブレストセンター長
河守次郎	聖路加国際病院　放射線腫瘍科　部長
後藤美賀子	国立成育医療研究センター　妊娠と薬情報センター
小林真理子	放送大学大学院　臨床心理学プログラム　准教授
河野友昭	聖路加国際病院　薬剤部
深津裕美	聖路加国際病院　乳腺外科
田中京子	慶應義塾大学医学部　産婦人科　専任講師
青木大輔	慶應義塾大学医学部　産婦人科　教授
森　慎一郎	聖路加国際病院　血液内科　部長
棟方　理	国立がん研究センター中央病院　血液腫瘍科
井口研子	筑波大学医学医療系　乳腺内分泌外科　講師
山内照夫	聖路加国際病院　腫瘍内科　部長
下井辰徳	国立がん研究センター中央病院　乳腺・腫瘍内科
米盛　勧	国立がん研究センター中央病院　乳腺・腫瘍内科/先端医療科　病棟医長
扇田　信	聖路加国際病院　腫瘍内科　副医長
後藤　悌	国立がん研究センター中央病院　呼吸器内科
工藤　彰	国立がん研究センター中央病院　薬剤部
本間義崇	国立がん研究センター中央病院　消化管内科

推薦のことば

　1997年，当時，聖路加国際病院の乳がんクリニックを担当していた私は，乳癌の集学的治療を学ぶために，アメリカ・テキサス州立大学MDアンダーソンがんセンターで研修する機会を得ました．そこで得たさまざまな経験は，2005年に，聖路加国際病院にブレストセンターを開設する上での大きな原動力となりました．そのうちの一つが，本書のテーマでもある「妊娠期乳癌の治療」です．当時の日本では，抗がん剤をはじめとする乳癌の治療は胎児に対する安全性が懸念されることから，人工中絶が第一義的に勧められることがほとんどでした．また，診断も遅れがちで，かなり進行した状態で見つかることも多く，手術は行えても化学療法が必要なケースはどうすればよいのかという点に関しては，暗中模索の状態でした．しかしながら，MDアンダーソンがんセンターでは，腫瘍内科のRichard Theriault教授を中心としたチームが，すでに妊娠初期，中期，後期それぞれに応じた治療指針をまとめて実践していました．薬物療法においても，胎児に対する影響の少ないFAC療法（5-フルオロウラシル，ドキソルビシン，シクロホスファミド）は，妊娠中期になれば行えるとし，さらに，児への影響に関する長期的な経過観察を行うためのデータベースを構築していました．Theriault先生は，NCCN（National Comprehensive Cancer Network）における乳癌診療ガイドラインの策定メンバーの一人であり，そのガイドラインの中で，妊娠期乳癌の診療アルゴリズムの作成を担当されていました．私自身は，日本に帰国後，2000年頃から，時にTheriault先生のアドバイスを受けつつ，妊娠期乳癌の治療に取り組みました．特に，2005年の聖路加国際病院ブレストセンター開設以降は，医師のみならず，看護師，薬剤師，検査技師，ソーシャルワーカーなど多職種によるチームアプローチが積極的に展開され，妊娠期乳癌に対する治療もより円滑に行われるようになりました．こうしたなか，乳腺外科フェローとして研鑽を積んだ一人が，本書の編集責任者である北野敦子先生です．

　乳癌手術後の経過観察は，少なくとも10年と長きにわたりますが，妊娠期乳癌の患者さんにとっては，術後の年数と生まれたお子さんの年齢が一致します．最初に治療を行った患者さんのお子さんは，まもなく成人式を迎えます．また，毎年，子どもの成長を記す写真入りの年賀状をくださる患者さんもいます．これらは，日々奮闘努力している乳癌診療チームの励みとなっています．

　これまで取り組んできた妊娠期乳癌の治療は，乳癌のみならず，疾患特性の異なる他のがん種に共有できるノウハウも多く，乳癌以外でも同様の取り組みが必要とされています．聖路加国際病院において乳腺外科フェローの研修を終えた北野先生は，国立がん研究センター中央病院で腫瘍内科の研鑽を積まれました．本書は，その幅広い臨床経験と，多彩なヒューマンネットワークのもとに編纂されました．さまざまな妊娠期がんに対して，質の高いチーム医療を実践するのに欠かせない一冊となることを祈念しています．

　2018年　春

昭和大学医学部外科学講座 乳腺外科学部門 教授
中　村　清　吾

序

　このたび，『妊娠期がん診療ガイドブック』を上梓する運びとなりました．本書は，私が研究代表者を務める日本対がん協会「リレー・フォー・ライフ プロジェクト未来」研究助成「母と子，ふたりの命を救う！妊娠期がんホットラインおよび診療ネットワーク開発に関するアクションプラン」にご協力いただいた諸先生方および，日本乳癌学会班研究「妊娠期乳がんに関する包括的診療体制構築に向けた研究」(主任研究者：山内英子)の協力を得て，企画・編集されました．

　妊娠期悪性腫瘍(以下，妊娠期がん)は女性の社会進出や生殖医療の進歩による高齢出産化に伴い，近年増加傾向にある病態の一つで，海外の報告では1,000妊娠に1人の頻度と報告されています．わが国での妊娠期がん発症頻度はわかっていませんが，日本人女性の第1子出産年齢はすでに30歳を超過しており，今後もこの傾向は変わらないと予測されます．乳癌や子宮頸癌は30代から増え始めるがんであり，高齢出産化が進むわが国においても，妊娠期がんは考慮しなければならない病態の一つと考えられます．

　妊娠中のがん治療は，腫瘍学的安全性と周産期学的安全性が不確かであることから，かつては人工中絶という選択肢が選ばれることが多くありました．しかしながら，近年では妊娠中のがん治療の母体および胎児への安全性を報告するデータが蓄積され，がん種や，進行度，診断時の妊娠週数などを配慮することで，がん治療と妊娠の両立も可能になってきました．

　このような医学的・社会的背景の中で，妊娠期がんに対する集学的治療の体系化は急務と思われます．一方，妊娠期がんは病態自体の「希少性」に加え，罹患するがん種が「多領域」に及ぶこと，さらに関わる医療者も「多職種」であることから，臨床現場での実践は容易ではありません．

　本書では，この「多職種・多領域」の壁を超えることを目的とし，総論では，妊娠期がん診療に関わる，外科，腫瘍内科，産婦人科，母性内科，薬剤師，臨床心理士など複数の視点から，それぞれの領域の基本的概念および，妊娠期がん診療における留意点を記しました．また各論では，臓器横断的に各がん種別の妊娠期がんの治療方針や過去の報告例などをまとめています．

　本書は「ガイドブック」ではありますが，「ガイドライン」(遵守すべきルール)ではありません．妊娠期がん診療は，がんの薬物治療開発のようにランダム化比較試験を実施し，高いエビデンスレベルを確立するような疾患領域ではありませんので，本書で参考とした多くの文献は，前方視的または後方視的コホート研究，ケースシリーズになっています．

　本書を手に取られた方の多くは，すでに妊娠期がん診療に関わっている方，あるいはこれから妊娠期がん診療に関わろうと考えている方だと思います．本書が"目の前の"妊娠期がん患者さんの診療方針や意思決定に結びつき，各施設での妊娠期がんチーム医療の実践化の一助になれば幸いです．そして，「2つの命」を守るゲートウェイとなることを期待します．

　最後に，本書に協力していただいた執筆者の先生方，そして機敏かつ根気強く出版まで寄り添っていただいた南山堂の大城梨絵子さんに心より感謝を申し上げます．

2018年 春

編者を代表して　北野敦子

目次

- 本書を利用するにあたって viii

第1章 ■ 妊娠期がん診療に必要な各領域の基礎知識

1. がん診療の基本 ...... （公平 誠，北野敦子） 2
2. 妊娠管理の基本 ...... （塩田恭子） 10
3. 産褥管理の基本 ...... （秋谷 文） 15
4. 子どもの成長と発達の基本 ...... （小澤美和） 25
5. 妊娠中の薬物投与の基本 ...... （村島温子） 34

第2章 ■ 妊娠期がんの総論

1. 妊娠期がんの疫学・臨床像 ...... （北野敦子） 42
2. 妊娠期がん診療の原則 ...... （北野敦子，秋谷 文） 47
3. 妊娠期がんの診断 ...... （山内英子） 54
4. 妊娠中の外科治療 ...... （塩田恭子） 60
5. 妊娠中の放射線治療 ...... （河守次郎） 66
6. 妊娠中のがん治療薬投与による影響 ...... （後藤美賀子） 72
7. 妊娠期がん治療中の母体・胎児管理 ...... （秋谷 文） 81
8. 妊娠期がん患者の心理的変化とその支援 ...... （小林真理子） 91
9. 妊娠期がん治療における支持療法 ...... （河野友昭） 99
10. 在胎期にがん薬物療法を受けた児の長期発育 ...... （深津裕美） 106

第3章 ■ 妊娠期がんの各論

1. 妊娠期乳癌 ...... （北野敦子） 114
2. 妊娠期子宮頸癌 ...... （田中京子，青木大輔） 121
3. 妊娠期卵巣癌 ...... （塩田恭子） 128
4. 妊娠期悪性リンパ腫 ...... （森 慎一郎） 136
5. 妊娠期白血病 ...... （棟方 理） 145
6. 妊娠期甲状腺癌 ...... （井口研子） 152
7. 妊娠期悪性黒色腫 ...... （山内照夫） 157
8. 妊娠期骨軟部腫瘍 ...... （下井辰徳，米盛 勤） 166
9. 妊娠期消化管癌・泌尿器癌 ...... （扇田 信） 179

10	妊娠期肝癌・胆癌・膵癌	（北野敦子）	191
11	妊娠期肺癌	（後藤 悌）	200
12	妊娠期頭頸部癌	（工藤 彰，本間義崇）	205

第4章 ■ 妊娠期がんの症例検討

1	妊娠期乳癌—妊娠初期診断症例—	（北野敦子）	212
2	妊娠期乳癌—妊娠中期：周産期合併症による予定治療変更症例—	（北野敦子）	217
3	妊娠期乳癌—妊娠後期診断症例—	（深津裕美）	222
4	妊娠期子宮頸癌—IB1期（扁平上皮癌）妊娠待機症例—	（田中京子）	227
5	妊娠期子宮頸癌—IB1期（扁平上皮癌）妊娠継続困難症例—	（田中京子）	230
6	妊娠期子宮頸癌—ⅡB期 妊娠中に化学療法をした待機症例—	（田中京子）	233
7	妊娠期悪性リンパ腫	（森 慎一郎）	237
8	妊娠期甲状腺癌	（井口研子）	241

提供ツール

■	妊娠期がんアセスメントシート	248
■	患者さん用冊子	251

索 引 ……………………………………………………………………………… 267

Column

患者さんの体験記①	216
患者さんの体験記②	221

本書を利用するにあたって

　本書は腫瘍内科医，外科医，産婦人科医，母性内科医らで構成された編集委員が内容の確認および用語の統一などを担当した．本書は，現時点で報告されている妊娠期がんの診療を示すものであるが，個々の患者においては，がん種や妊娠週数，病期，基礎疾患の違いなど多様性が存在することから，診療にあたる医師が患者とともに治療方針を決定すべきであり，本書に合致することを求めるものではない．また，本書の内容は裁判などに引用される性質のものでもない．

　本書作成にあたり，編集委員内にて以下の用語および定義の統一を行った．

❶「妊娠初期」「妊娠中期」「妊娠後期」の定義について

　妊娠中の薬物投与は「妊娠初期を避ける」ことが前提である．したがって，本書では「妊娠初期/中期/後期」の定義について全体的な統一を行った．

　本書では「妊娠初期」を『産婦人科診療ガイドライン-産科編2017』（日本産科婦人科学会/日本産婦人科医会 編集・監修）に従い「妊娠12週未満」と定義した．一方，「妊娠後期」は『産科婦人科用語集・用語解説集 改訂第3版』（日本産科婦人科学会 編）に従い「妊娠28週0日以降」とし，その間にあたる「妊娠12週1日〜27週6日」までを「妊娠中期」と定義した．

　あえて，産科婦人科用語集・用語解説集の「妊娠初期：13週6日以前」を用いなかった理由は，器官形成期を過ぎた妊娠12週以降の薬物投与は胎児の催奇形性には大きな影響を与えないと考えられることから，必要に応じて母体へのがん治療を開始できるためである．

　よって，がん治療を控えるべき期間としては「妊娠初期（妊娠12週未満）」とし，妊娠12週1日目からは必要に応じてがん治療を開始できるものとした．

❷「trimester/三半期」の定義について

　海外で用いられる「trimester/三半期」には，明確な妊娠週数の定義がなく，1st trimester（第1三半期）は，おおよそ妊娠12〜13週と曖昧にされている．本書でたびたび引用されているtrimesterの表記も，上記に従うものと判断していただきたい．

❸ 薬剤の評価について

　本書内で用いた妊娠中および授乳中の薬物使用に関する安全性は，FDA分類（FDA Pregnancy Category）が2015年6月に廃止されたのを受け，国立成育医療研究センター 妊娠と薬情報センターの評価に従った．

妊娠期がん診療ガイドブック
編集委員一同

第1章

妊娠期がん診療に必要な各領域の基礎知識

1 がん診療の基本

1 疾患としてのがん

　がんという疾患は単一の疾患ではなく，"がん"であることの共通の特徴を持った疾患の総称である．一般的には，無秩序な細胞増殖，転移，浸潤など細胞の振る舞いが，がんであることの特徴とされている．近年は，がんを特徴づける細胞の性質や能力を発現するために必要な正常細胞と異なる遺伝子が数多く発見されており，より多面的な角度からがんという疾患が捉えられるようになってきた（表1-1）[1]．がんは体内のあらゆる部位に発生し，発生の起源や発生部位，細胞の分化方向などにより命名され分類される．上皮系悪性腫瘍は主に発生した臓器により疾患分類され，非上皮系悪性腫瘍としての肉腫は細胞の分化の方向性により組織学的に分類がなされている．疾患をどのように分類するかは診断・治療と密接に関連しており，がんに関する科学的な知見が蓄積していく過程でしばしば新分類へ更新されている．

2 がんの疫学

　国立がん研究センターがん情報サービスが提供している最新がん統計[2]によると，2016年にがんによる死亡者は372,986例（男性219,785例，女性153,201例）であり，全体での死亡数が多い部位は肺，大腸，胃，膵臓，肝臓の順であった．女性では，大腸，肺，膵臓，胃，乳房の順で死亡者が多かった．一方，2013年の罹患数（罹患全国推計値）は862,452例（男性498,720例，女性363,732例）であり，全体では胃，大腸，肺，乳房，前立腺が多く，女性では乳房，大腸，胃，肺，子宮の順で新しく診断されたがんが多かった．現在，がんの死亡数と罹患数については人口の高齢化を主な原因として増加傾向をたどっている．2015年時点で，がんは近年のわが国の死亡原因のトップであり続けており，以下に心疾患，肺炎，脳血管疾患が続いている．

表1-1 がんを特徴づける性質

① 増殖抑制シグナルへの不応	⑥ 遺伝子変異と不安定性
② 増殖シグナルの自己充足	⑦ 免疫細胞からの回避
③ 無制限な複製力	⑧ 炎症による刺激
④ プログラム細胞死の回避	⑨ 組織への浸潤と転移
⑤ 細胞の代謝制御の異常	⑩ 持続的な血管新生

(Hanahan D: Cell, 144 (5): 646-674, 2011)

3 がんの発見と診断

がんの発見

　がんは発生の初期には無症状であることが多く，がんを早期発見し適切な治療を行うためには検診などの手法が用いられる．がん検診も目的はがんによる死亡を減少させることで，わが国では胃癌・子宮頸癌・乳癌・肺癌・大腸癌などが対策型検診として行われている．わが国のがん検診の受診率は低く，男性で40～50％，女性で30～40％である[3]．そのほか，がん検診以外では任意の検診，人間ドック，病医院での偶発的な発見など診断に至る契機はさまざまである．一方，進行がんにおいては原発および転移巣のある部位に応じた症状や全身症状としての貧血，倦怠感，体重減少，発熱，腫瘍随伴症候群などを呈することで発見されることもある[4,5]．いずれも，がんを鑑別診断の一つとして考えておくことが重要であり，プライマリ・ケアを担う医師や初期対応をしたがんを専門としない医師は，がんが疑われた場合にはがんの診療が可能な医療機関へ紹介することが必要である．特に血液腫瘍など一部の悪性腫瘍では早急な介入が必要な場合があるため，可能な限り迅速に対応する．

　妊娠期がんの場合，例えば乳癌に特徴的な乳房のしこりや，婦人科系がんに特徴的な不正出血などは，妊娠そのものでも起こりうる症状のため，結果的にがんの症状だったとしても診断が遅れる場合がある．

がんの診断

　がんの診断では，がんの確定診断と治療方針の決定や予後予測に資する十分な情報を得る必要がある．診断に必要な情報としては主に病理診断（細胞診，組織診）と病期診断（診察，血液検査，画像検査，その他）の2つに大別される．妊娠期がんでは，病期診断に必要な画像検査のモダリティが限られており，正確な病期診断は難しく，過小診断になってしまう場合もある．

❶ 病理診断

　大部分のがんの確定診断には病理が必須である．また，転移性のがんにおいても同時・異時性の重複がんで転移の臨床診断が困難な事例や原発不明がんなどの場合にも病理診断は有効である．がんの診断においては，悪性かどうかの悪性度の診断が求められている．病理組織診断では，悪性度を規定する因子として核異型，構造異型，核分裂

像，血管浸潤，壊死，間質反応，細胞周期などが観察される．また，形態学的な診断とともに免疫組織染色やFISH法などの遺伝子異常の検出技術を用いてがんの診断，分類が行われる．近年では，治療方針の決定に関連するバイオマーカー*の有無を確認することも増えている（例：乳癌，胃癌におけるHER2の過剰発現，肺癌のAKL遺伝子異常，EGFR遺伝子異常，PD-L1の発現など）．

❷ 病期診断

がんの病期分類は複数存在するが，一般に固形腫瘍においては国際的に主にTNM分類が用いられる[6]．TNM分類はT：原発腫瘍の広がり，N：所属リンパ節の有無と広がり，M：遠隔転移の有無の3つの因子によって構成されており，主に臨床分類cTNMと病理学的分類pTNMの記述法がある．その他の分類としては，婦人科腫瘍（卵巣癌，子宮体癌，子宮頸癌など）のFIGO分類[7,8]，大腸癌のDUKES分類[9]，リンパ腫のAnn-Arbor分類[10]などがあり，それぞれ用いられている．国内ではがん取扱規約による分類や進展度分類などがあり，がん登録などに使用されている．臨床の現場においては主に治療方針の決定と予後予測に用いられており，がんの研究や統計調査にも正確な病期診断は重要である．

4 がんの治療

がんの治療に関する一般的事項

がんの治療においては，がんの診断（がんの種類，病期），年齢，臓器機能，全身状態，患者の希望（価値観）などから治療目標と方法を検討して治療を行う．治療目標ががんの根治である場合には，がん細胞が完全に体内から除去してさらに再発を防ぐことが必要であり，一般的な固形がんの場合には，外科的な根治的切除に加えて，場合によっては術後（術前）補助化学療法や術後（術前）放射線治療などが行われる．一部の固形がんでは，根治的な放射線治療として放射線治療単独もしくは放射線化学療法などが用いられる．血液腫瘍や胚細胞腫瘍では抗がん剤による薬物療法が主体となり，放射線治療や手術などの局所療法が一部に行われる場合がある．一方，進行・転移・再発のがんの場合には根治困難な事例が多く，一般的には延命・症状緩和を目的とした治療としてがんの薬物療法が主体となっている．局所的な症状緩和に際して放射線治療や手術が用いられることもある．最近では転移個数が少ない場合（oligometastasis）などには遠隔転移であっても局所療法の実施によって長期生存を得られるケースも報告されており，多くの場合エビデンスは確立してはいないものの，がんや患者の状況によっては検討できる選択肢となっている[11]．

---

*タンパク質や遺伝子などの生体内の物質で，病気の変化や治療に対する反応に相関し指標となるものをバイオマーカーと呼ぶ．

手術治療

　一般に固形がんにおいては，手術可能な早期がんの場合には治癒を目的とした根治的切除の外科手術を行う．手術治療は他の薬物療法や放射線治療よりも歴史が古く，現在においてもがん治療の中心である．がんの種類によって外科手術の範囲についての考え方は異なるが，上皮系腫瘍においては腫瘍の進行度に応じてリンパ節の郭清の有無や範囲を検討する．肉腫に関しては，わが国では拡大切除が標準的治療となっている．いずれの腫瘍においても，がんを取り残さないように十分に切除範囲を確保する方針は共通している．がんの手術部位によっては必要な臓器や器官の切除，機能を損なうことも発生するため，がん切除後の再建手術も同じく重要である．遠隔転移を伴うがんにおいては外科的手術の役割は大きくない．腎臓癌などでは遠隔転移を伴う場合でも原発巣の腎臓を切除することが標準的な治療の一つとして考えられているが[12]，その他のがんにおいては転移性がんの原発切除に関して一定のコンセンサスは得られていない．一方，転移巣の切除については，骨肉腫や軟部肉腫の肺転移巣の切除[13,14]や大腸癌の肝転移の切除[15]など，一部のがんにおいては診療ガイドラインでも記載のある治療選択肢となっている．近年，外科手術における技術の進歩により腹腔鏡，胸腔鏡などの鏡視下手術や，ダヴィンチ®などの手術支援ロボットを用いた手術など，がんの手術治療の選択肢は広がっている．

放射線治療

　放射線治療は外部照射と内部照射に分類される．外部照射は最もよく用いられる放射線治療で，用いる放射線の違いにより治療法が異なっている．放射線の種類としては，質量のない電磁波（X線やγ線），質量のある粒子線（電子線，陽子線，重粒子線）などがある．一般的に用いられるのはX線を用いたリニアックによる外部照射であり，最近ではγ線を用いたγナイフやサイバーナイフなども頻繁に利用されている．放射線治療による殺細胞効果は，DNAに対する直接効果とOHラジカルを通した間接効果によって発揮される．放射線治療は根治的放射線治療（早期がん；喉頭癌，子宮頸癌），準根治的放射線治療（CRT：頭頸部癌，肺癌，食道癌，子宮頸癌，術前・術後放射線治療），緩和的放射線治療（骨転移，脳転移など），予防的放射線治療（小細胞がんの予防的全脳照射）などが行われている．

薬物療法

　がん治療で用いる薬物療法には，がんの増殖を抑える目的で使用する薬剤と副作用を軽減するために使用する薬剤（支持療法）に大別される．前者には細胞毒性抗がん剤（殺細胞性抗がん剤；以下，抗がん剤），ホルモン剤，分子標的薬などの種類があり，近年の免疫チェックポイント阻害薬はその位置づけが定かではないが，ここでは免疫療法に分類する．抗がん剤は他の一般薬と比較して治療域（therapeutic window）が狭いことが特徴であり，薬理作用と中毒や致死的作用が発現する用量が近接しているため，その使用においては特に注意を要する薬剤である．主な種類としてはアルキル化薬，抗がん抗生

物質，白金製剤，代謝拮抗薬，トポイソメラーゼ阻害薬，微小管阻害薬などに分類される．一般的な固形がんの転移・再発例においては，延命・症状緩和を目的とした抗がん剤を含む薬物療法ががん治療の主体となる．また，周術期の補助化学療法としてさまざまながんにおいて術後（術前）薬物療法が行われる．血液腫瘍や胚細胞腫瘍などの抗がん剤に対する高感受性腫瘍においては薬物療法によって治癒をもたらすことを目指す．このような腫瘍の場合には治療強度（dose intensity；DI）を高く維持することが治療の成否において重要とされ，相対用量強度（relative dose intensity；RDI）を保つために適切な支持療法の実施が求められる．ホルモン療法はホルモン依存性のあるがんにおいて効果が認められ，乳癌，前立腺癌，子宮体癌などで用いられる．特に乳癌では術後ホルモン療法は標準的治療として広く普及している．分子標的薬はがん細胞に存在する標的に作用する薬剤であり，開発の初期段階から特定の標的を効率的に抑える薬剤がスクリーニングによって選択される点で殺細胞性抗がん剤とは大きく異なる．分子標的薬は主に構造により小分子化合物と抗体医薬に分類される．小分子化合物ではキナーゼ阻害作用により多標的であることが多いが，抗体医薬の場合には一般に標的は1つで細胞外の標的に作用して細胞内シグナル伝達経路を抑制することで作用を発揮する．

免疫療法

がんの免疫療法は表1-2に示すように多くの種類が存在するが，免疫療法の作用が最終的には免疫細胞によりがんを死滅させるという点においては共通項を有する．近年に至るまでに，免疫療法の有効性についてのエビデンスは乏しかったが，免疫チェックポイント阻害薬の登場により，種々のがんにおいて生存延長を含む臨床的利益をもたらすことが示されてきた．免疫チェックポイント阻害薬には抗PD-1抗体，抗PD-L1抗体，抗CTLA-4抗体などの種類がある[16]．

免疫システムに備わる免疫系の抑制に働くcoinhibitory molecule（共抑制分子）は免疫チェックポイントとして機能しており，代表的なチェックポイント分子がT細胞上に発現するPD-1やCTLA-4などの受容体である．PD-L1はPD-1受容体のリガンドとして同定されている．わが国では，2018年3月の時点で悪性黒色腫，肺癌，腎癌，悪性リンパ腫，頭頸部癌，尿路上皮癌などに免疫チェックポイント阻害薬が承認され，日常臨床で使用されている．

がん治療におけるEBMの利用と標準治療の理解

科学的根拠に基づく医療（evidenced based medicine；EBM）はがんの治療方針を決定する上で有用なツールとなる．EBM自体は信頼性の高くない経験や直感に頼らないで科学的根拠に基づいて医療を行うという考え方である．

EBMの実践における原則は，医療に関する科学的根拠を評価したエビデンスの階層（hierarchy of evidence）を重視し，意思決定においてはエビデンスに加えて利益，リスク，不便さ，代替的な方法に関するコストを常に天秤にかけ，その過程で患者の価値観や選好についても考慮している．標準治療は，特定の病期に対する適切な診療を提供する医療の専門家やヘルスケアの専門家によって広く用いられている治療を指すが，

表1-2 がん免疫療法の種類

❶ 免疫チェックポイント阻害薬
　抗PD-1抗体
　抗PD-L1抗体
　抗CTLA-4抗体　　など
❷ 共刺激分子によるアゴニスト抗体*
❸ がんワクチン療法*
　がんペプチドワクチン
　腫瘍細胞ワクチン樹状細胞ワクチン　など
❹ エフェクターT細胞療法*
　非特異的エフェクター細胞輸注療法
　標的抗原特異的エフェクターT細胞輸注療法　など
❺ その他
　サイトカイン療法
　Biological response modifier*

＊：研究中

EBMそのものではなく，EBMや専門家の中での常識やコンセンサスも含んだ概念からなる治療方法である．そのため，標準治療ではあるが十分なエビデンスに基づく医療でないことも病気の種類によってはしばしば発生する．標準治療はがんの治療開発の過程で実施されるランダム化比較試験（randomized controlled trial；RCT）のコントロール群の治療として考えられることが多い．EBMで利用する質の高いエビデンスの集積にはRCTが用いられている．

がん治療におけるチーム医療

　年々複雑化するがん治療において，患者に最適かつ最善の医療を提供するためには，チーム医療の実践が必須である．

　チーム医療とは，医療に従事する多種多様なスタッフが，各々の高い専門性を前提に目標と情報を共有し，業務分担しつつも互いに連携・補完し合い，患者の状況に的確に対応した医療を提供することである．身体的，精神的，社会的，そして死と直結するという意味でスピリチュアル要素が複合したがん患者が，がんと共存しながら質の高い人生を歩むためには多職種にわたる専門家の関与が必要である．

　妊娠期がん診療の実践においては，一般的な「がんチーム医療」に加え，産婦人科医や小児科医，新生児科医，助産師などの協力が不可欠である（p.47参照）．

5 がん治療が生殖機能に与える影響

　一般的にがん治療が生殖機能に与える影響には，以下の3つがあげられる．
① 妊孕性の消失(低下)：卵巣機能不全，乏精子症，無精子症
② 生殖機能不全：性欲障害，子宮腟喪失，射精障害，勃起障害
③ 性ホルモン低下による長期的な健康障害：更年期障害，骨粗鬆症，脂質代謝異常，心臓血管系疾患の発症

表1-3　化学療法・放射線療法によって永久に無月経になる可能性（女性）

リスク	治療プロトコル
高リスク（>80%）	・造血幹細胞移植の前処置でのtotal body irradiationと大量CPAの併用あるいは大量ブスルファンと大量CPAの併用 ・全腹部あるいは骨盤への放射線治療（成人6Gy以上，思春期後女児10Gy以上，思春期前女児15Gy以上） ・40歳以上の女性を対象とした5g/m^{2}以上のCPA（乳癌術後補助化学療法のCMF，CEF，CAF） ・20歳未満の女性を対象とした7.5g/m^{2}以上のCPA ・40Gy以上の頭蓋への放射線照射 ・プロカルバジン塩酸塩を含む化学療法
中リスク（30〜70%）	・30〜39歳の乳癌女性を対象としたCMF，CEF，CAF療法 ・40歳以上の乳癌女性を対象としたAC療法 ・全腹部あるいは骨盤への放射線治療（成人6Gy以上，思春期後女児10Gy以上，思春期前女児15Gy以上）
低リスク（<20%）	・ホジキンリンパ腫に対するABVD療法 ・非ホジキンリンパ腫に対するCHOP療法（4〜6サイクル） ・急性骨髄性白血病に対するアンスラサイクリン/シタラビン療法 ・急性リンパ性白血病に対する多剤併用化学療法 ・30歳未満の乳癌女性を対象としたCMF，CEF，CAF療法 ・40歳未満の乳癌女性を対象としたAC療法
極めて低リスクまたはリスクなし	・ビンクリスチン ・メトトレキサート ・フルオロウラシル
不明	・イリノテカン ・TKI（イマチニブ，エルロチニブ） ・モノクローナル抗体（トラスツズマブ，ベバシズマブ，セツキシマブ） ・免疫チェックポイント阻害薬

（Lee SJ, et al: J Clin Oncol, 24(18): 2917-2931, 2006 より改変）

生殖年齢の患者に対し，がん治療を行う際にはこのような「妊孕性」に配慮した診療が求められる．具体的には，化学療法開始前に不妊のリスクについて話し合うこと，妊孕性温存の方法について話し合うこと，生殖専門家を紹介することなどが必要で，これらは国内外のガイドラインでも提唱されている[17-19]．

がん治療による不妊のリスクは，がん治療の内容（薬物療法のレジメンや，放射線照射の部位など）によって異なる（表1-3）．妊孕性温存方法としては，生殖補助医療を用いることが多い．女性の場合は胚（受精卵）凍結保存，卵子凍結保存，卵巣凍結保存などが代表的である（卵巣凍結保存は研究段階であり実施している施設は限られている）．また，薬物を用いた方法としてLH-RHアナログ製剤による卵巣保護が用いられる場合がある．男性では，精子凍結保存があげられる．

それぞれ，メリット・デメリットがあるため，実際に妊孕性温存をする際には，生殖医療専門家からの正しい情報提供と，患者本人および家族も含めた意思決定が重要である．

（公平　誠，北野敦子）

••• 文 献 •••

1) Hanahan D, et al: Hallmarks of cancer: the next generation. Cell, 144(5): 646-674, 2011.
2) 国立がん研究センター がん情報サービス：がん登録・統計 最新がん統計．Available at:〈http://ganjoho.jp/reg_stat/statistics/stat/summary.html〉（2017.12.11アクセス）
3) 厚生労働省：平成25年 国民生活基礎調査の概要 都道府県別がん検診受診率データ．Available at〈http://www.mhlw.go.jp/toukei/saikin/hw/k-tyosa/k-tyosa13/〉（2017.12.11アクセス）
4) Donnelly S, et al: The symptoms of advanced cancer. Semin Oncol, 22(2 Suppl 3): 67-72, 1995.
5) Pelosof LC, et al: Paraneoplastic syndromes: an approach to diagnosis and treatment. Mayo Clin Proc, 85(9): 838-854, 2010.
6) Brierley JD, et al eds.: TNM classification of malignant tumours 8th ed., Wiley-Blackwell, 2017.
7) Prat J; FIGO Committee on Gynecologic Oncology: Staging classification for cancer of the ovary, fallopian tube, and peritoneum. Int J Gynaecol Obstet, 124(1): 1-5, 2014.
8) Pecorelli S: Revised FIGO staging for carcinoma of the vulva, cervix, and endometrium. Int J Gynaecol Obstet, 105(2): 103-104, 2009.
9) Dukes CE: Classification of cancer of the rectum. J Pathol Bact, 35: 323-332, 1932.
10) Carbone PP, et al: Report of the committee on Hodgkin's disease staging classification. Cancer Res, 31(11): 1860-1861, 1971.
11) Reyes DK, et al: The biology and treatment of oligometastatic cancer. Oncotarget, 6(11): 8491-8524, 2015.
12) 日本泌尿器科学会 編：腎癌診療ガイドライン2017年版，メディカルレビュー社，2017.
13) The ESMO/European Sarcoma Network Working Group: Soft tissue and visceral sarcomas: ESMO Clinical Practice Guidelines for diagnosis, treatmentand follow-up. Ann Oncol, 25(Suppl 3): iii102-iii112, 2014.
14) The ESMO/European Sarcoma Network Working Group: Bone sarcomas: ESMO Clinical Practice Guidelines for diagnosis, treatment and follow-up. Ann Oncol, 25(Suppl 3): iii113-iii123, 2014.
15) 大腸癌研究会 編：大腸癌治療ガイドライン医師用2016年版，金原出版，2016.
16) 日本臨床腫瘍学会 編：がん免疫療法ガイドライン，金原出版，2016.
17) 日本癌治療学会 編：小児，思春期・若年がん患者の妊孕性温存に関する診療ガイドライン，金原出版，2017.
18) Loren AW, et al: Fertility Preservation for Patients With Cancer: American Society of Clinical Oncology Clinical Practice Guideline Update. J Clin Oncol, 31(19): 2500-2510, 2013.
19) Lee SJ, et al: American Society of Clinical Oncology Recommendations on Fertility Preservation in Cancer Patients. J Clin Oncol, 24(18): 2917-2931, 2006.

2 妊娠管理の基本

1 妊娠期間の定義

 ### 妊娠週数の算出法

　妊娠期間は週数と日数で表され，最終月経開始日を0日として，最終月経開始日から起算する．正常妊娠持続期間は280日であり，7日を1週と定め，分娩予定日は40週0日となる．これは月経周期が28日型である女性を基準にしており，通常最終月経開始日から14日目に排卵が起こると想定をして，算出している．すなわち排卵日が2週0日になる．しかし，実際の排卵日が最終月経開始日から14日目でないときには妊娠週数と胎児の発育にずれがみられることがあり，産科臨床では妊娠10週前後の胎児の大きさ（頭殿長）を超音波検査により測定し妊娠週数・分娩予定日を確定する．不妊治療などで排卵日や受精日が確定している場合は，その日を2週0日として妊娠週数・分娩予定日を算出する．

 ### 妊娠期間の区分（図1-1）

　妊娠22週未満で妊娠が終了することを「流産」という．流産は時期により2つに分けられ，妊娠12週未満を早期流産，12週以降を後期流産という．22週0日～36週6日までの分娩は早産，37週0日～41週6日までが正期産，42週0日以降を過期産と呼ぶ．また，妊娠12週以降に分娩時に児が死亡している場合を死産という[1]．
　海外では妊娠期間を3つに分けて，「第1三半期」「第2三半期」「第3三半期」と呼んでいるが，それぞれの時期を分ける妊娠週数の明確な定義はない．しかし，「本書を利用するにあたって」（p.viii）にも記載しているとおり，本書では妊娠初期（12週未満），妊娠中期（12週1日～27週6日），妊娠後期（28週0日～）と区分したため，おおむねそれと同義と考えてよい．

2 胎児の発育

　卵子は卵巣から排卵されたあと，卵管膨大部で受精をする．受精卵は卵管内で細胞分

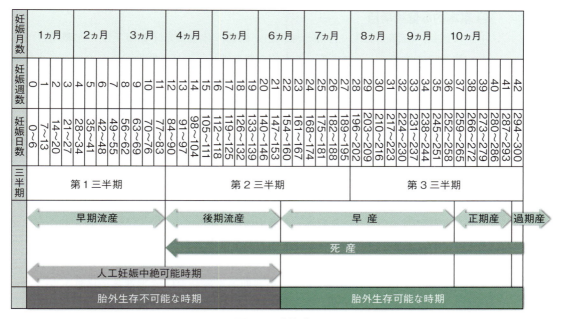

図 1-1　妊娠期間

裂を繰り返しながら卵管内を通過し，子宮腔に到達し着床する．着床は受精後6～7日頃より始まり，受精後12日目頃に完了する．妊娠5～10週頃に急速に神経系・呼吸器系・循環器系・消化器系などの主要臓器が発生し，この期間を器官形成期という．その後は出生まで成熟と成長を続ける．

胎外生活に最も重要である胎児の肺は妊娠20週頃から肺サーファクタントを産生し，26週頃に肺の構造はほぼ完成する．その後，口からの羊水の取り込みと肺のサーファクタント産生によって妊娠34週頃に機能的にも成熟する．

3　妊娠の基本管理

妊婦健診

❶ 妊婦健診の間隔

母児ともに健全な状態で妊娠・分娩を終了させることが妊婦管理の目標であり，妊婦健康診査(以下，妊婦健診)はこの中核をなす．母子保健法に基づき，すべての妊婦が妊婦健診を受けることが推奨されている．健診の間隔は23週までは4週間に1回，24～35週までは2週間に1回，36週以降分娩までは1週間に1回を原則とする．妊婦・胎児のリスクに応じて健診の間隔は適宜短縮する．妊娠初期は自然流産の頻度が高い，また異所性妊娠や胞状奇胎の否定，胎児心拍の確認，予定日の確定などで頻回に診ることとなり，妊娠初期の健診間隔は1～3週になることが多い．

❷ **基本的な健診項目**

　子宮底長，腹囲，血圧，浮腫，尿蛋白，尿糖，体重は母子健康手帳の記載項目であり，健診時に必ずチェックする．基本的な健診項目以外にも時期に応じたさまざまな検査が行われ，その結果により母体と胎児の管理が行われる．

　妊娠初期では，母体の健康状態の詳細把握，ハイリスク妊娠の抽出，胎児存在の確認と状態観察を行う．詳細な問診を行い，的確な情報を得る．内診にて性器の状態の観察を行うばかりではなく，全身所見のチェックも重要となる．初期スクリーニング血液検査として血算，血液型，感染症，随時血糖，不規則抗体検査が行われる．

　妊娠中期から35週の時期での健診の主な目的は，流・早産の予防，妊娠高血圧症候群発症の予防・早期発見，胎児の管理と胎児異常の早期発見である．流・早産の予防のために頻回に内診を行うことはむしろ感染の機会をつくることになり，否定的な意見が多く，頸管の状態は経腟超音波検査で頸管長を測定することにより評価する．頸管長の明確なカットオフ値は設定されていないが，25 mm以下を早産のハイリスク群と考えて妊娠管理していくことが多い[2]．この時期の血液検査は26週前後で血算と50 gグルコースチャレンジテストを施行する．

　36週以降の健診の主な目的は，母体の分娩準備状態の判定と胎児のwell-beingの評価である．健診時には内診を行い，頸管の開大度，展退度，児頭の下降度，頸管の硬度，位置をみる．胎児のwell-beingの評価は羊水量やノンストレステスト（non-stress test；NST）によって行う．

 ## 超音波検査

　超音波検査は妊娠中の画像診断として胎児に最も安全な検査である．このため，妊娠全期間を通じて，頻回に施行する検査となっている．超音波検査の内容は妊娠の確定や週数の算出から胎児のスクリーニングまで多岐にわたっている．

　妊娠初期では子宮内の胎嚢の確認，胎児心拍の確認を行う．流産，異所性妊娠，絨毛性疾患などの鑑別を行う．また8～11週の頭殿長から妊娠週数の確認，必要に応じて予定日の修正を行う．10週以降では無脳症や頸部ハイグローマなどの胎児異常の有無をみる．子宮筋腫や卵巣腫瘍などの有無のチェックも重要である．

　妊娠中期以降では胎児発育，胎児異常の有無，羊水量，胎盤・臍帯，頸管長について検査を行う．胎児発育は児頭大横径（biparietal diameter；BPD），腹部周囲長（abdominal circumference；AC），大腿骨長（femur length；FL）を測定し，推定体重を算出する．妊娠週数別の胎児発育曲線を図1-2に示す．胎児の推定体重が妊娠週数別出生時体重基準[3]で10パーセンタイル未満または−1.5 SD未満であった場合，胎児発育不全と診断する．胎児異常の有無は頭部，胸部，腹部，脊柱などの各断面で形態異常の有無を調べる．妊娠中少なくとも1回は胎児奇形・解剖学的異常の検出を目的に胎児の全身スクリーニングを行う．羊水インデックス（amniotic fluid index；AFI），羊水ポケットなどを測定し，羊水量の評価を行う．胎盤の付着部位，成熟度などを観察する．前置胎盤の診断は経腟超音波検査で行う．

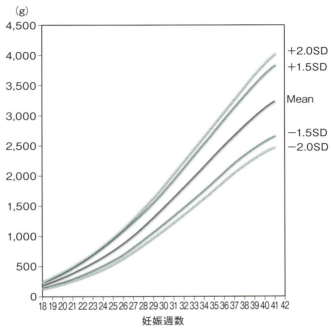

図 1-2　推定胎児体重の発育曲線
（日本超音波医学会：超音波医学，30（3）：J430，2003）

 胎児 well-being の評価

母体中の胎児の状態が良好であるかどうかを各種検査を用いて評価することを，胎児well-being の評価という．いくつかの検査法を適当に組み合わせて胎児状態を総合的に判断するが，一般的には NST と羊水量でスクリーニングを行い，異常があればbiophysical profile scoring（BPS）や超音波ドプラによる血流計測などの精査を行う．

4　分娩時期と分娩方法

早産は児の未熟性による合併症のリスクがあるため，原則的にはすべての分娩は満期産であるべきである．そのような状況下で分娩の時期を早期にするということは早産児の種々のリスクを考慮に入れても，妊娠を継続することが母児双方または少なくとも一方にとって不利益をもたらし，早産児出生のリスクに鑑みても早産を選択するほうが有益と考えられる場合である．早産の時期により児の未熟性によるリスクも変わってくるので早産を選択する適応の基準も在胎期間によって変わってくる．過去10年における周産期母子医療センターネットワークデータベースからの解析では，表1-4に示すように在胎期間別死亡率は22週で58.6％，23週で29.8％，24週で18.4％と1週経過するごとに劇的に低下し，28週以降で数％であった．また在胎期間別の3歳時予後をみると，脳性麻痺発症率，酸素使用率，視力障害率および発達指数70未満の発生率は22週では

表1-4　在胎週数別死亡率および3歳時における児の予後

在胎期間（週）	22	23	24	25	26	27	28	29	30	31	32
死亡率（%）	58.6	29.8	18.4	11.2	7.1	5.1	2.5	1.9	1.3	1.1	0.9
脳性麻痺発症率（%）	24.1	21.8	14.5	13.8	10.9	10.2	8.2	7.5	4.9	3.0	2.5
酸素使用率（%）	6.3	7.4	5.0	2.4	2.2	1.7	1.2	1.1	0.4	0.9	0.0
視力障害率（%）	25.2	20.4	16.0	12.2	8.0	5.2	5.0	2.9	2.4	1.6	1.9
発達指数＜70（%）	46.8	42.6	33.8	25.0	19.4	16.6	12.2	11.0	9.7	8.8	9.9

（中西秀彦：周産期医学，46(7)：915-920，2016より改変）

いずれも高値であるが，在胎期間が長くなるに従って低下する[4]．肺の機能は34週頃に成熟するが，34〜36週に分娩になった児では満期産児に比較して新生児早期の死亡率が6倍，新生児後期の死亡率が3倍，乳児期の死亡率が2倍と高く[5]，7歳までの精神発達障害のリスクも上昇する[6]．

合併症妊娠の管理において重要なのは，①合併症が母児双方にどのような影響を与えるか，②妊娠が合併症にどのような影響を与えるか，③妊娠継続がいつまで可能か，などについて検討することである．悪性腫瘍を罹患した妊娠では，妊娠継続によってがんが母体に与えるリスク，妊娠中に行いうる治療とその治療が児に与える影響，早産にした場合の児のリスクを勘案して分娩のタイミングを決定する．母児の状態から早産が最善の選択と考えられる場合は未熟児・新生児の専門医がいる施設での分娩が強く勧められる．

分娩の方法について，帝王切開術は母体にとって必ずしも安全な分娩法ではない．母体と児の状況から適応があれば帝王切開術を選択する．悪性腫瘍を罹患した妊娠の中で帝王切開術が強く勧められるのは，子宮頸癌，腟癌の場合である．

（塩田恭子）

•••－文　献－•••

1) 日本産科婦人科学会 編：産科婦人科用語集・用語解説集 改定第3版．金原出版，2013．
2) Guzman ER, et al: A comparison of sonographic cervical parameters in predicting spontaneous preterm birth in high-risk singleton gestations. Ultrasound Obstet Gynecol, 18(3): 204-210, 2001.
3) 日本超音波医学会 平成14・15年度 用語・診断基準委員会：「超音波胎児計測の標準化と日本人の基準値」の公示について．超音波医学，30(3)：J415-440，2003．
4) 中西秀彦：データベースを使って妊娠週数別の予後が明らかにできるか？ 新生児科．周産期医学，46(7)：915-920，2016．
5) Tomashek KM, et al: Differences in mortality between late-preterm and term singleton infants in the United States, 1995-2002. J Pediatr, 151(5): 450-456, 456. e1, 2007.
6) McGowan JE, et al: Early childhood development of late-preterm infants: a systematic review. Pediatrics, 127(6): 1111-1124, 2011.

3 産褥管理の基本

　産褥とは児と胎盤を娩出後，母体が妊娠前の状態に復するまでの状態と定義される．解剖的および生理的機能の回復に要する期間は臓器や妊娠・分娩時の状態によって異なるが，その期間は通常6〜8週間である．WHOではIDC-10の定義で42日間と規定している[1]．ただし，臓器によっては妊娠前の状態に戻らない場合や，戻る期間が1年くらいかかる場合もある．この期間の異常を早期に発見するには産褥の生理的変化を十分に認識しておく必要がある．

1 産褥期の生理

性器の変化

　子宮は妊娠により，非妊娠時の約11倍になり，内腔は約30 cmとなる．分娩後には急速に収縮し，約6〜8週間かけて非妊娠時の大きさと重量に戻る(図1-3)．この過程を子宮復古という．これは主に，子宮筋線維細胞のサイズの縮小による．また，胎盤および卵膜は子宮脱落膜海綿層で剥離するが，胎盤が娩出すると直ちに子宮壁が収縮することにより，子宮筋層内の血管が絞扼され，さらに血栓形成により止血されることで胎盤剥離面からの出血が低下していく．このため，子宮収縮が不良であると出血量増加の原因となる．子宮収縮は，授乳により分泌が促進されるオキシトシンによって増強される．そのため，授乳することは子宮復古に重要である．

　子宮頸部は徐々に閉鎖し，分娩後7〜9日目には約1 cm開大している状態になる．

　腟壁は分娩時に伸展するが，ほぼ3週間で分娩前の状態に戻る．会陰裂傷や会陰切開は1〜2週間で治癒するが，瘢痕が残ることがある．会陰切開は，産科領域において最も広く行われている手技であるが，重度の会陰裂傷の頻度を増加させる．また会陰裂傷は，児の通過に必要な会陰の十分な伸展が得られないために生じ，その深さから1〜4度に分類され，3度あるいは4度の会陰裂傷の際には感染に注意が必要である．

　骨盤底筋群は大きな断裂がない限り，4〜8週間後には回復する．

悪露の変化

　産褥時に子宮・腟より排泄される分泌物は総称して悪露と呼ぶ．血液成分，リンパ球

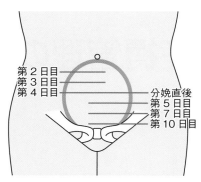

図1-3 産褥期における子宮底の変化

を主とし，変性した子宮脱落膜細胞や結合織，上皮細胞，粘液などを含む．産褥4日目頃までの悪露は大部分が胎盤剝離面からの血液である．産褥5日目から14日目頃までの悪露は褐色となるが，これは血液成分が減少し，またヘモグロビンが褐色に変色するためである．産褥15日目以降はさらに血液成分が減少し白血球が増加し，黄白色となる．

性ホルモンの変化・月経・排卵

非授乳婦では，ほぼ産後3～4ヵ月以内に月経が再開する．一方，授乳婦は一定の期間無月経のことが多く，授乳性無月経という．月経の開始は授乳中止をして1～3ヵ月ほどで再開することが多い．いずれの場合も月経再開当初は無排卵性月経であることが多い．しかしながら月経前に排卵を認めることもあり，月経をみないまま妊娠する場合があるため，妊娠を望まない場合には避妊指導を確実に行う必要がある．

乳汁分泌

妊娠16週頃から主にプロゲステロンの作用により乳腺は発育し，乳汁生成が始まり，妊娠後期には乳房乳腺細胞に初乳が充満するようになるが，分娩まではエストロゲン，プロゲステロンによる乳腺のプロラクチン受容体抑制効果によって，乳汁分泌は抑制されている．分娩後，胎盤娩出を契機にエストロゲン，プロゲステロンの急激な消退が起こると，抑制されていた乳汁分泌が起こる．

乳汁分泌の確立と維持には図1-4に示すように哺乳刺激が重要で，児の乳頭吸引刺激により，乳汁産生を促すプロラクチンと射乳を起こすオキシトシンの分泌が促される．そのため，乳汁分泌を促すには適切な乳頭・乳房のケアが重要であり，妊娠後期からの乳頭のケアを行うことが望ましい．

分娩と同時に乳汁タンパク質と乳糖合成および分泌は急速に増加し，分泌型免疫グロブリン（主にIgA）や他のタンパク質も増量する．乳汁生成の初めの段階で乳汁分泌を主にコントロールしているのはプロラクチンであり，乳汁排出にはオキシトシンが必要である．

初乳は産褥2日目頃から出始めて5日頃まで続き，その後，4週間ほどかけて次第に成乳へと移行する．移行期に分泌される乳汁を移行乳という．

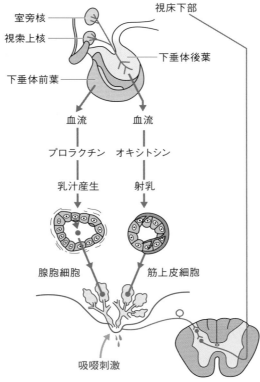

図1-4 哺乳刺激による反射性のプロラクチン・オキシトシン分泌とその抑制
(田中尚子ほか：乳汁分泌の促進と抑制. 産婦人科治療, 86 (増刊)：600-608, 2003)

❶ 初乳の特徴

　水様性半透明，少し黄色を帯びる，粘稠性がある．成乳と比較するとミネラル，アミノ酸が豊富であり，糖分や脂肪分が少ない．腸管内の病原菌へ抵抗性を持つIgA抗体を豊富に含む．また，免疫性を持つ補体，マクロファージ，リンパ球，ラクトフェリン，ラクトペルオキシダーゼ，ライソゾームが含まれており，新生児への栄養補給よりも児の免疫力を高めるために重要である．

❷ 成乳の特徴

　乳白色不透明で，初乳と異なりカゼインが増加する[2]．

 ## 血液の変化

　胎盤剝離後に血小板数は減少するが，その後，数日内に増加し，同時に血小板粘着能も増加する．フィブリノゲン活性は分娩中減少し始め，いったん産褥1日に最低値を示すが再び増加し，産褥1週間は維持される．線溶系のプラスミノゲン活性も産褥3日目頃に非妊娠時レベルに戻る．したがって，血液凝固能の亢進は分娩後もしばらく維持されるため，産褥期に血栓塞栓症が発生しやすくなる．

　白血球は妊娠中から増加するが，分娩中にはさらに増加し，その後，産褥1週間は引

き続いて増加が認められる．分娩後24時間以内の白血球数は約10,000～20,000/mm^{3}と高値を示し，分画では顆粒球の増加が認められる．また，分娩時の出血は急激に起こるため，直ちに網状赤血球の増加およびエリスロポエチンの上昇が認められる．これらの白血球・赤血球の増加は産褥7日目には非妊娠時の状態となる．

循環系の変化

妊娠中には，胎盤・胎児に十分な血液を維持するため血液量の増加が起こり，正常の経腟分娩では通常300～500 mLの出血を認めるが，分娩後の子宮収縮および子宮周辺の拡張した静脈の虚脱により，ほぼ同量の血液が回収されたことになり，循環血液量は維持される．妊娠中30～45％増加した循環血液量は2～3週間かけて非妊娠時の値に復す る．血圧に関しては血管拡張や心房性ナトリウム利尿ペプチド（atrial natriuretic peptide；ANP）による水代謝によって代謝され，妊娠高血圧症候群などの合併症がない限り大きな変動はない．心拍出量は，分娩後48時間は高値を持続する．これは静脈還流量が増加することによる．したがって，心疾患合併妊娠では産褥期に増悪の可能性があり，注意が必要である．

呼吸器系の変化

増大した妊娠子宮が分娩後急速に収縮し，横隔膜は非妊娠時の位置に復帰し，呼吸は胸式から胸腹式に戻る．

腎機能，水代謝の変化

妊娠中に増加した腎血漿流量や糸球体濾過率は，産褥6週までに非妊娠時の状態に戻る．また，産褥早期にはANPが増加することもあり，分娩後は生理的利尿期があるため尿量は増加する．分娩後に一時的な尿閉を認めることがあるが，これは分娩時の膀胱の過度な進展や圧迫，尿道・神経の圧迫が関係していることがある．残尿により尿路感染症をきたすことがあり注意が必要である．

体温の変化

分娩後に体温が一過性に37.5℃程度に上昇することがある．一般的には24時間以内には平熱に戻る．38.0℃以上の発熱がある場合は感染症を疑い，原因検索が必要である．

消化器の変化

産褥早期には消化管の平滑筋は緊張が低下しており，また復古途上の子宮が骨盤腔にはまり込んだり，腹筋が弛緩したりして便秘傾向になる．便秘になると，会陰縫合部痛の原因となるので，便秘にならないようにすることは重要である．

精神的な変化

産褥初期には，急激な身体生理的な変化のみならず，環境の変化や，分娩前後の精神的負荷，育児への不安などが作用し，「マタニティブルーズ」と呼ばれる軽度なうつ状

態が好発する．分娩直後から産後3〜10日以内にみられ，主に2〜4日を発症のピークとする一過性の情動障害と定義される．症状としては涙もろさ，不安感，焦燥感，抑うつ気分，集中力欠如などのほかに，身体症状として易疲労感，食欲不振，頭痛などを認める．原因としては分娩を契機とした急激な内分泌環境の変化，特に性ステロイドホルモンの急激な低下が関与していると考えられている．

　一過性で生理的なものであり，薬物投与は必要なく経過観察で十分だとされている．日本人では産褥婦30％に認めるとする報告がある．症状が出ると本人のみならず家族も戸惑うことが多いため，妊娠中からこのようなことがあることを説明しておくことは重要である．

　マタニティブルーズと考えられているものの中にはうつ病が隠れている場合や，産褥精神病（神経症，統合失調症，双極性障害）を発症する場合もあるため，注意深い経過観察が必要である．

2　産褥管理

分娩直後の管理

　分娩後の重篤な異常（弛緩出血，会陰・頸管裂傷による大量出血など）の多くは分娩後2時間以内に発生するので，分娩室で慎重に管理する．バイタルサイン，子宮収縮，出血量，会陰裂傷または切開・縫合部，疼痛，排尿量などの観察を行う．

病室での管理

　分娩後2時間の観察で異常がなければ，病室へ帰室する．帰室後もバイタルサインや出血量の観察は定期的に行う．分娩後の早期離床は，子宮復古や悪露排出の促進，静脈血栓症・肺塞栓症の予防などメリットがある．そのため，異常のない経腟分娩の場合，母体の状態をみて可能であれば分娩2〜3時間後には歩行を開始する．第一歩行の際は，貧血や起立性低血圧による転倒や静脈血栓・肺塞栓症の発症などに注意する必要があり，助産師あるいは看護師とともに行う[3,4]．

乳房管理

　母乳は人工乳と比較して，児に対して免疫・成長・発達・心理面などにおいて優れているだけでなく，感染症などに対する予防効果が示されている[5]．さらに先進国では，母乳育児によって児の急性疾患だけでなく，多くの慢性疾患のリスクも低下することが明らかになっている（表1-5）[6]．また，母親にとってもオキシトシンによる子宮収縮の増強などによる産後の母体の回復を促進するだけでなく，多くの慢性疾患の予防効果が認められており（表1-6）[7]，一般的には母乳育児を行うことが勧められる．母乳育児を確立させるためには，WHO/UNICEFが発表している「母乳育児成功のための10ヵ条」にあるように，医療者間の周知や医療者による適切な指導と，妊娠前から母乳育児の重

表1-5　母乳育児の児への利点

母乳育児によって疾病のリスクの低下・軽症化もしくはそれらの可能性が報告されている小児疾患
① 胃腸炎，肺炎・下気道感染症，中耳炎，壊死性腸炎，菌血症，細菌性髄膜炎，侵襲性インフルエンザ菌B型感染症，尿路感染症，RSウイルス感染症，ヘリコバクター・ピロリ菌感染，ロタウイルス感染症
② 気管支喘息，アトピー性皮膚炎，アレルギー性鼻炎
③ 肥満，2型糖尿病
④ 1型糖尿病，クローン病，潰瘍性大腸炎，セリアック病
⑤ 急性白血病，リンパ腫
⑥ 非アルコール性脂肪肝，α-1アンチトリプシン欠損症
⑦ 未熟児網膜症，早産児の後天性感染症（敗血症その他）
⑧ 乳幼児突然死症候群
⑨ 乳幼児死亡率の低下（アメリカ）
⑩ 予防接種後の発熱

(瀬川雅史：ペリネイタルケア，34(1)：16-21，2015)

表1-6　母乳育児の母への利点

① 産後の出血量の減少，子宮復古の促進
② 産後の体重減少の促進
③ 授乳性無月経による妊娠間隔の延長
④ 罹患率の低下もしくはその可能性のある疾患のリスク低下
・2型糖尿病（妊娠糖尿病の認められる場合）
・高血圧，心血管系疾患（心筋梗塞），脂質異常症
・閉経前乳癌，卵巣癌，子宮内膜癌
・関節リウマチ
・閉経後の骨粗鬆症，大腿骨頸部骨折
・産後うつ
・アルツハイマー病

(瀬川雅史：ペリネイタルケア，34(1)：16-21，2015)

要性を説明することが必要である（表1-7）．

　分娩後に乳汁排出不全が起きると，乳房痛や硬結をきたす乳房緊満となる．産褥早期（1週以内）に起こることが多い．乳房緊満は悪化すると乳腺炎（非感染性のうっ滞性乳腺炎と感染性の化膿性乳腺炎がある）や乳腺膿瘍を起こすことがある．このため，乳房緊満を起こさない，または適切に対応することが重要であり，出産後早期の授乳開始や授乳指導を行い，乳汁分泌を促すことが大切である．

　一方，人工乳には，① 児の哺乳量がわかる，② 母以外も授乳ができる，③ 乳腺炎にならない，④ 児に移行すると児の健康に影響する可能性がある薬剤を母が使用できるなどの利点がある．そのため，母乳育児により母児の健康に影響が及びそうな場合，例えば，① 母が児の健康を維持するためには母乳育児が適切でない場合（母が抗がん剤など児に移行すると健康に影響する可能性のある薬剤を使用している場合，HIV感染など），② 母乳分泌量が足りず児の体重増加不良・脱水・電解質異常・血糖値異常などで児の健康に影響をきたす可能性がある場合[7]，③ 母が母乳育児による疲労で身体・精神的不調をきたす場合などは，適切に人工乳を使用することが重要である[8]．

　母乳のみで育児を行うか，母乳と人工乳の混合で行うか，人工乳のみで行うか（行えるか）は，母児の環境や健康状態によるところが大きい．母乳育児の利点を伝えつつ，

表1-7 母乳育児成功のための10ヵ条

1. 母乳育児の方針を全ての医療に関わっている人に，常に知らせること
2. 全ての医療従事者に母乳育児をするために必要な知識と技術を教えること
3. 全ての妊婦に母乳育児の良い点とその方法を良く知らせること
4. 母親が分娩後30分以内に母乳を飲ませられるように援助をすること
5. 母親に授乳の指導を充分にし，もし，赤ちゃんから離れることがあっても母乳の分泌を維持する方法を教えてあげること
6. 医学的な必要がないのに母乳以外のもの，水分，糖水，人工乳を与えないこと
7. 母子同室にすること．赤ちゃんと母親が1日中24時間，一緒にいられるようにすること
8. 赤ちゃんが欲しがるときは，欲しがるままの授乳をすすめること
9. 母乳を飲んでいる赤ちゃんにゴムの乳首やおしゃぶりを与えないこと
10. 母乳育児のための支援グループ作りを援助し，退院する母親に，このようなグループを紹介すること

(WHO/UNICEF: the Ten Steps to Successful Breastfeeding, 1989)

母児が精神的にも身体的にも健やかな状態を保てるよう，必要な場合は人工乳を適宜使用し，育児支援を行っていくことが重要である．

静脈血栓症・肺塞栓症の予防

前述のとおり，産褥期も凝固能亢進状態は継続するため，静脈血栓症・肺塞栓症には注意が必要である．『産婦人科診療ガイドライン-産科編2017』には，分娩後の静脈血栓症リスク分類があり，それぞれのリスクに合わせた対応（弾性ストッキングの着用あるいは間欠的空気圧迫法，抗凝固薬の使用）を行う（表1-8）[9]．また，帝王切開術は静脈血栓症発症のリスクを増大するため，より注意が必要である．

3 産褥期の異常

産褥期に比較的多い産褥出血，産褥感染症，乳腺炎，精神疾患について取り上げる．

産褥出血

産褥出血には産後24時間以内に起こる産褥早期出血と，それ以降に起こる産褥晩期出血がある．産褥早期出血のうち，分娩中および分娩後2時間までの出血量を分娩時出血量とし，単胎の経腟分娩では500 mL以上を，帝王切開術では1,000 mL以上を分娩時異常出血と定義されている．産褥早期の急激な出血は循環血液量低下によるショックをきたし，母体死亡につながることがある．

産褥早期出血の原因としては（子宮）弛緩出血，産道損傷（頸管裂傷など），産褥血腫，子宮内反，子宮破裂，胎盤遺残（癒着胎盤を含む）などがある[10]．このうち，弛緩出血が最も多く，20分娩に1例発症し，産褥出血の80％を占める[11]．弛緩出血のリスク因子には初産，肥満，巨大児，多胎，羊水過多，分娩遷延，分娩促進，短時間の分娩，器械分娩，妊娠高血圧症候群，絨毛膜羊膜，早産などがあげられ，これらのリスク因子がある場合には，早期の予防的子宮収縮薬投与や早めの輸血の準備などを考慮する必要がある．

表1-8　分娩後のVTEリスク分類

第1群．分娩後VTEの高リスク ●以下の条件に当てはまる女性は分娩後の抗凝固療法あるいは分娩後抗凝固療法と間欠的空気圧迫法との併用を行う 1）VTEの既往 2）妊娠中にVTE予防のために抗凝固療法が行われている
第2群．分娩後VTEの中間リスク ●以下の条件に当てはまる女性は分娩後の抗凝固療法あるいは間欠的空気圧迫法を行う 1）VTE既往はないが血栓性素因*があり，第3群に示すリスク因子が存在 2）帝王切開分娩で第3群に示すリスク因子が2つ以上存在 3）帝王切開分娩でVTE既往はないが血栓性素因*がある 4）母体に下記の疾患（状態）が存在 　　分娩前BMI35 kg/m² 以上，心疾患，肺疾患，SLE（免疫抑制剤の使用中），悪性腫瘍，炎症性腸疾患，炎症性多発性関節症，四肢麻痺・片麻痺等，ネフローゼ症候群，鎌状赤血球症（日本人には稀）
第3群．分娩後VTEの低リスク （リスク因子がない妊娠よりも危険性が高い） ●以下の条件に当てはまる女性は分娩後の抗凝固療法あるいは間欠的空気圧迫法を検討する 1）帝王切開分娩で下記のリスク因子が1つ存在 2）VTE既往はないが血栓性素因*がある 3）下記リスク因子が2つ以上存在 　　35歳以上，3回以上経産婦，分娩前BMI25 kg/m² 以上BMI35 kg/m² 未満，喫煙者，分娩前安静臥床，表在性静脈瘤が顕著，全身性感染症，第1度近親者にVTE既往歴，産褥期の外科手術，妊娠高血圧腎症，遷延分娩，分娩時出血多量（輸血を必要とする程度）

表1-8に示すリスク因子を有する女性には下肢の挙上，足関節運動，弾性ストッキング着用などを勧める．ただし，帝王切開を受けるすべての女性では弾性ストッキング着用（あるいは間欠的空気圧迫法）を行い，術後の早期離床を勧める．
血栓性素因*：先天性素因としてアンチトロンビン，プロテインC，プロテインSの欠損症（もしくは欠乏症），後天性素因としては抗リン脂質抗体症候群（診断は札幌クライテリア・シドニー改変に準じる）が含まれる．
表1-8 は Royal College of Obstetricians and Gynecologists (RCOG) Guideline 2015 と American College of Chest Physicians Evidence Based Clinical Practice Guidelines (ACCP2012) を参考にしてガイドライン作成委員会で作成した．
（日本産科婦人科学会/日本産婦人科医会 編集・監修：CQ004-2 分娩後の静脈血栓症（VTE）の予防は？ 産婦人科診療ガイドライン-産科編2017, p.16, 2017より一部改変）

　産褥晩期出血の原因は胎盤ポリープ（胎盤の一部が子宮内腔に残存し続けると形成され，分娩2〜4週間後に大量出血を起こすことがある），胎盤遺残，感染，先天性凝固異常などがある[11]．発症頻度は少ないが，分娩から時間が経過しているため，出血が長期に及ぶ場合や発見が遅れることがしばしばあり，播種性血管内凝固症候群（disseminated intravascular coagulation；DIC）や敗血症を起こす可能性があるため注意が必要であり，退院後に出血が多いと連絡があった場合は上記を念頭に対応する必要がある．

産褥感染症

　産褥期に発症する感染症には子宮内感染，尿路感染，会陰裂傷・縫合部感染，乳腺炎などがある．
　子宮内感染は子宮復古不全などにより悪露貯留が起き，外陰・腟よりの上行性感染により子宮腔内に細菌が増殖して起こる．症状として発熱，頻脈，子宮の圧痛，下腹部痛，悪露量の増加などがあげられる．増悪すると腹膜炎や骨盤内膿瘍を伴うことがある．経腟分娩より帝王切開術後のほうが子宮内感染を発症する頻度が高い（帝王切開術

0.60%，経腟分娩0.21%）[12]．帝王切開術での予防的な抗菌薬投与は，産褥の子宮内感染，切開創部感染の発症を有意に低下するとしており[13]，日本化学療法学会／日本外科感染症学会が作成した『術後感染予防抗菌薬適正使用のための実践ガイドライン』では，手術部位感染予防のために抗菌薬投与（帝王切開で未破水の場合はセファゾリン，既破水かつGBS陰性の場合はセフメタゾールまたはフロモキセフ，既破水かつGBS陽性もしくは不明の場合はスルバクタムナトリウム・アンピシリンナトリウムの投与）を推奨している[14]．一方，絨毛膜羊膜炎の疑いのない経腟分娩での予防的抗菌薬投与は勧められていない．

尿路感染症は妊娠中と同様に産褥期も発症しやすい．分娩後早期はプロスタグランジンによる尿管平滑筋の弛緩が継続していることや分娩時の神経圧迫による一時的な膀胱機能の低下，膀胱浮腫，尿意消失などによる膀胱内尿貯留が原因となる．また，分娩中のカテーテルによる導尿も誘因となる．症状として膀胱炎では頻尿，残尿感，排尿時痛があり，腎盂腎炎になると腰背部痛，発熱を伴う．分娩前後に尿貯留が起きないように管理することが重要である．

会陰感染は，以前より会陰切開を行うことが減ったため発症頻度は低下しているが，3～4度の深い裂傷の場合，深刻な感染を起こす頻度が高く[15]，抗菌薬投与により感染が予防されたとの報告があるため創部の状態によっては投与を行う．

乳腺炎

乳腺炎は「圧痛，熱感，腫脹のあるくさび形をした乳房の病変で，38.5℃以上の発熱，悪寒，インフルエンザ様の身体の痛みや全身性の疾患としての症状を伴うものである」と定義されている．必ずしも細菌感染を伴うものではなく，また乳房うっ滞と乳腺炎の明確な区別はできない．そのため，乳房のうっ滞改善のために，解熱鎮痛薬を使用することは重要である．治療をしても24時間以内に症状が改善しない場合や，急速に症状が悪化する場合には細菌感染を考慮して抗菌薬を投与する．抗菌薬を数日間投与しても症状が改善しない場合や硬結を触知して改善しない場合は膿瘍形成の可能性を考える．乳腺膿瘍と判断した場合は穿刺，切開排膿を行い，乳汁や膿瘍の細菌培養を行う．処置を行っても，乳腺炎・乳腺膿瘍が改善しない場合は悪性腫瘍（炎症性乳癌など）の可能性やMRSAの可能性を考慮する必要がある．

産褥期の精神疾患

前述のとおりマタニティブルーズは，通常2週間ほどの短期間に消失し，特に治療を要しないことが多い．しかし，約5％が産後うつ病に移行したとの報告[16]もあり，2週間以上にわたって症状が遷延する場合には注意する．本症が一過性情緒障害であることや，その特徴を本人や家族に伝えて，育児への協力を得られる体制を確保する．

産後うつ病はわが国では産褥婦の5～10％に認められるとされる[17]．本症には抑うつ気分，不安，焦燥，不眠などが認められ，母親としての責務を果たせないことや，子どもや夫に対して愛情がわいてこないことに対する自責，育児に対する不安・恐怖などを訴える．軽いうつ状態の例からほとんど何もできなくなる例まで重症度はさまざまである．重症化すると非定型精神病への移行や自殺の危険性などもあること，将来的な育児

ネグレクトや虐待との関連も指摘されている[18]ため，十分な注意と監視を要する．リスク因子として過去の精神疾患罹病歴，望まない・望まれない妊娠，疾病保有新生児などが報告されている[16,17,19]．スクリーニング法として，エジンバラ産後うつ病質問票（EPDS）が汎用されている．9点以上（欧米では10〜13点以上）の場合には産後うつ病の疑いと判断し，必要に応じて精神疾患に豊富な知識・経験のある医師に相談するとともに，医療・行政サービスを含めた継続的な支援体制を構築することが必要である．この質問票はあくまでもスクリーニング検査であり，客観的な確定診断は専門医に委ねる．患者が明らかに精神症状を発現している場合には，速やかに精神科医の診断を仰ぐ．精神疾患を有する母体へのケアは，妊娠早期からリスクを評価・把握し，出産前から支援体制を準備することが必要である．産科医，助産師が連携してリスクを拾い上げて小児科につなげ，必要時には精神科医の介入を適切に行いながら，地域の保健師とも連携できる体制作りが必要である．

（秋谷　文）

･･･-文 献-･･･

1) 日本産科婦人科学会 編：産科婦人科用語集・用語解説集 改訂第3版，p.196, 2013.
2) 山中美智子 編：基礎からわかる妊婦・授乳婦のくすりの服薬指導, pp.13-14, ナツメ社, 2015.
3) 下屋浩一郎ほか：知っておきたい重症産褥合併症 1.産褥管理の総論. 産科と婦人科, 79(9)：1087-1092, 2012.
4) 末永香緒里ほか：周産期診療プラクティス 1.産褥の管理. 産婦人科治療, 96(増刊)：357-362, 2008.
5) Section on breastfeeding: Breastfeeding and the Use of Human Milk. Pediatrics, 129(3)：e827-841, 2012.
6) Dieterich CM, et al: Breatfeeding and health outcomes for the mother-infant dyad. Pediatr Clin North Am, 60(1)：31-48, 2013.
7) Heinig MJ: Host defense benefits of breastfeeding for the infant. Effect of breastfeeding duration and exclusivity. Pediatr Clin North Am, 48(1)：105-123, 2001.
8) 日本産科婦人科学会/日本産婦人科医会 編集・監修：CQ802 生後早期から退院までにおける正期産新生児に対する管理の注意点は？ 産婦人科診療ガイドライン-産科編2017, pp.417-422, 2017.
9) 日本産科婦人科学会/日本産婦人科医会 編集・監修：CQ004-2 分娩後の静脈血栓症（VTE）の予防は？ 産婦人科診療ガイドライン-産科編2017, pp.15-19, 2017.
10) 日本周産期新生児医学会教育研修委員会 編：4.分娩・産褥期の症候 3異常出血 3) 弛緩出血. 症例から学ぶ 周産期診療ワークブック 改訂第2版, pp.136-143, メジカルビュー社, 2016.
11) American College of Obstetricians and Gynecologists: ACOG Practice Bulletin: Clinical Management Guidelines for Obstetricians-Gynecologists Number 76, Octorber 2006: postpartum hemorrhage. Obstet Gynecol, 108(4)：1039-1047, 2006.
12) Liu S, et al: Maternal mortality and severe morbidity associated with low-risk planned cesarean delivery versus planned vaginal delivery at term. CMAJ, 176(4)：455-460, 2007.
13) Smaill FM, et al: Antibiotic prophylaxis versus no prophylaxis for preventing infection after cesarean section. Cochrane Database Syst Rev, (10)：CD007482, 2014.
14) 日本化学療法学会/日本外科感染症学会 編：術後感染予防抗菌薬適正使用のための実践ガイドライン, 2016.
15) Goldaber KG, et al: Postpartum perineal morbidity after fourth-degree perineal repair. Am J Obstet Gynecol, 168(2)：489-493, 1993.
16) 岡野禎治ほか：Maternity Bluesと産後うつ病の比較文化的研究. 精神医学, 33(10)：1051-1058, 1991.
17) Kitamura T, et al: Multicentre prospective study of perinatal depression in Japan: incidence and correlates of antenatal and postnatal depression. Arch Womens Ment Health, 9(3)：121-130, 2006.
18) Kokubu M, et al: Postnatal depression, maternal bonding failure, and negative attitudes towards pregnancy: a longitudinal study of pregnant women in Japan. Arch Womens Ment Health, 15(3)：211-216, 2012.
19) 北村俊則ほか：妊産褥婦におけるうつ病の出現頻度とその危険要因―周産期の各時期における心理社会的うつ病発症要因―, 平成8年度厚生省心身障害研究「これからの妊産褥婦の健康管理システムに関する研究」, pp.26-29, 1996.

4 子どもの成長と発達の基本

　本項は，妊娠期にがん治療を受けた母体から出生した子どもの健康への影響を考えるために，一般的な子どもの成長と発達について理解してもらうための項である．出産は子育てという長い道のりの一つの通過点であって，ゴールではないことを知り，出産後の親子の生活の変化を意識しながら，がん治療にあたってもらうことに役立てていただきたい．

　まず，子どもの成長と発達に欠かせない要素について述べておきたい．

　それは，側にいる大人が，子どものありのままを受け入れ，子どものまなざしの先にあるものを共に楽しむ体験こそが子どもの成長に大切ということである．出生までの道のりが険しいほど，自分たちの所に産まれてきてくれた生命に感謝しつつも，大人の思い描く子どもの成長を期待してしまうことも少なくない．子どものありのままと大人の希望との差を受け入れられなくなると，子どもを否定的に評価してしまい，二者関係が歪み，健康な情緒が育たなくなってしまう．

　つまり，養育者との特別な信頼関係こそが，子どもが持って産まれた力を存分に発揮する土壌となるのである．

1 発育・成長

　発育・成長には，身体の成長，精神・運動発達，こころの発達の要素がある．詳細は，新生児期〜青年期の各項で述べる．

　母子保健法によって，3〜4ヵ月，1歳6ヵ月，3歳健診が無料で受けられる．また，生後28日以内に，助産師・保健師が家庭訪問を行い，新生児の発育，栄養，生活環境，疾病予防など育児に関するいろいろな相談を受けてくれる．

身体の成長

　身長，体重で評価し，人口統計から日本人の健康な成長は，身長・体重曲線[1]（図1-5）で示される．身長，体重は個人差があるので，この曲線の−2.0 SDから+2.0 SD内であれば，子どもの個性と考えてよい．母子健康手帳には6歳までの身体発育曲線が示されており，これは各月，各年齢ごとの94％以内の値を灰色の帯びで示している．

精神・運動発達

運動神経発達と視覚・聴覚に加えて，安定した愛着関係が築かれた養育者のいる環境における体験の蓄積が認知発達を促していく．

遠城寺式・乳幼児分析的発達検査法[2]では，4歳7ヵ月までの運動，社会性，言語の要素についての発達を簡便に確認できるので広く用いられている．また，幼児期以降の社会性は，遊びの様子や集団行動の様子から判断できる．

DENVER II-デンバー発達判定法[3]（0〜6歳）は，個人-社会，微細運動-適応，言語，粗大運動の4領域で評価を行う．

精神・運動発達の量的評価は，WISC-IV知能検査（5〜16歳），新版K式発達検査2001（0〜13歳），田中ビネー知能検査V（2歳〜成人）などが用いられ，心理士により行われる．

 ## こころの発達

子どもと養育者の間で，二者間の揺るがない信頼関係が構築されると，自己肯定感が生まれ，自我形成につながる．その後，安全基地となった養育者の元から着かず離れず社会との接点をもち，他者評価を取り入れることができるようになると，自分なりの価値観が構成され，これをもとに情緒が豊かに育つ．

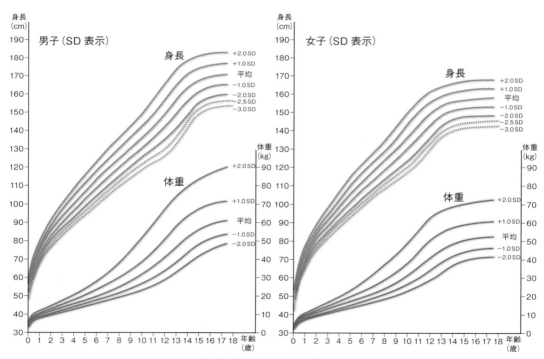

図1-5 横断的標準身長・体重曲線（0〜18歳）

本成長曲線は，LMS法を用いて各年齢の分布を正規分布に変換して作成した．そのためSD値はZ値を示す．
−2.5 SD，−3.0 SDは，小児慢性特定疾病の成長ホルモン治療開始基準を示す．

（一般社団法人 日本小児内分泌学会：加藤則子ほか著：Clin Pediatr Endocrinol, 25：71-76, 2016）

2 感覚器・生理機能の発達

　感覚器や呼吸・循環の生理機能も出生後大きな変化を遂げる．感覚器の発達は，神経・認知発達との関連が強いので並行して評価することが必要である．

感覚器
❶ 視覚機能
　視力と6歳までに徐々に発達する両眼視機能によって完成する（図1-6）．12歳頃には容易なことでは機能が動揺しない程度にまで安定する．会話が成立するまでの認知機能の発達において視覚情報の役割は大きいとはいえ，無防備に視覚情報に頼りすぎると，コミュニケーション能力や視機能発達に悪影響を及ぼす．視覚発達に悪影響のない情報の選別や言語発達を意識した良質な視覚情報の与え方が大切である．

❷ 聴覚機能
　胎児期から音に対する反応があるといわれ，出生後の1ヵ月では大きな音に反応し，3～6ヵ月では音の方向がわかるようになる．そして，1～2歳で，成人同様10～20 dBにも反応できるようになる．言語発達には欠かせない情報源となるので，言語発達遅滞がある場合には，聴覚の発達も同時に意識しておく必要がある．

❸ 味覚・嗅覚機能
　1ヵ月までは，生物学的に生命維持の意味合いで，甘み・苦みに反射的に反応し，1歳までは，母乳・母親の臭いや養育者に抱かれる皮膚感覚を好む．離乳食開始前の3～5ヵ月になると，比較的いろいろな味を受け入れるようになるので，乳汁以外の味に慣れさせることができる時期となる．

生理機能
❶ 呼吸機能
　出生時の第一呼吸（うぶ声）で，初めて肺呼吸が始まる．この肺呼吸は主として横隔膜と肋間筋の働きで行われている．2歳頃までは胸郭の構造が円筒形で前後左右への広が

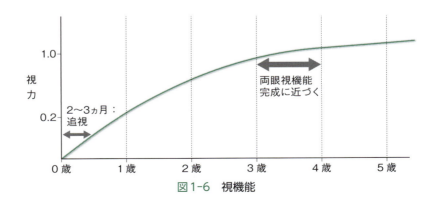

図1-6　視機能

表1-9 年齢別の正常値

年　齢	呼吸数（/分）	心拍数（/分）
出生～3ヵ月	30～60	90～180
3～6ヵ月	30～60	80～160
6ヵ月～1歳	25～45	80～140
1～3歳	20～30	75～130
3～6歳	16～24	70～110
6～10歳	14～20	80

生後7日目までは心拍数，血圧はこれよりやや低値となる．

りが期待できない，一方で横隔膜がよく発達しているので，横隔膜運動が中心の腹式呼吸が主体である．3～7歳で，ようやく肋間筋を含む胸郭の発達があり，4～8歳で肺胞が十分発達し重量も増し，胸郭を前後左右に広げることが徐々に容易になり，胸腹式呼吸となる．その後，成人と同様に徐々に胸式呼吸に移行する．

呼吸機能は，呼吸数や肺活量によって知ることができる．肺活量が成人並みになる時期は15～18歳，肺活量が少ない乳幼児期は成人よりも多呼吸であることが正常である（表1-9）．

❷ 心・循環機能

生後，肺呼吸が開始され，臍帯が結紮されると母体からの酸素・栄養の供給が途絶える．同時に胎児循環（静脈管，動脈管，卵円孔）が閉鎖し，成人循環に移行する．先天性心疾患は，出生直後～1ヵ月健診でチアノーゼや心雑音を契機に診断に至ることが多い．

循環機能の発育は，心拍出量や心拍数で観察できる．心臓が大きくなって心拍出量が成人同様となるのは15～20歳で，1回の拍出量が増えると心拍数は減ってくる．

❸ 消化・吸収機能

出生後の授乳栄養から，6ヵ月頃からは離乳食，1歳以降は固形食を中心とした幼児食を摂取するのに必要な噛む，咀嚼，嚥下機能が徐々に発達していく．10ヵ月頃になると1日3食の時間的規則，食べ方などの生活習慣の獲得にも影響してくる．また，乳児期は胃の入り口である噴門の括約筋の発育が十分でないために，溢乳が多く，寝返りや咳を契機とした嘔吐も多い．1歳を過ぎ，座位や立位の時間が長くなると徐々にこのような嘔吐は減少する．

炭水化物消化・吸収に必要なαアミラーゼとガラクトースが成人並みの活性値になるのは2～3歳である．その他の二糖分解酵素は，出生時にはほぼ十分な活性が認められる．

タンパク分解酵素の主なものは，1～3歳で成人と同等の分泌になる．

脂肪の消化にはリパーゼ，胆汁が関与しており，リパーゼは，2～3歳で成人レベルに達する．ただ，中鎖脂肪酸は，胆汁酸がなくても消化吸収が可能なので，生後1ヵ月で成人並みになる．

❹ 排泄機能

6ヵ月以降の離乳食開始とともに，黄～緑の泥状便から成人の便性に近づいてくる．また，1歳を過ぎるころから排便抑制の刺激を大脳に伝え，これまで反射的に行われていた便の排泄を随意的にコントロールすることができるようになる．

表1-10 成長に伴う腎機能の発達

年齢	糸球体濾過値 mL/分/1.73 m³	糸球体血流量 mL/分/1.73 m³	最大尿濃縮能 mOsm/kg	血清クレアチニン mg/dL
新生児				
低出生体重児	14±3	40±6	480	1.3
成熟児	21±4	88±4	800	1.1
1〜2週	50±10	88±4	900	1.1
0.5〜1年	77±14	220±40	1,200	0.2
1〜3年	96±22	540±118	1,400	0.4
成人	118±18	620±92	1,400	0.8〜1.2

(American Heart Association：PALSプロバイダーマニュアル AHAガイドライン2010準拠, シナジー, 2013)

　排尿機能においては，乳児期は尿の濃縮力が未熟なために，十分な水分摂取が必要である．成人に近い濃縮能に完成するのは2〜3歳である．一方，希釈力は，新生児でも成人とほぼ同等である．糸球体濾過値は，正期産出生時では，成人の約1/6であり，3歳でほぼ成人に近い値になる(表1-10)[4]．

　また，排便抑制刺激と同様に，1歳を過ぎると無意識に排尿を抑制する機能が出てくるようになり，膀胱に貯留する尿量を増加させていく．ある程度膀胱に尿が貯留されるようになると尿意を自覚するようになる．この知覚が確実になると自立が可能となる．

3　新生児期〜2ヵ月

　生後1ヵ月までを新生児期という．

　出生直後は，余分な血管外液の排泄と吸啜の未熟さから栄養摂取量が不足するために，生後1週間は出生時体重よりも10%程減少することがある．その後，母子で授乳方法に慣れてくると生後2週までには体重は出生時までに回復，さらに成長し，出生後身長・体重が最も増える時期といえる．そして，養育行動により与えられる視覚的，嗅覚的，聴覚的刺激が，認知の発達に役立つ．

　乳児の差し迫った欲求を満たしてくれる大人との基本的信頼関係が築かれることが，心理社会的発達の基盤になる．この時期は，授乳や覚醒で寸断される短時間の睡眠が昼夜に同程度あり，合計の睡眠時間は15〜16時間程度である．これが，神経の成熟により夜間5〜6時間となっていく．

　乳児が泣くピークは生後6週間前後といわれており，原因となる刺激が明確な場合(空腹，おむつの汚れなど)もあるが，明確でない場合も多い．睡眠・授乳の周期を親子でうまく確立できないと，子どもの"泣き"に対応する親としての自己効力感を得られず，親の不安や疲労が蓄積する．そのような状態の親に抱かれても安心感を得られない乳児は泣き続けるという悪循環となり，多くの母親が経験する軽度の産後うつが重症化する場合がある．このような場合は後の認知・行動発達への影響が懸念されるので，保健所や子ども家庭支援センターなどを利用して，母親を治療や支援につなげる必要がある．

4 乳児期

児童福祉法では，生後〜1歳までを乳児期と定義している．

身体的発育

特に生後1ヵ月の身長，体重の増えは目覚ましいが，徐々にゆっくりになり，それでも，1歳には身長は生下時の約50 cmから約1.5倍，体重は出生時の平均3 kgから約3倍になる．そして，1歳以降の伸びはさらに緩やかになるので，数字だけを並べて成長を確認する親は心配しがちである．母子手帳の成長曲線や図1-5を利用して長期的な子どもの標準的な成長を知ると安心できる．

精神・運動発達

愛情を持った養育者によって与えられる満足感により形成される愛着関係には，安定感が必要である．安定した愛着形成があると達成意欲が育ち，さまざまな行動が生まれる．対象物を持ちかえたり，口に入れたり，叩いたり，落としたりして，小さな動作の達成に喜びを感じ，感触を楽しみながら非言語的観念を表現していく．

❶ 粗大運動の発達

3〜4ヵ月で定頸（乳児の頭を支えないで立て抱きにできる），6〜7ヵ月で一人座り，9〜10ヵ月でつかまり立ちができるようになり，一部の乳児は1歳までに歩き始める．粗大運動の発達により，探索すべく移動ができるようになる．

❷ 微細運動の発達

手の操作，指でのつかみ方の発達により，6ヵ月では好きな対象物に手を伸ばしてつかめるようになる．9ヵ月では，両手でいじって遊ぶ．1歳6ヵ月で積木が1〜2個，2歳で4〜5個積める．

9ヵ月頃には，対象物の恒常性を獲得し，見えなくなるとそれまではあきらめていたが，成長とともに隠されたものを探し続けて発見することができるようになる．

情緒発達・コミュニケーション

顔を向き合わせた遊び（顔の模倣，手遊び，歌など）は，喜怒哀楽の共有につながりコミュニケーションの第一歩となる．これが始まると社会性の発達が促される．表情が乏しい大人が相手をする時間が長いと，相手と動きや表情を協調させようとする子どもの意欲が乏しくなる．

7ヵ月頃になると，非言語的にさまざまな感情を表現し，8〜10ヵ月頃には，喃語が増え，養育者が子どもの表現に十分対応していると，誰でも理解可能な始語の習得へとつながる．

5 幼児期

児童福祉法では，1歳〜就学前までを幼児期と定義している．

 身体的発達

1歳までに比較して，身長・体重増加は緩やかになるが，1歳台でもなお脳の成長，髄鞘形成は持続し，2歳で頭囲は成人期の約90％に達する．

1歳でようやく一人歩きを始め，2歳までに走る，上るなどが安定する．

3歳までに乳歯20本はすべて萌出する．

 認知・言語発達

幼児期の発達の大きな要素は，言葉を獲得し，これを用いて集団活動に参加し始めることである．そして，認知機能は，言語・情緒発達と相互に影響して発達していく．

1歳台の模倣，ごっこ遊びなどから身についた10〜15語の単語は，2歳以降の語彙の急速な増加や2語文，3歳の3語文へと発達する．また，原因と結果の理解が深まり，子どもなりの問題解決につながる行動をとるようになる．これらの発達は，子どもの遊びを徐々に複雑にし，想像力を増していき，協調作業のある遊びや役割のある遊び，ルールを決めた遊びをするようになる．

この時期の言語発達が緩やかであったり，遊びに変化がみられない場合は，視覚・聴覚異常の有無を確認する必要がある．

 情緒発達

安定した愛着関係が築かれた幼児は，養育者を安全基地として自律と分離を行動で示し始める．しかし，行動の制限を受けることが多い日常なので，ストレスを感じ，かんしゃく，疲れ，不安といった感情を経験し，表現する．一方で，子どもが大切に思う大人に対して感じる愛情は，自己制御の発達の主要な要因ともなり，許される限度を試しながらうまくやっていこうとすることもできるようになる．

6 学童期

文部科学省では，就学後〜12歳までを学童期と定義している．

 身体的発達

この時期の身長・体重の成長は，不連続な発育急進がみられる．脳神経の髄鞘形成は7歳までに完了し，頭囲の成長は幼児期よりさらに緩徐になる．3歳で生えそろった20本の乳歯は，6歳前後で脱落が始まる．9歳までに永久切歯が8本，永久臼歯が4本となる．

下垂体の性腺刺激ホルモン（ゴナドトロピン）合成が増大すると二次性徴が始まる．女

子は10歳頃，男子は12歳頃に外性器の成熟が始まり[5,6]，思春期の身長増加のスパートが始まる．2～3年以上早い思春期徴候を認める場合は，思春期早発症やホルモン産生腫瘍などを考える必要がある．

 認知発達

幼児期の自己中心的で感覚的な認知から，実際の現象を複数の面からの情報をもとに知覚し解釈するようになる．自己と他者の視点の違いも身につける．学童後期には，時間と空間の構造を理解するようになる．

認知能力と情緒に基づく行動化が相互に作用して学業成績に表れる．また，特定の学習障害，精神発達遅滞，注意欠陥多動性障害など問題が明確になってくる時期である．学業不振に陥った場合は，問題領域だけでなく，その子どもの得意領域を見つけて関わることが，自尊心の低下を免れることになる．

 情緒発達と社会性の発達

親から離れ，教師や他の大人や同年代の仲間との関係がますます大切になってくる時期である．家庭，学校，近隣の3つの集団を行き来しながら成長するが，なお，家庭および家族の影響は依然として大きい．社会的に評価される結果が出せるか否かによって，評価されるようになる．

7 青年期

文部科学省では，中学生を青年期前期，高校生を青年期中期と定義している．それ以降，22歳頃までを青年期後期として指す．青年期は発達の一時期として定義され，思春期は小児が成人になる生物学的過程を指す．

以下に，各時期の生物学的，心理学的，社会的な特徴を示す[7]．

❶ 前 期

前期は，中学生活の適応の時期である．第二次性徴が始まり，急速に身体の成長が始まる．現在の決定が長期的な将来の結果につながることを認識できずに生活を送る．独立欲求，プライバシー欲求が芽生え，不安定感を克服するために同性集団への帰属を求めるようになる．性器構造に対する関心が深まり，異性との親密さは対象を限定するようになる．

❷ 中 期

中期は，自分の能力を理解し，社会参加の機会を持ち始める時期である．成長速度がピークに達し，初経や精通を経験する．抽象的思考が始まり，内省が強まる．管理と独立，受容と自主性の葛藤を持ちながら家族と過ごし，仲間文化に没頭し，仲間との関わりが強化される．異性との結びつきや性行動を開始する．

❸ 後 期

後期は，大学進学や就職などの社会参加の進路の決定に直面する時期である．身体的

成長は緩やかになる．家族からの感情的，身体的独立をし，自立した思考が可能になる．自己同一性がより強固なものになる．集団よりも個人に限定した親密さが優先されるようになる．

　出生後，生殖機能を含めた身体機能は，青年期中期までにほぼ完成する．視覚，聴覚，味覚などの感覚器は，3〜6歳頃には完成する．

　呼吸運動は，学童期後半で成人同様の胸式呼吸に移行し，機能として成人並みになるのは15〜18歳であり，循環機能が成人と同等になるのは15〜20歳である．消化管，腎機能の吸収，排泄は，おおむね3歳で成人レベルに達する．

　乳児期の神経・運動発達に始まり，言語発達・認知機能と情緒，社会性は相互に影響しながら人格形成につながる．これらを踏まえて社会人として自立が期待できるのは，18〜22歳の青年期後期といえるだろう．

　以上のことから，胎児期にがん治療に曝露した子どもたちの健康を知るには，長期的な観察が必要であることがわかる．

（小澤美和）

・・・-文　献-・・・

1) 日本小児内分泌学会：日本人小児の体格の評価．Available at:〈http://jspe.umin.jp/medical/taikaku.html〉（2017.12.13アクセス）
2) 遠城寺宗徳：遠城寺式・乳幼児分析的発達検査法—九州大学小児科改訂新装版，慶應義塾大学出版会，2009.
3) Frankenburg WK 原著，日本小児保健協会 訳：DENVER Ⅱ デンバー発達判定法，日本医事出版社，2011.
4) American Heart Association：PALSプロバイダーマニュアル AHAガイドライン2010準拠，シナジー，2013.
5) 五十嵐 隆：第1部総論 B 腎機能と排尿機能の発達，およびその特徴．小児腎疾患の臨床 改訂第6版，p.24，診断と治療社，2015.
6) 安達知子：9) 小児・思春期婦人科（小児・思春期学校保健）．日産婦誌，61(12)：643-656，2009.
7) Kliegman RM ほか著，衛藤義勝 監修：13部 青年期の医学．ネルソン小児科学 第19版，pp.756-759，エルビア・ジャパン，2015.

5 妊娠中の薬物投与の基本

　薬剤を投与すべきかどうかは，そのメリット（効果）とリスク（副作用）のバランスをみて判断される．妊婦・授乳婦に対しても「リスクを考慮しても薬剤を投与することにより得られる効果が病態の改善にとって必要である」と判断したときにのみ処方するという点では同様である．妊婦・授乳婦で特別なのは，母親へ薬剤投与を行うことにより薬剤を必要としていない胎児・乳児にも薬剤が投与されることになり，児にとっては副作用のリスクのみが負荷されることになるわけである．しかし，胎児の成長・発達にとって母体環境が重要なのは当然のことであり，母体環境を向上させるために薬剤を使用したほうが胎児のためになるという考え方もできる．

　サリドマイド薬禍の歴史もあってか，一般人はもちろん，医療者の中にも妊娠中の薬物使用＝先天異常という先入観を持っている人は多い．ところが，流産や児の先天異常は原因がなくても発生するものであり，薬剤が原因となって発生する構造的先天異常（以後，先天異常）は非常に少ない．一方で，妊娠初期に薬剤に曝露されなくても，流産や児の先天異常は発生する．たまたま妊娠中に薬剤を使用していた場合は，その薬剤が原因と思われがちである．母親や処方医師が後悔をずっと引きずらないためにも妊娠中は安易な薬剤使用は避けるべきであるが，投与せざるを得ない場合には安全性が高いと思われるもの，添付文書で有益性投与になっているものを優先する．添付文書は，治験により薬剤の安全性，有効性が確認され，発売される際に作成されるものであるが，倫理的に妊婦を対象とすることは不可能であり，発売される段階で持ちうる安全情報はほとんどの薬剤が動物実験結果のみである．後述するが，動物実験結果を根拠に妊婦禁忌となっている薬剤が少なくない．このような薬剤を使用中に偶発的に妊娠してしまったときや，母体管理のために使用せざるを得ない場合は，的確な情報収集と適切なカウンセリングが必要となる．

1 妊娠中の薬剤使用における安全性の考え方

　まず，「妊娠中の薬物使用＝先天異常」という先入観を取り払う必要がある．先天異常の自然発生率（ベースラインリスク）は全分娩のうち約3％前後であり，そのほとんどが薬剤とは関連していない．すなわち，薬剤を使用しようとしなかろうと3％前後に先天異常は発生している事実を医師も患者も知っておくべきである．ちなみに自然流産の

表1-11 催奇形性のある主な薬剤とその頻度

薬剤	出現率（%）	異常の内容
サリドマイド	75	アザラシ肢症
男性ホルモン製剤	40	女性外性器の男性化
ビタミンA誘導体	25	CNS*，小耳症，心奇形
ミコフェノール酸モフェチル	25	耳，顔面，四肢の異常
クマリン誘導体	25	鼻の低形成
D-ペニシラミン	15	弛緩性皮膚
抗てんかん薬	<10	神経管欠損症など
ミソプロストール	<10	末端四肢欠損など
メトトレキサート	<10	頭蓋骨早期癒合，四肢異常
チアマゾール	<10	頭皮欠損など
リチウム	0.5	エブスタイン奇形

*CNS (central nervous system)：中枢神経系

自然発生率も15％前後ある．一方，先天異常のほうからみると，薬剤が原因とされるものはわずか1％以下である．この1％以下という中に，抗てんかん薬のようにリスクが明らかでも服用しながら妊娠を継続せざるを得ないケースも含まれているということを考えると，薬剤が原因の先天異常がいかに少ないかがわかる．また，リスクのある薬剤を使用したまま妊娠してしまった場合にも，10％を超えて先天異常を生ずる薬剤はわずかであり[1]（表1-11），安易な中絶に導かないようにしなければならない．

添付文書の「妊婦・授乳婦の項」はほとんどの薬剤で生殖発生毒性試験結果を参考に書かれているが，動物実験結果をヒトに適用すること（外挿）には限界があることを認識しなくてはいけない．ある調査で，ヒトで先天異常を起こすと報告されている薬剤の動物実験における偽陰性は3％，ヒトで先天異常なしと考えられている薬剤の擬陽性は72％であったと報告されている[2]．したがって，添付文書で「有益性投与」であっても，発売直後の薬剤を妊娠中に使用するのは控えるのが無難である．一方，添付文書は危険度を上げる際には俊敏に動くが，禁忌から有益性投与になることはめったになく，動物実験を根拠にいつまでも妊婦禁忌の薬剤が存在する．また，添付文書は「投与上の注意」でありながら，妊娠中と知らずに使用した場合の「安全性の根拠」として使われることが多いため，妊娠していると知らずに禁忌薬を使用してしまったあとで妊婦禁忌の薬を服用したと知り，不安を募らせることになる．

ヒトで使った場合に安全かどうかは，ヒトでの使用経験から判断するしかない．当然ながら，発売後すぐに出てくるヒトでの使用経験は症例報告である．類似したパターンの異常が複数出ればそれはリスクを示唆することになるが，単発的な異常や少数の健常児出産の報告はリスクや安全性の証左にはならない．この領域では，300例以上を対象とした疫学研究でリスクが示されない場合に「先天異常のベースラインリスクよりも有意にリスクが上昇する可能性は低い」という表現をしているが，同じ薬剤を対象とした研究であっても研究によって違う結果が示されていることも少なくないので，随時新しい論文の批判的吟味が必須である．臨床的に重要な薬剤では研究者や製薬会社などに

表1-12 妊娠・授乳中の薬物治療に関する説明方法（放射線曝露を含めて）

CQ101	妊婦・授乳婦から予防接種について尋ねられたら？
CQ102	妊婦・褥婦へのインフルエンザワクチンおよび抗インフルエンザウイルス薬の投与について尋ねられたら？
CQ103	妊娠中の放射線被曝の胎児への影響についての説明は？
CQ104-1	医薬品の妊娠中投与による胎児への影響について尋ねられたら？
CQ104-2	添付文書上いわゆる禁忌の医薬品のうち，特定の状況下では妊娠中であってもインフォームドコンセントを得たうえで投与される代表的医薬品は？
CQ104-3	添付文書上いわゆる禁忌の医薬品のうち，妊娠初期に妊娠と知らずに服用・投与された場合（偶発的使用）でも，臨床的に有意な胎児への影響はないと判断してよい医薬品は？
CQ104-4	添付文書上いわゆる有益性投与の医薬品のうち，妊娠中の投与に際して胎児・新生児に対して特に注意が必要な医薬品は？
CQ104-5	授乳中に使用している医薬品の児への影響について尋ねられたら？

（日本産科婦人科学会/日本産婦人科医会 編集・監修：産婦人科診療ガイドライン-産科編2017，日本産科婦人科学会，2017）

　よって前向きコホート研究が行われる場合があるが，有用な結果を出すためにコストや時間など大きな労力がかかるという難点がある．一方，北欧の国々のように患者登録制度が充実しているところでは，これを利用した前向きコホート研究結果が次々と発表されている．しかし，なかには薬剤使用の実際の把握が十分でない可能性もある点に留意する必要がある．

　また，これまで日本の添付文書の不足を補う資料として，アメリカ医薬品局（FDA）の分類が重宝されてきた．これは疫学研究，動物実験，臨床的有用性でランク付けされたもので，A，B，C，D，Xのカテゴリー分類が合理性に欠けるにもかかわらず，A，B，C，D，Xの順にリスクが高くなると誤解されることから2015年6月にこの分類は廃止され，記述式で表示されるようになった．現在は移行期間のため，従来の表記になっている薬剤もあるが，2020年にはすべての薬剤からA，B，C，D，Xの記号は消えることになっている．

　日本においても添付文書の書き方の根本的な見直しが必要として，長い間研究班で議論されてきた．この研究班では最終的にSEA-U（S：疫学研究，E：臨床経験，A：動物実験，U：有用性）分類を提言した[3]が，疫学研究がない薬剤が多い，経験を客観的に示すための元データがない，などからその採用は難しいとの判断がされた．その代わりに日本産科婦人科学会と日本産婦人科医会が編集・監修した『産婦人科診療ガイドライン-産科編2017』[4]に妊娠・授乳中の薬物治療に関係したCQ（放射線曝露を含めて）が8つも取り上げられている（表1-12）．このガイドラインによって，臨床現場でエビデンスに基づいた薬物治療ができるようになった．しかし，添付文書に則った使い方をしないで有害事象が出現したら訴訟となる，という不安を持つ医療者も多く，臨床現場と添付文書の乖離を改善する策も講じられつつある．その一つとして，長い間変わっていなかった添付文書の記載要領が2017年になって約20年ぶりに改訂されることになった．これまでの「妊婦・産婦，授乳婦等への投与」から「妊婦」「生殖可能な男女」「授乳婦」と，2つから3つになったこと，記載要領の留意事項に「妊婦」および「授乳婦」に関する注意事項の記載に当たって，それぞれ「投与しないこと」および「授乳を避けさせること」と記載する場合は，胎児または哺乳する児の曝露量（特に局所適用製剤の場合），臨床使用

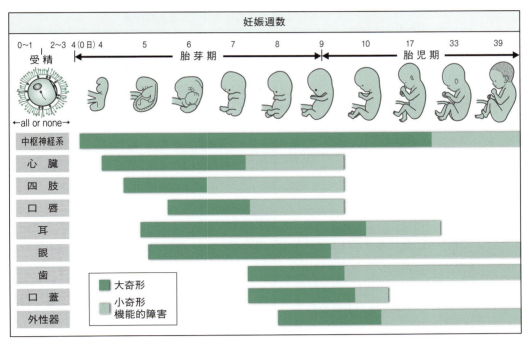

図1-7 胎児の発生における危険期

(妊娠と薬情報センター作成)

経験,代替薬の有無などの臨床的影響を十分に考慮して記載すること,と表記されたことが明らかな変更点である.また,2016年度から厚生労働省の事業として,添付文書で禁忌となっている薬剤を中心にリスクとベネフィットを評価し,記載方法の改訂につなげる「妊婦・授乳婦を対象とした薬の適正使用推進事業」が始まった.このような取り組みによって疾患を持つ女性や医師が適切な薬物治療を選択でき,安心して妊娠・授乳のできる環境が整っていくことを期待したい.

2 妊娠時期と児への影響

受精からおよそ2週間($14+α$)日間は,受精卵が薬剤や放射線から障害を受けた場合流産となるか,逆に流産にならなかった場合には受けた影響は完全に修復されて構造的先天異常(奇形)の形で残ることはないと考えられている.この期間は「All or None(全か無か)」の時期と呼ばれる[5](図1-7).その後から7週までは重要臓器が形成される時期で先天異常の絶対過敏期となる.妊娠8~12週は口蓋や外性器が作られており,まだ慎重な対応を要する.

妊娠中期以降は構造的先天異常の心配がなくなるからといって,何でも投与できるわけではない.胎児毒性という観点からの考慮も不可欠である.胎児毒性のある主な薬剤を表1-13に示す.胎児毒性が明らかな薬剤を避けるのはもちろんであるが,胎児毒性は長期的な観察が必要など,証明することは難しいため,胎盤移行性の高い薬剤の安易

表1-13 胎児毒性のリスクのある主な薬剤

薬剤の種類	症候
NSAIDs	動脈管早期閉鎖による肺高血圧症，羊水減少，分娩遷延
ACE阻害薬	胎児の低血圧と腎血流低下による頭蓋冠低形成や腎機能異常
アンジオテンシンⅡ受容体拮抗薬	胎児の低血圧と腎血流低下による頭蓋冠低形成や腎機能異常
アミノグリコシド系抗菌薬	第Ⅷ神経障害 → 先天性聴力障害
テトラサイクリン系抗菌薬	歯牙の着色，エナメル質形成不全
アルコール	胎児アルコール症候群
タバコ	胎児発育不全

な投与は避けるべきである．また，同じ薬効であれば胎盤移行性の低い薬剤を選ぶべきであろう．胎児毒性に注意が必要でありながら添付文書では有益性投与になっているものがある．前述の産婦人科診療ガイドラインでは「添付文書上いわゆる有益性投与の医薬品のうち，妊娠中の投与に際して胎児・新生児に対して特に注意が必要な医薬品は？」という項で取り上げられている．さらに，卵子が非妊娠時や胎内で薬剤から受ける遺伝毒性についても懸念されるという表現がされることがある．しかし，世代交代が早い動物ならまだしも，ヒトで証明することは容易ではないだろう．このような，姿をとらえることのできないものも含めた予想されるリスクと，原疾患を治療するために薬剤を使用することのベネフィットを天秤にかけて判断するのが当該分野の基本姿勢ではなかろうか．

3 授乳中の薬剤使用の考え方

母乳栄養には児の感染症リスクの低下や認知能力向上など児にメリットがあるばかりか，母親にとってもメタボリックシンドロームの予防など，多くのメリットが示されている[6]．何よりも母児間の愛着形成の促進，衛生的でかつ簡便，と母乳栄養のメリットは大きい．しかし，日本の添付文書には薬剤が乳汁中に分泌されるデータがある場合は新生児への有害事象の有無にかかわらず授乳中止とされていることから，薬物治療を必要とした場合に母乳を捨てる，断乳するという行為につながりかねない．母乳栄養との両立が可能な薬剤にもかかわらず，添付文書に従って母乳を捨てるように言われ，乳腺炎や母乳分泌低下を起こした女性を何人もみてきた．

北米では2001年，アメリカ小児科学会によって出された薬剤使用中の母乳栄養に関する声明に基づき，授乳婦が薬物療法中であっても有効性が安全性を上回る際の授乳が推奨されてきた．アメリカ国立衛生研究所NIH（National Institutes of Health）の関連ウェブサイトにあるLactMed[7]で，各薬剤について検索することができる．これはアメリカの添付文書に準拠しており，記述式記載のため情報量も多く，アップデートも定期的に行われているが，アメリカで使用されていない薬剤に関する情報はない．

日本では，妊娠と薬情報センターのホームページ[8]に授乳中の薬剤使用に関する基本

的な考え方，母乳栄養との両立が可能な薬剤，不可能な薬剤を表にして載せている．いずれにも名前がない薬剤は科学的データがないものであり，個々のケースで迷う場合には電話相談も可能なので利用していただきたい．また，前述した産婦人科診療ガイドラインの「授乳中に服用している薬物の児への影響について尋ねられたら？」の項に詳細に解説されているため参考にされたい．

4 生殖年齢女性への薬剤投与の実際

慢性疾患を持つ女性に対して薬剤を投与する場合

　非妊娠時には慢性疾患の管理が優先されるが，可能であれば，いつ妊娠してもよいような薬剤選択を行う．妊娠初期の薬剤使用は児の先天異常につながるとして，必要な薬剤であっても妊娠したとたんに中止する例をしばしばみかけるが，妊娠を継続させ，母児ともにベストな状態で出産に持っていくためには薬剤で原疾患をしっかりコントロールする必要があることを説明し，理解してもらっておくことが肝要である．また，疫学研究でリスクが否定されているが添付文書上は「妊婦禁忌」である薬剤，あるいはリスクがあるとわかっている薬剤であっても，疾患のコントロールと妊娠の両立のために使用しなければならない場合もある．前者の場合には，リスクが否定されている根拠をわかりやすく説明し，患者の同意を得れば使用できると考える．ワルファリンを例にとって説明すると，ワルファリンの妊娠中の代替薬はヘパリンである．では，いつ妊娠するのかわからないのに，妊娠前にワルファリンから注射薬であるヘパリンに変更するべきかという疑問が生じる．このような場合には妊娠をモニタリングし，妊娠が判明したらすぐに変更するという手段をとる．この方法はまさに「全か無か」説（前述を参照）を利用した計画妊娠である．また，抗てんかん薬のように児へのリスクがあっても妊娠中も継続しなければならない場合には，継続した場合のリスクと中止した場合のリスクについて具体的にわかりやすく説明し，安易な中止や中絶を避けるような働きかけが必要である．

妊娠可能年齢の一般女性，妊婦に対して薬剤を投与する場合

　妊娠する可能性のある女性には「より安全」で，添付文書で「禁忌」になっていない薬剤を投与するのが無難である．疫学研究でリスクが否定されている，古くから頻用されてきているということが「より安全」と判断する根拠である．

妊娠していると知らずに禁忌薬を使ってしまった場合

　前項と同様に禁忌の根拠，ヒトでの使用経験データにあたり，カウンセリングをする必要がある．疫学的に催奇形性のある薬剤を使用してしまった場合であっても，高率に先天異常が発症するわけではないのは前述したとおりである．困ったときはぜひ「妊娠と薬情報センター」[9]をご利用いただきたい．

（村島温子）

•••‒文 献‒•••

1) Bánhidy F, et al: Risk and Benefit of Drug Use During Pregnancy. Int J Med Sci, 2(3): 100-106, 2005.
2) 谷村 孝：ヒトへの外挿．発生毒性〈毒性試験講座11〉，福田英臣ほか編，pp.400-402，地人書館，1992．
3) 平成22年度厚生労働科学研究費補助金 医薬品・医療機器等レギュラトリーサイエンス総合研究事業「妊婦及び授乳婦に係る臨床及び非臨床のデータに基づき，医薬品の催奇形性リスクの評価見直しに関する研究」，平成22年度総括・分担研究報告書．
4) 日本産科婦人科学会/日本産婦人科医会 編集・監修：産婦人科診療ガイドライン-産科編2017，日本産科婦人科学会，2017．
5) Ito S: Drug therapy for breast-feeding women. N Engl J Med, 343(2): 118-126, 2000.
6) 佐藤孝道：妊婦の薬物療法 進め方と留意点．Medical Practice，20(9)：1462-1475，2003．
7) LactMed．Available at:〈https://toxnet.nlm.nih.gov/newtoxnet/lactmed.htm〉
8) 妊娠と薬情報センター．Available at:〈http://www.ncchd.go.jp/kusuri/index.html〉
9) 村島温子：【医薬品安全対策の目指すもの】妊婦とクスリ「妊娠と薬情報センター」の意義．医薬ジャーナル，42(5)：1439-1443，2006．

第2章

妊娠期がんの総論

1 妊娠期がんの疫学・臨床像

　妊娠中のがんは幸いなことにまれな病態である．欧米のデータでは1,000〜1,500妊婦に1人の割合で何らかのがんが罹患していると報告されている．妊娠中にがん薬物療法を行うことは，母体や胎児への安全性が不明であることから，これまで躊躇されてきた経緯がある．そのため，がん治療を優先する目的で人工中絶を余儀なくされてきた症例もあった．しかしながら，妊娠中のがん治療が母体および胎児に与える影響に関するデータが蓄積されてきたことにより，近年では妊娠中のがん治療と周産期管理が両立できることがわかってきた．ここでは，妊娠期がんの疫学・臨床像について記載する．

1 妊娠中のがん（妊娠期がん）の疫学

　一般的に妊娠期関連がん（pregnancy-associated cancer；PCA）の定義は，妊娠中に見つかったがん，あるいは，出産から1年以内に見つかったがんを指す．一方で，妊娠中に診断されたがんを妊娠期がん（cancer-during pregnancy）と呼ぶ．

　わが国における妊娠中のがん罹患率に関するまとまったデータはないが，前述したように，海外からの報告では1,000〜1,500妊婦に1人の割合でがんが罹患しているといわれている[1,2]．妊娠期がんの割合は1960年代の報告では2,000人に1人と報告されており，徐々に増加傾向である[3]．その原因は，がん自体の発症率が増えてきているだけでなく，女性の出産年齢の高齢化により，30代後半〜40代で妊娠・出産をする女性の数が増えてきていることも影響していると考えられている[4]．また，かつてに比べ，診断技術が向上していることや，妊娠中に医療機関を受診する回数が増えてきていることも影響している可能性がある．

　アメリカのデータに基づくと，妊娠中に見つかるがんとして多く報告されているのが，乳癌であり，そのほか子宮頸癌，血液がん（悪性リンパ腫，白血病），卵巣癌，甲状腺癌，悪性黒色腫などがあげられる（表2-1）．これらのがんは，女性の生殖可能年齢期に罹患することが知られているがんである．妊娠期がんの病理像や進行度は，年齢や病期を調整した妊娠期以外のがんと比べ同程度であることがわかっている[5]．

2 生殖可能年齢とがん

女性の社会進出や晩婚化，生殖補助医療の進歩に伴い，日本人女性の出産年齢は上昇の一途である．2016年の報告では日本人女性の出生順別の平均年齢は，第1子30.7歳，第2子32.5歳，第3子33.5歳と報告されている（図2-1）．

一般的に女性の生殖可能年齢は15〜49歳と定義され，この年代をリプロダクティブエイジと呼ぶ．リプロダクティブエイジに発症するがんの代表的なものが乳癌，子宮頸癌である．図2-2は年代別のがん罹患率（対10万人）を示したグラフになる．乳癌は30代半ばを境目とし，40代後半で発症のピークを迎え，まさにリプロダクティブエイジに発症が急増加することがわかる．また子宮頸癌は乳癌よりさらに早く，30代半ばで罹患率はピークを迎える．よって，妊娠中に合併するがんの代表的なものは，乳癌，子宮頸癌といえる．ただし，幸いなことに妊婦健診の際に，必ず子宮頸癌検診を行うこと

表2-1　がん種別の妊娠中の罹患頻度

がんの種類	妊婦10万人に対する頻度（人）	がんの種類	妊婦10万人に対する頻度（人）
乳癌	10〜35	甲状腺癌	2〜14
子宮頸癌	10〜12	悪性黒色腫	2.8〜8.7
血液がん（悪性リンパ腫・白血病）	13〜16	大腸癌	2.8〜7.7
		卵巣癌	0.6〜5.2

(Albright CM, et al: Best Pract Res Clin Obstet Gynaecol, 33: 2-18, 2016)

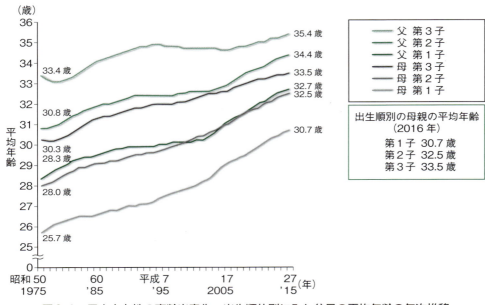

図2-1　日本人女性の高齢出産化：出生順位別にみた父母の平均年齢の年次推移
（厚生労働省政策統括官（統計・情報政策担当）編：平成29年 我が国の人口動態，p.10，2017）

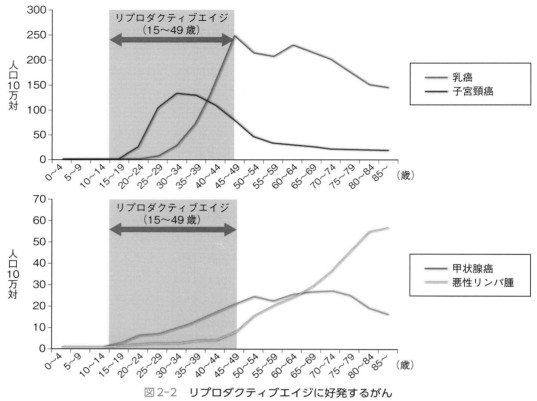

図2-2　リプロダクティブエイジに好発するがん
（国立がん研究センターがん情報サービス『がん登録・統計』：がん研究振興財団「がんの統計2012」）

から，妊娠中の子宮頸癌は乳癌に比べ早くに見つかることが多い．

また，乳癌，子宮頸癌に比べると疾患自体の頻度は少ないものの，甲状腺癌や悪性リンパ腫もリプロダクティブエイジから罹患率が上昇し始める疾患である（図2-2）．

このように，日本のような高齢出産化社会においては，まずは社会全体がリプロダクティブエイジに好発するがんがあることを知り，そして，妊娠を計画している当事者たちも，それらのリスクを踏まえてバースプランを考えていくことが大切である．

3　妊娠中のがん臨床像―診断の難しさ―

適切ながん治療を遂行するためには，妊娠しているかどうかにかかわらず速やかな診断が重要である．しかしながら，妊娠中のがんの診断はしばしば遅れることが多い．というのも，嘔気や嘔吐，乳房の変化，腹痛，貧血，倦怠感など，がんによって起こる症状の多くが妊娠自体の症状と似ているため，あえて医療機関を受診することが少ないからである．また，妊娠による乳房変化や子宮の膨張により診察自体が困難な場合もある．さらに，妊娠中はヘモグロビン値や血小板数が通常より低く，白血球数は通常より高くなるなど，採血データの正確性が低くなることや，放射線を用いた画像診断をする

表2-2 妊娠期がんの予後（非妊娠期がん vs 妊娠期がん vs 授乳期がん）

		単変量解析（95% CI）		現病死 多変量解析（95% CI）	
全がん種	非妊娠期	1.00 (ref)		1.00 (ref)	
	妊娠期	0.79*	(0.66-0.93)	1.03	(0.86-1.22)
	授乳期	0.76*	(0.64-0.90)	1.02	(0.86-1.22)
悪性黒色腫	非妊娠期	1.00 (ref)		1.00 (ref)	
	妊娠期	0.86	(0.83-1.84)	1.52*	(1.01-2.31)
	授乳期	0.92	(0.55-1.53)	1.10	(0.65-1.85)
子宮頸癌	非妊娠期	1.00 (ref)		1.00 (ref)	
	妊娠期	0.86	(0.51-1.46)	0.89	(0.52-1.53)
	授乳期	0.61	(0.37-1.02)	0.94	(0.56-1.57)
乳癌	非妊娠期	1.00 (ref)		1.00 (ref)	
	妊娠期	1.77*	(1.20-2.60)	1.23	(0.83-1.81)
	授乳期	3.44*	(2.40-4.93)	1.95*	(1.36-2.78)
悪性リンパ腫 白血病	非妊娠期	1.00 (ref)		1.00 (ref)	
	妊娠期	1.09	(0.74-1.61)	1.15	(0.77-1.70)
	授乳期	0.72	(0.44-1.18)	0.89	(0.54-1.46)
甲状腺癌	非妊娠期	1.00 (ref)		1.00 (ref)	
	妊娠期	1.34	(0.18-9.71)	4.58	(0.59-35.87)
	授乳期	0.00	(0.00-∞)	0.00	(0.00-∞)
卵巣癌	非妊娠期	1.00 (ref)		1.00 (ref)	
	妊娠期	0.17*	(0.06-0.46)	0.46	(0.17-1.23)
	授乳期	0.93	(0.44-1.95)	2.23	(1.05-4.73)

調整因子：年齢，診断期間，診断時転移の有無． ＊：有意差あり（$p<0.05$）

(Stensheim H, et al: J Clin Oncol, 27 (1): 45-51, 2009)

ことに対し医療者側がためらってしまうことがある．これらのいくつかの障壁から，妊娠中のがんの診断は一般的に遅れやすいといわれている．

妊娠中の画像検査の第一選択は超音波である．単純MRI検査に関しても，胎児への影響がないことが報告されている[6]．しかし，MRIで使用されるガドリニウム造影剤は胎児に対する安全性が証明されていないため使用に関しては慎重に行うべきである．妊娠中の放射線被曝量は50 mGy未満までは胎児への影響は少ないだろうとされている．造影CT検査で用いられるヨード造影剤については，胎盤通過性があり胎児の甲状腺機能低下の原因になるといわれている．各種核医学検査についてはいずれも被曝量は5 mGy未満とされ，妊娠中の使用は可能である[7]．いずれの画像検査も診断に必要な優先順位を立てて行っていくことが望ましい．

4 妊娠期がんの予後

妊娠期がんの予後と，非妊娠期がん，授乳期がんの予後を比べたものを表2-2に示す[5]．多くのがん種において，妊娠期がんのほうが予後が悪いとはされていないが，授

乳期乳癌，妊娠期悪性黒色腫においては非妊娠期がんよりも予後が悪いという結果であった．妊娠期がんはそれ自体が希少であることから，母親の予後や再発率に関するデータは少なく，存在するデータも症例数が少ないことから十分に信頼性が高いものではない．現在，妊娠期がんの登録事業や前向きコホート研究に取り組む団体も存在し，今後はより信頼性の高いデータが出てくることが期待される．

（北野敦子）

••• - 文　献 - •••

1) Ngu SF, et al: Chemotherapy in pregnancy. Best Pract Res Clin Obstet Gynaecol, 33: 86-101, 2016.
2) Pavlidis NA: Coexistence of pregnancy and malignancy. Oncologist, 7(4): 279-287, 2002.
3) Williams TJ, et al: Carcinoma in situ and pregnancy. Obstet Gynecol, 24: 857-864, 1964.
4) Voulgaris E, et al: Cancer and pregnancy: a comprehensive review. Surg Oncol, 20(4): e175-185, 2011.
5) Stensheim H, et al: Cause-specific survival for women diagnosed with cancer during pregnancy or lactation: a registry-based cohort study. J Clin Oncol, 27(1): 45-51, 2009.
6) ACOG Committee on Obstetric Practice: ACOG Committee Opinion. Number 299, September 2004 (replaces No. 158, September 1995). Guidelines for diagnostic imaging during pregnancy. Obstet Gynecol, 104(3): 647-651, 2004.
7) Cunningham FG, et al: General considerations and maternal evaluation. Williams Obstetrics 24th ed, McGraw-Hill Medical, 2014.

2 妊娠期がん診療の原則

1 妊娠を継続するかどうか

　妊娠中絶が絶対的に必要になる状況は，母体の状態が不良で妊娠継続しながら悪性腫瘍の治療をすることが困難である場合，母体の生命予後が不良であると考えられる場合，治療により（または治療時期により）胎児に大きな影響を与えることが予測される場合である．

　また，妊娠早期（妊娠6週前後）に悪性腫瘍と診断された場合，児への安全性を考慮すると，悪性腫瘍に対する治療を比較的安全に開始できるのは妊娠14週以降になるため，場合によっては約8週間程度，治療ができない時期がある可能性がある．病期や組織型によっては，その間に進行する可能性があるため，妊娠早期に悪性腫瘍と診断され，比較的進行が早いことが予測される場合も，妊娠中絶を検討することは必要である．

　妊娠中に診断された悪性腫瘍の予後は，非妊娠時と同等とする報告が多く，妊娠中絶することにより，母体の予後を改善することはないとされていることが多い[1]．これらの報告は妊娠中も非妊娠時と同様に治療の遅滞がなく，ほぼ標準的な治療が行われていることが前提となっていることが重要である．一方，悪性黒色腫では妊娠が予後に悪影響を与えるという報告[2]があるものの，診断の遅れが原因で疾患自体の影響で予後に差はないとする報告もあり[3]，個々の疾患や症例で検討することが必要である．

　晩婚化や妊娠・出産の高齢化により，悪性腫瘍を認めた妊婦が初回で，今回の妊娠を中絶すると年齢に伴う卵巣機能の低下が考えられ，次回妊娠が望めない可能性が高い場合がある．このことも考慮し，本人・家族と相談していく必要がある．

　また，妊娠を継続しながら治療を行う場合，非妊娠時と比較して診断検査（造影剤を使用するMRI検査は慎重に行う）や治療内容が制限される（羊水過少をきたすトラスツズマブの使用は慎重な判断が求められる）ことがあり，病期を過少評価する可能性や，非妊娠時に標準治療とされている治療ができないことがある．また，妊娠を継続しながら悪性腫瘍の治療を行うことは母体のみならず家族に対しても精神的にも身体的にも負担が大きい．これらのことを十分に説明し，母体本人・家族が妊娠継続を希望しない場合は，妊娠中絶を選択する．

　日本では妊娠中絶ができる時期が限られているため（妊娠22週未満），特に妊娠中期に悪性腫瘍と診断された場合，説明内容や時期に注意する必要がある．

2 妊娠中のがん治療の原則

妊娠中のがん治療の原則は，母親に対し最善のがん治療を行いかつ，胎児への不利益を最小限にすることである（図2-3，図2-4）.

第1章「がん診療の基本」（p.2）で述べたように，がん治療には患者の病期や生物学的特性に応じた「標準治療」が存在する．がん治療は標準治療を「計画的」に行うことで，その有効性が証明されている手法である．したがって，手術から薬物療法あるいは放射線治療導入までの期間や，薬物治療の投与スケジュール，投与量を守ることが，治療の原則となっている．

例えば，乳癌の術後化学療法は，手術後可能な限り早く開始することが原則で，最低でも術後12週以内には開始することが推奨されている．よって，妊娠期乳癌に対し，

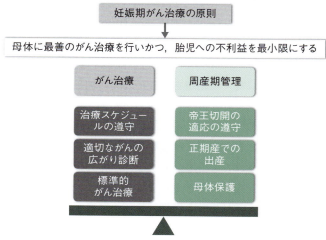

図2-3 妊娠期がん治療の原則

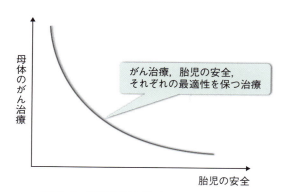

図2-4 妊娠期がん治療のトレードオフ
がん治療を最優先するがゆえに，胎児の安全が害されること（不適切な帝王切開が行われるなど）や，胎児の安全性を最優先するがゆえに，母体のがん治療が不適切に行われるという状況は望ましくない．

妊娠中に手術をした場合は，手術終了から出産を経て，術後化学療法を開始するまでの期間が12週以上あくような状況が生じてしまうと，その患者に対するがん治療の最適性が保てたとはいえなくなる．乳癌の術後化学療法で用いる薬剤の多くは，妊娠中に使用しても胎児には大きな影響を与えないと考えられるため，このような場合は，化学療法の開始を産後まで待たず，妊娠中に開始するという方針が，患者にとっての最適ながん治療になるといえる．

同様に，周産期管理に関してもその患者の産科的リスクから，適切な周産期管理計画および分娩計画がある．一般的には分娩時期は妊娠37週を超えた正期産が望ましい．帝王切開の適応も一般的な適応を遵守し，妊娠期がんだからといって帝王切開を選ぶということはない．

妊娠期がん患者においては，前述したがん治療における原則および周産期管理における原則に可能な限り従いながら，治療戦略を立てていくことが重要といえる．

3 妊娠中のがん治療および周産期管理の組み立て方

妊娠中のがん治療を組み立てるにあたっては，以下の3ステップで考えるとわかりやすい．

> ☑ **ステップ1**：対象とする患者がもし妊娠していない場合，最適ながん治療は何か？
> ☑ **ステップ2**：対象とする患者の産科的リスク因子はあるか？
> 　　　　　　産科的に最適な周産期管理計画および分娩計画は何か？
> ☑ **ステップ3**：がん治療および周産期管理，分娩計画の最適性は，現在のがんの進行度，妊娠週数を配慮してどこまで保つことができるか？
> 　　　　　　言い換えると，可能な限り腫瘍学的，産科学的最適性を保ちながら妊娠を継続するにはどうすればよいか？

ここで具体的例を示す．

【症例】

36歳女性．1経妊0経産．身長150 cm，体重43 kg．子宮筋腫の既往歴あり（30歳時に子宮筋腫核出術を受けている）．

現在妊娠28週．

超音波検査にて右乳房に長径0.9 cmの限局性腫瘤を認め，腋窩リンパ節には明らかな腫大リンパ節を認めない．超音波検査上，明らかな遠隔転移を認めない．組織診断ではホルモン感受性強陽性，HER2陰性，核異型度1，Ki67 10％という結果だった．本人，家族とも妊娠の継続とがん治療の両立を希望した．

> ☑ **ステップ1**：本症例が仮に妊娠していない場合の，最適な乳癌治療は何か？

　遠隔転移がないことから，原発性乳癌に準じた治療を考える．原発性乳癌の場合は，手術，周術期薬物治療および放射線治療を組み合わせた集学的治療を行う．
　本患者は臨床的には乳癌ⅠB期と診断される．超音波検査上，腫瘍は限局性であることから，最適な乳房局所に対する治療（局所治療）としては乳房部分切除（乳房温存手術）＋センチネルリンパ節生検＋放射線治療または乳房全摘手術＋センチネルリンパ節生検のどちらかが推奨される．また，本患者への術後薬物療法は腋窩リンパ節転移の有無により影響を受けることから，基本的には先に手術を行い，正しいステージングをしてから全身治療を計画することが望ましい．
　腋窩リンパ節転移がない場合は，薬物療法としてタモキシフェンを5年内服するのが標準治療となる．一方で，腋窩リンパ節転移がある場合は，抗がん剤治療を加えるかどうかが議論となる．
　まとめると，本患者の最適ながん治療は，手術をまず行い，正確ながんのステージングをしたあとに，適切な薬物療法を行うことになる．

> ☑ **ステップ2**：本患者の産科的リスクは？　最適な周産期計画，および分娩計画は？

　本患者は36歳の初産であり，高齢妊娠に分類される．そのため，35歳未満に比べると妊娠高血圧症候群，妊娠糖尿病などの合併症が高いことがわかっている．したがって，周産期管理としてはその点に留意しながら，モニタリングしていく．また，本患者は30歳時に子宮筋腫核出術を受けていることから，一般的には予定帝王切開にて分娩するのが望ましい．
　まとめると，本患者の最適な周産期管理は高齢妊娠による合併症に留意しながら，一般的な妊婦健診を行うことであり，最適な分娩計画は満期（妊娠37週）以降の予定帝王切開といえる．

> ☑ **ステップ3**：がん治療および周産期管理，分娩計画の最適性は，現在のがんの進行度，妊娠週数を配慮してどこまで保つことができるか？　可能な限り腫瘍学的，産科学的最適性を保ちながら妊娠を継続するにはどうすればよいか？

　ステップ1より，最適ながん治療は手術後に適切な薬物療法を行うことであるとわかった．ステップ2より，最適な周産期管理は高齢妊娠による合併症に留意しながら，予定帝王切開を行うこととわかった．
　では，妊娠28週の臨床病期ⅠB期の患者に対し，どこまで腫瘍学的および産科学的最適性を保ちながら，妊娠とがん治療の両立が可能なのだろうか？

❶ 手術（局所治療）

　がん治療において，手術施行を遅らせることで母体の生命を脅かす可能性があれば，

時期を問わず手術を行うが，可能であれば，比較的安全に手術を施行できる妊娠14週以降まで待つことを検討する（詳細はp.60「妊娠中の外科治療」を参照）．

また，乳癌において臨床的に腋窩リンパ節転移を認めない場合に行われるセンチネルリンパ節生検については，アイソトープ法という方法であれば妊娠中でも実施可能である．妊娠していない場合のセンチネルリンパ節生検は，アイソトープ法に加え，色素法も併用される場合があるが，妊娠中はアナフィラキシーの問題から併用しないほうがよいとされている．したがって，アイソトープ法と色素法の両者を用いる場合に比べ，センチネルリンパ節同定に対する感度・特異度はわずかに下がるものの，乳癌手術に精通した術者の下ではアイソトープ法単独であっても十分にセンチネルリンパ節を同定することが可能である．

乳癌の手術方法としては乳房部分切除（乳房温存手術）と乳房全摘術がある．乳房部分切除（乳房温存手術）は術後に全乳房照射という放射線治療を行うことが標準的である．では本患者にどちらの術式を選ぶべきか？

現在妊娠28週であり，仮に術前検査期間などを踏まえて妊娠30週に手術が可能な状況と仮定しよう．

乳房全摘術は，患部も含めて乳腺全体を取り除く術式である．児のリスクを上回る母体の有益性がなければ，超音波検査でしか乳房内の病変が評価できないという妊娠中の状況下において，最も根治性が高い方法といえる．近年，乳房全摘術と同時に人工物（エキスパンダー，シリコン）を用いた一期的乳房再建術が行われる場合もあるが，通常の乳房全摘術に比べて一期的再建術では感染症などの術後合併症が多いことから，一般的に妊娠期乳癌患者に対しては勧められない．

一方で本症例は腫瘤が限局していることから，乳房部分切除（乳房温存手術）の適応ともいえる．乳房部分切除術（乳房温存手術）は，一般的に術後12週以内に放射線治療を開始するのが望ましいため，分娩スケジュールとの兼ね合いから，手術から放射線開始までに期間があるような症例では選択しにくい．本症例は妊娠30週で乳癌手術を行い，妊娠37週で予定帝王切開が計画されているので，乳房部分切除術（乳房温存手術）を選択したとしても，術後12週以内には放射線治療が開始できることが予測できる．

このような思考過程で，本患者には乳房部分切除術（乳房温存手術）が選択された．

❷ 麻酔方法の選択

全身麻酔が児の神経学的発達に与える長期的な影響については不明な点も多く，妊娠中の麻酔は，児への影響を上回る母体への有益性がなければ，妊娠全期間を通じて，区域麻酔または局所麻酔を選択する．麻酔方法の選択については症例ごとの検討が必要である．

また，妊娠後期の症例では全身麻酔による仰臥位低血圧症候群などの合併症もあるため，症例を選んで局所麻酔下で手術を行う場合もある．

❸ 術後薬物療法

では，術後の薬物治療はどのように選択すべきか？

妊娠30週で手術をしたと仮定し，手術結果が出るのはおおよそ妊娠33週ごろであろう．最終的な病理診断によって，どの薬物治療をすべきかを選択する．乳癌術後薬物療

法の開始は，早ければ早いほど望ましいが，原則的には術後12週以内とされている．妊娠中の化学療法は妊娠32～34週には終了していることが望ましいとされており，本症例では妊娠33週に出る病理結果を確認後，あえてそこから抗がん剤治療を行うということはしない．むしろ，病理結果によっては術後12週以内に抗がん剤治療を開始することを見据え，分娩計画，産褥期管理，授乳および断乳計画を立てていく．

❹ 本症例の妊娠とがん治療を両立するための治療計画のまとめ

分娩は産科的リスクを考慮し，妊娠37週以降での予定帝王切開を計画する．

乳癌治療に関しては，まず乳房の手術を計画する．術式は乳房全摘術＋センチネルリンパ節生検または術後12週以内に放射線治療を開始できる状況なので，乳房部分切除術＋センチネルリンパ節生検を提示する．

術後の病理結果に基づき術後薬物療法は選択するが，手術施行から12週以内には薬物療法が開始できるよう，分娩計画，産褥期管理，授乳および断乳計画を立てていく．

4 妊娠期がん診療を支える体制づくり

妊娠期がん診療の最初のステップは，妊娠を継続するかどうかの患者の意思決定から始まる（図2-5）．妊娠を継続するかどうかについては，当事者である患者本人だけでなく，パートナーや，時に患者やパートナーの親も関わる．

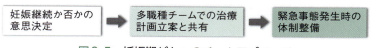

図2-5　妊娠期がんへのチームアプローチ

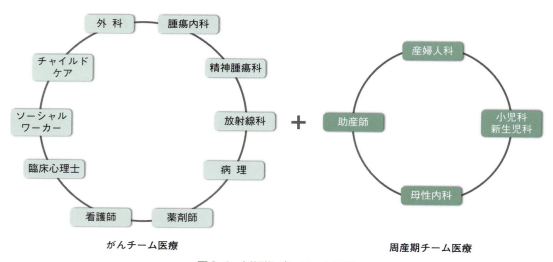

図2-6　妊娠期がんチーム医療

患者や家族はがんという診断やその病態の把握だけでも焦燥するなかで，さらに妊娠を継続するかどうかという大きな決断を迫られるため，医療者による適切な意思決定支援が大きな役割を果たす．主治医との対話はもちろん大切だが，主治医以外の医療者と話すことで患者の意思決定が進むこともあり，看護師や助産師，臨床心理士，ソーシャルワーカーなどのメディカルスタッフたちもこの時点から積極的に関わっていくのが望ましい医療チームの体制である（図2-6）．

　妊娠期がんの治療方針決定の際には腫瘍側の医師だけでなく，産婦人科，新生児科も含め，事前に入念な話し合いをした上で治療計画を立てることを勧める．可能な限り，多職種カンファレンスを行い，治療計画を立案するとともに，情報共有をしていくことが肝要である．

　また，緊急事態が発生した場合の対応についても事前に考慮しておくことが大切である．例えば，腫瘍側の問題で緊急対応が必要な病態としては，周術期合併症（出血，感染など）や化学療法による合併症（発熱性好中球減少症，アナフィラキシーなど）やオンコロジック・エマージェンシー（電解質異常や腫瘍崩壊症候群など）が代表的である．産科的には切迫早産や早期破水などが代表的である．少なくとも，妊娠期がんの診療を行う場合は，腫瘍学的および産科的緊急疾患に関する知識や，起こった場合どう対応するかということを常に想定したチーム医療の体制整備が不可欠である．

〈北野敦子，秋谷　文〉

••• - 文　献 - •••

1) Nugent P, et al: Breast cancer and pregnancy. Arch Surg, 120(11): 1221-1224, 1985.
2) Tellez A, et al: Risk factors and outcomes of cutaneous melanoma in women less than 50 years of age. J Am Acad Dermatol, 74(4): 731-738, 2016.
3) Jones MS, et al: Is Pregnancy-Associated Melanoma Associated with Adverse Outcomes? J Am Coll Surg, 225(1): 149-158, 2017.

3 妊娠期がんの診断

　妊娠期がんの診断はその自覚症状の難しさや，用いることができる放射線を含む検査の制限があり，行うことを躊躇することからの診断の遅れや，不十分さを認識する必要がある．ひとたびがんと診断されても，その後のステージングを含むワークアップでも，胎児に対する影響や母体に対する影響を考えた上で，必要最低限の診断に限ることが多い．治療方針を決めていく上で，妊娠の週数における影響の程度や，どのタイミングで行うことが最適かを十分考慮しながら進めていく．妊娠と医療放射線に関しては国際放射線防護委員会(International Commission on Radiological Protection；ICRP)が報告書としてその勧告をまとめているほか，アメリカ放射線学会(American College of Radiology；ACR)と小児放射線学会(Society for Pediatric Radiology；SPR)が診療指針をまとめている[1,2]．妊娠期がんの診断においては，元来，症例数が少ないことや，がん種がさまざまで，診断法も多岐にわたること，また，診断による被曝などを受けた可能性のある児の成長のデータも十分でないことから，エビデンスの少ない部分ではあるが，得られる知見からまとめてみたい．

1 診断における留意点

胎児に対する影響

　被曝の影響は，大きく確定的影響と確率的影響の2つに分けて考えられる．確定的影響は，被曝線量の閾値があり，その閾値を超えると100%の確率で影響を及ぼし，胎児の場合は奇形，成長障害，精神発達遅滞，死亡などが起こるものである．確率的影響は，被曝により遺伝子変異などが起こり，がんや白血病などへのリスクは高まるが，100%起こってくるものではなく，また閾値がないため，それ以下であれば可能性がないというものではない．

　胎児への被曝の影響は，当然その胎児の週数によって異なってくる．器官形成期と胎児期の初期が最も影響が懸念される時期であり，その後週数が進むにつれてリスクは低くなる．それぞれの週数によって，確定的影響における閾値は，過去の動物実験や，事故的被曝などからの集積データからある程度の推計が出されている[2]（表2-3）．胎児に対する被曝の影響は時期と線量に依存しているが，50 mGy以下であればたいていは問

表2-3 胎児発育期間と予測される影響および閾値

妊娠期間	予想される影響	予測される閾値(mGy)
着床前（受精後0～2週）	胎児・胎芽死亡	50～100
器官形成期（受精後2～8週）	奇形	200
	発育不全	200～250
8～15週	精神発達遅滞	60～310
	小頭症	200
16～25週	重度精神発達遅滞	250～280

（Patel SJ, et al: Radiographics, 27（6）: 1705-1722, 2007 より改変）

題ないといわれている[3]．

　診断に用いる線量での，胎児に対する影響はおおむね少ないと推測され，診断が医学的に母親のがんの治療方針決定のために必要なものであった場合，胎児に対する影響よりもその母体に対して診断を回避するリスクのほうが大きいことも考えるべきである．

母体に対する影響

　母体側からみた大きな影響としては，妊娠していることにより診断を躊躇したり，診断が遅れることのリスクがあげられると思われる．特に，妊娠中に比較的多く認められる，肺梗塞の診断の遅れは致命的になることがある．がんの診断も予後に影響を与えるものである．また，特に妊娠中は乳腺の増殖が激しいため，より放射線感受性が高いといわれ，それによる被曝の増加も懸念すべきことである[4-6]．

2 診断モダリティ別の留意点

　診断に用いるモダリティによっても，その影響は異なってくる（表2-4）．当然，放射線を用いるかどうか，造影剤による影響はどうかなどをそれぞれに分けて考えていく必要がある．

単純写真

　撮影場所が胎児に当たるかどうかは考慮されるべきであるが，診断に使われる線量はとても低く，ほとんど胎児には影響がないといわれている．しかしながら，繰り返し頻回に行われた場合は，その総線量の影響となるので注意を要する．授乳に関してはまったく問題ない．

超音波

　超音波はその名のとおり音波を用いて診断するものであり，基本的に被曝の危険性はなく，妊娠中は最も用いられる検査である．ある一定の周波数以上で胎児の体温上昇が認められるという報告もあるが，胎児に影響を及ぼす程度では認められていない[7]．

第2章 ● 妊娠期がんの総論

表2-4 一般的な核医学検査と線量

	検　査	胎児線量 (mGy)	母体線量 (mSv)	母乳線量 (mGy)
CT	頭部/頸部	1.0〜10	0.9〜4.0	—
	肺血管造影	0.01〜0.66	2.7〜40	8〜70
	腹部	1.3〜35	3.5〜25	—
	骨盤	10〜50	3.3〜10	—
	腹部・骨盤	13〜25	3〜45	—
	胸部，腹部，骨盤の大動脈血管造影	6.7〜56	4〜68	16〜130
	冠動脈血管造影	0.1〜3	7〜39	10〜90
	腎結石診断のための腹部・骨盤非造影CT	10〜11	3〜10	—
放射性シンチグラフィ	低用量灌流シンチグラフィ	0.1〜0.5	0.6〜1.0	0.1〜0.3
	V/Qシンチグラフィ	0.1〜0.8	1.2〜2.8	0.2〜0.7
	テクネチウム99 (^{99m}Tc) 骨シンチグラフィ	10〜50	6.7	—
	フッ素18 (^{18}F)-FDG PET/CT全身シンチグラフィ	9.4〜21.9	13.5〜31.9	14
	^{18}F-FDG PET心筋バイアビリティ	6.8〜8.1	7	—
	心筋灌流 (^{99m}Tc-sestamibi)	17	11.4〜14.8	—
	心筋灌流 (^{99m}Tc-tetrofosmin)	8.45	9.3〜11.6	—
X線撮影	マンモグラフィ (2回施行)	0.001〜0.01	0.1〜0.7	3
	胸部X線 (2回施行)	0.0005〜0.01	0.06〜0.29	<0.04
	四肢・頸椎X線	<0.001	0.03〜0.22	—
	骨盤X線	0.1〜0.3	0.01〜1.1	—
	腰椎X線	1.0〜10	0.5〜1.8	—
その他	静脈性腎盂造影	5〜10	0.7〜3.7	—
	二重バリウム注腸造影	1.0〜20	2.0〜18.0	—
	小腸検査	7	3.0〜7.8	—

予測線量に関してはプロトコル，放射性シンチグラフィの種類，線量の計算方法および患者因子 (例えば体重，体格，乳腺密度) などで変わってくる．
FDG；fluorodeoxyglucose, PET；positron emission tomography, V/Q；ventilation-perfusion.

(Tirada N, et al: Radiographics, 35 (6): 1751-1765, 2015)

CT

　被曝の危険性があるため，妊娠初期は胎児のリスクを上回る母体の有益性がなければ，診断に用いることは避けるべきである．妊娠中期・後期では，被曝はあるものの，その胎児に対する影響は限られてはいる．被曝の危険性のない検査で代用できず，必要時には行われることも許容されるが，MRIでの代用の検討や，また場合によっては照射の線量を低くしたプロトコルで行うことも検討すべきである．

　CTでの造影に用いられるヨード造影剤も胎盤通過性があるものの，動物実験や報告では催奇形性は認められていない[8]．ヨード造影剤のため，胎児の甲状腺への影響も懸念されるが，明らかな影響は報告されていない[9]．

　授乳期における影響は，ヨード造影剤を用いた場合は24時間授乳を避けることもいわれているが，母乳中への移行はわずかであり，中断の必要がないとの見解も出てきている[10,11]．

56

表2-5 一般的な核医学検査からの妊娠初期と出産期の胎児の全身線量
（線量は母体の線量と胎児自身の線量の寄与を含む．Russell, Stabin, Sparks, et al: 1997, ICRP 1988，およびICRP, 1998からの改作）

放射性医薬品	診断手法	投与放射能（MBq）	妊娠初期（mGy）	9ヵ月（mGy）
99mTc	骨スキャン（リン酸塩）	750	4.6～4.7	1.8
99mTc	肺灌流（MAA）	200	0.4～0.6	0.8
99mTc	肺換気（エアロゾル）	40	0.1～0.3	0.1
99mTc	甲状腺スキャン（過テクネチウム酸塩）	400	3.2～4.4	3.7
99mTc	赤血球	930	3.6～6.0	2.5
99mTc	肝臓コロイド	300	0.5～0.6	1.1
99mTc	腎臓DTPA	750	5.9～9.0	3.5
67Ga	膿瘍/腫瘍	190	14～18	25
123I	甲状腺摂取率[*1]	30	0.4～0.6	0.3
131I	甲状腺摂取率[*1]	0.55	0.03～0.04	0.15
131I	転移がんの画像診断[*1]	40	2.0～2.9	11.0

[*1]：胎児の甲状腺の線量は全身線量よりもかなり高く，123Iで5～15 mGy/MBq，131Iで0.5～1.1 Gy/MBqである．
（日本アイソトープ協会：妊娠と医療放射線 ICRP Publication 84, p.21, 2002）

MRI

妊娠初期は胎児のリスクを上回る母体の有益性がなければ，診断に用いることは避けるべきである．妊娠中期・後期は，被曝の危険性はないものの，磁気による影響は考えるべきである．一つは，組織の温度上昇がある．胎児への影響は少ないが，母体の熱が上昇するため検査室の温度を低くすることもある．また，検査時に発生する音による胎児の聴覚への影響が懸念されるが，子宮や羊水により，だいぶ減弱されると思われる．今のところ動物実験でも実際の胎児でも影響の報告は認められていない[12, 13]．造影剤を用いるとなると造影剤の胎盤通過性が問題になってくる．特にMRIに用いられるガドリニウムの場合は脂溶性で胎盤を通過する可能性がある．26人の妊娠初期の妊婦に用い，特に胎児への影響が認められなかったとの報告もあるが，ガドリニウムの使用に関しては慎重に行うべきである[14]．

シンチグラフィ

用いられる放射線同位元素によって半減期も異なり，その影響は異なる．妊娠中の肺梗塞の診断や骨，心臓などの検査としてよく用いられるテクネチウム99m（99mTc）の胎児に対する影響はいずれも5 mGy以下と推測されており，ほとんど問題ないといわれている[15]（表2-5）．それに対して，放射性ヨード131（131I）は半減期も8日であり，胎盤を通過して胎児の甲状腺に影響を及ぼすといわれている[15]．

マンモグラフィ

マンモグラフィ撮影による放射線被曝はごく微量であり，胎児への影響も問題ないといえるが，念のため腹部を遮蔽して行うこともある．妊娠中は乳腺が発達していることと，妊婦の年齢は40歳以下が多いことから，高濃度乳腺である割合も高く，感度は低下する．

3 授乳中に注意すること

注意すべきことは造影剤や放射線同位元素の母乳への移行である．ヨードもガドリニウムも低脂溶性であり，母体に用いられた分量のヨードでは1％以下，ガドリニウムでは0.04％程度しか母乳には排出されないといわれている[11, 16-18]．さらには母乳から乳児に吸収される分量も限られており，母乳を中断する必要はないと思われる．

核医学検査では，しばらくの期間，授乳を中断することを勧めている．検査前に搾乳した母乳か人工乳を与えるようにする．母乳中に放射線同位元素がどの程度検出され，どのくらいの時間続くかなどのデータは明らかでなく，その中断期間などは半減期を参考に慎重に検討すべきである．

4 妊娠期乳癌患者を例に（表2-6）

妊娠中にまず乳癌の疑いで受診した女性に対しては，超音波を行い，良性か悪性かのある程度の判断ができる．妊娠初期では通常の乳腺と変わらないが，妊娠週数が進んでくると乳腺密度も高くなり，また血流も増えてくるために超音波での診断や，生検などでは注意が必要である[19]．疑わしい場合には，細胞診または針生検を行う．細胞診では局所麻酔を必要とすることはないが，針生検では局所麻酔を用いる必要があり，その薬物による影響はほとんどないが，しっかりと説明しておく必要がある．

生検にて乳癌と診断された場合には，腫瘍の切除範囲をより正確に見極めるために，通常は造影乳房MRIを行うが，妊娠中は造影剤の影響を考えて造影乳房MRIを行わずに判断することが多い．マンモグラフィは胎児への影響はほとんどないが，念のため腹部を遮蔽して行うようにしている．

遠隔転移の検索は，通常は造影CTや骨シンチグラフィを用いるが，肝転移の検索に

表2-6　妊娠・授乳期での乳癌の診断

	初期	中期	後期	授乳期	留意点
マンモグラフィ	△	△	△	○	腹部の放射線遮蔽が必須
超音波	○	○	○	○	―
MRI	×	△	△	○*1	造影剤（ガドリニウム）は胎盤通過性あり．使用に際しては慎重を期する
胸部X線	△	△	△	○	腹部の放射線遮蔽が必須
CT	×	×	×	○*1	被曝の危険性のない検査での代用を検討
骨シンチグラフィ	×	△	△	○*2	胎児被曝量軽減のため，母体の水分補給・尿道カテーテル留置を検討
細胞診	○	○	○	○	―
針生検	○	○	○	○*1	―

○：安全に施行可能　△：施行可能であるが，適応・施行法に留意　×：禁忌（妊娠期乳癌では許容されない）
＊1：必要に応じて断乳を検討　＊2：検査後数時間は母児接触を避ける必要あり

は腹部超音波，骨転移の検索には胸腰椎の非造影MRIにて代用している．出産直後のできるだけ早い段階で，造影CTや骨シンチグラフィを行い，再度確認をするようにしている．授乳中であれば，適宜，造影剤の母乳への移行なども配慮して予定を組む．

妊娠という生命の誕生の知らせとともに，がんの診断を受けることは，患者本人やその家族にとっても大変なことである．ICRPの妊娠と医療放射線の勧告の中でも「妊娠している患者は，子宮内被曝によって発生するかもしれない潜在的な放射線影響の大きさと種類について知る権利がある」とされている[20]．診断における過程で，検査の意義のみでなく，その検査がもたらす胎児への影響やわかっていること，わかっていないことを整理してきちんと提示した上で，ともに決めていくことが重要である．

（山内英子）

文　献

1) 日本アイソトープ協会：妊娠と医療放射線 ICRP Publication 84, 2002. Available at: 〈http://www.icrp.org/docs/P84_Japanese.pdf〉(2017.12.13アクセス)
2) American College of Radiology. ACR-SPR practice parameter for imaging pregnant or potentially pregnant adolescents and women with ionizing radiation. Revised 2013 (Resolution 48). Available at: 〈http://www.acr.org/-/media/ACR/Files/Practice-Parameters/Pregnant-pts.pdf?la=en〉
3) McCollough CH, et al: Radiation Exposure and Pregnancy: When Should We Be Concerned? Radiographics, 27 (4): 909-917, discussion 917-918, 2007.
4) Wang PI, et al: Imaging of pregnant and lactating patients: part 2, evidence-based review and recommendations. AJR Am J Roentgenol, 198 (4): 785-792, 2012.
5) Chen J, et al: Does radiotherapy around the time of pregnancy for Hodgkin's disease modify the risk of breast cancer? Int J Radiat Oncol Biol Phys, 58 (5): 1474-1479, 2004.
6) Parker MS, et al: Female breast radiation exposure during CT pulmonary angiography. AJR Am J Roentgenol, 185 (5): 1228-1233, 2005.
7) Patel SJ, et al: Imaging the pregnant patient for nonobstetric conditions: algorithms and radiation dose considerations. Radiographics, 27 (6): 1705-1722, 2007.
8) Kanal E, et al: ACR guidance document on MR safe practices: 2013. J Magn Reson Imaging, 37 (3): 501-530, 2013.
9) Atwell TD, et al: Neonatal thyroid function after administration of IV iodinated contrast agent to 21 pregnant patients. AJR Am J Roentgenol, 191 (1): 268-271, 2008.
10) Sachs HC; Committee On Drugs: The transfer of drugs and therapeutics into human breast milk: an update on selected topics. Pediatrics, 132 (3): e796-809, 2013.
11) Tremblay E, et al: Quality initiatives: guidelines for use of medical imaging during pregnancy and lactation. Radiographics, 32 (3): 897-911, 2012.
12) Strizek B, et al: Safety of MR Imaging at 1.5 T in Fetuses: A Retrospective Case-Control Study of Birth Weights and the Effects of Acoustic Noise. Radiology, 275 (2): 530-537, 2015.
13) Azim HA Jr, et al: Prognosis of pregnancy-associated breast cancer: A meta-analysis of 30 studies. Cancer Treat Rev, 38 (7): 834-842, 2012.
14) De Santis M, et al: Gadolinium periconceptional exposure: pregnancy and neonatal outcome. Acta Obstet Gynecol Scand, 86 (1): 99-101, 2007.
15) Adam A, et al: Grainger & Allison's diagnostic radiology: a textbook of medical imaging 6th ed, Churchill Livingstone, 2014.
16) Wang PI, et al: Imaging of pregnant and lactating patients: Part 1, evidence-based review and recommendations. AJR Am J Roentgenol, 198 (4): 778-784, 2012.
17) Webb JA, et al: The use of iodinated and gadolinium contrast media during pregnancy and lactation. Eur Radiol, 15 (6): 1234-1240, 2005.
18) Kubik-Huch RA, et al: Gadopentetate dimeglumine excretion into human breast milk during lactation. Radiology, 216 (2): 555-558, 2000.
19) 関根 憲ほか：妊娠期・授乳期における診断．新乳房画像診断の勘ドコロ，髙橋雅士 監，pp.298-305，メジカルビュー社，2016.
20) ICRP: Pregnancy and Medical Radiation. ICRP Publication 84, Ann ICRP 30 (1), 2000.

4 妊娠中の外科治療

　妊娠中の非産科手術の頻度は0.75％と報告されている[1]．妊娠により母体は種々の生理的変化を起こす．また，児への薬物の影響や手術そのものの影響についても考慮する必要がある．このように妊娠中の手術では妊娠という特殊の環境の中で母体と胎児双方の安全を考慮して施行しなければならない．妊娠中のがんの罹患頻度は低く，1,000妊娠に1であり[2]，がん治療として外科治療が必要であるものはさらにそれよりも頻度は低い．妊娠中のがんの外科治療は，腫瘍外科，産科，麻酔科，未熟児・新生児科の整備の整ったところで，チームを組んで行う必要がある．

1 周術期管理に関わる妊娠中の母体の生理的変化

循環器系の変化
　大きくなっていく胎児，胎盤，子宮により酸素消費量は増加し，それを補うため心拍数と一回拍出量は増加する．その結果，心拍出量の増加は妊娠8週に非妊娠時の25％，妊娠32週頃に50％増加し，その後分娩開始まで維持される[3]．

呼吸器系の変化
　妊娠後期には妊娠子宮が増大し，横隔膜は約4cm挙上する[4]．その結果，換気予備量，残気量は減少し，機能的残気量は約20％減少する[5]．機能的換気量はクロージングボリューム以下になるため，1回換気中に細気道の閉塞が起こりやすくなる．また，プロゲステロンの呼吸中枢刺激作用により，一回換気量・分時換気量の増加が妊娠初期から産褥2週までみられる．動脈血ガス分析では軽度の呼吸性アルカローシスとなり，動脈血炭酸ガス分圧（$PaCO_2$）は軽度減少[6]，動脈血酸素分圧（PaO_2）は軽度上昇する[7]．

血液・凝固系の変化
　血漿量と赤血球量がともに非妊娠時より増加する．血漿量は非妊娠時より50％増加するが赤血球量は20％の増加にとどまるため，生理的に血液希釈が起こる[8]．
　妊娠中は第XI，XIII因子以外の凝固因子が増加し，線溶能は低下する[9]．その変化は妊娠中から産褥期にかけて血栓塞栓症が発症する危険性を増大させ，播種性血管内凝固症

候群 (disseminated intravascular coagulation ; DIC) が妊娠に多い原因ともなっている.

 消化器系の変化

　プロゲステロンの作用により胃や腸の蠕動や緊張低下が起こり[10],　摂取物の胃内停滞時間は延長する．また妊娠中期より下部食道括約筋圧が低下するため，胃食道逆流や誤嚥の危険性が増す．全身麻酔時には胃内容物の逆流，誤嚥による肺合併症に十分注意をする．

2　術前評価

　妊娠時の一般的な術前評価は基本的には非妊娠時と同じである．胸部X線検査は腹部を遮蔽して行う．妊娠中の血液検査値は非妊娠時の正常値と違うことに注意する．
　術前に胎児のwell-beingや推定体重などの評価をしておく．

3　手術の時期

　妊娠中のいずれの時期においても，現在使われている麻酔薬を通常の量で投与することで胎児に催奇形性を起こすとの報告はない．しかし，妊娠初期の手術では，流産や低出生体重児の率が増加するが[11]，麻酔の影響というよりも，手術操作や手術を要する現疾患による影響と考えられている．
　妊娠中の外科手術は一般的に次の時期が推奨されている[12]．① 緊急性のある手術では妊娠中のどの時期であっても施行する．② 待機的手術の場合は分娩後に施行する．③ 妊娠中に施行しなければならない場合にはできれば流早産の少ない妊娠中期に手術を行う．
　妊娠後期の手術では子宮が大きくなることにより手術が困難になったり，仰臥位低血圧症候群の危険が増加したり，早産の危険が増えたりする[13,14]．
　がん治療において，手術施行を遅らせることで母体の生命を脅かす可能性があれば，時期を問わずに手術を行う．しかし，手術を遅らせてもがん治療のデメリットが少なければ，妊娠中期まで手術を待つ，または分娩後まで手術を待つことも検討する．

4　麻酔方法の選択

　妊娠初期は器官形成期にあたるため，投与する薬物に催奇形性の報告があるないにかかわらず，一般的に不要な薬物投与は避けるべきである．
　妊娠中の全身麻酔については，2016年12月にアメリカ食品医薬品局 (FDA) は，3歳以下の幼児や第3三半期の妊婦に長時間または複数回の全身麻酔を行うことは児の脳の

発達に影響を及ぼす可能性があり，麻酔薬の潜在的リスクと手術の必要性について慎重に検討すべきであると警告している[15]．妊娠後期から生後数年までがシナプス形成期であり[16]，この時期に神経伝達物質の受容体へ作用する麻酔薬は神経発達に影響を及ぼすと推察されている．しかし，動物実験では麻酔薬とそれに引き続く学習障害が示されているが[17]，ヒトにおける前向き研究では，現時点では麻酔薬による神経学的発達への影響を認めていない[18,19]．

これらのことから，妊娠中の麻酔は妊娠全期間を通じて，可能であれば区域麻酔または局所麻酔を選択する．しかし，麻酔を区域麻酔にすることで，手術の縮小を強いられ，がん治療が不十分となり母体の予後に影響を及ぼすほどの，全身麻酔の児への影響に対する科学的根拠はない．

麻酔方法の選択については症例ごとの検討が必要であり，全身麻酔を選択する際にはFDAの勧告を踏まえ，麻酔時間を最小限とすべきである．

5 周術期管理

術前管理

術前の飲水については非妊娠時と同様で，6時間前には食事は中止，2時間前から飲水を中止する．6時間前の食事中止が行われていても妊娠時は胃への停滞時間が長いため，全身麻酔時の胃内容物の逆流，誤嚥については十分に注意する．誤嚥の可能性に留意し，術前にヒスタミン受容体拮抗薬であるラニチジンやシメチジンの投与またはメトクロパミドの投与を考慮する[20]．

妊娠中は凝固亢進状態にあるため，血栓症の予防の観点でも，水分の補給が足りない場合は十分な輸液を行う．

術前の抗菌薬投与は，ペニシリン系またはセフェム系抗菌薬を用いる．クリンダマイシン，アジスロマイシンも妊娠中に安全に投与することができる．

24〜34週で手術を施行する場合，手術を行うことで早産になる可能性があれば，児の肺成熟の促進と死亡率・罹患率の低下を目的として手術の24〜48時間前にステロイドの投与を行う[21]．

術中管理

❶ 体 位

妊娠中期以降は仰臥位での手術は増大した子宮の重さにより下大静脈が圧排され，仰臥位低血圧症候群を起こすため，可能であれば15度の左側臥位にする．

❷ 麻酔の導入

全身麻酔の導入前には100％酸素を投与し十分に前酸素化を行う．迅速導入を原則とし，素早く気管内挿管を行う．その際に介助者が輪状軟骨の圧迫を行い，食道からの逆流を防ぐ．また妊婦は，短頸で前胸部が突出しているため，ハンドルの短い喉頭鏡を使

い，毛細血管の拡張により気道粘膜の浮腫，充血をきたしているため，細めの気管内チューブを使用する．

❸ 麻酔維持

妊婦は麻酔薬への感受性が亢進している．吸入麻酔薬は最小肺胞内濃度（minimum alveolar concentration；MAC）が25〜40％低下し[22]，また脊椎麻酔や硬膜外麻酔における薬物必要量も妊娠中には減少し，妊娠後期には非妊娠時より20〜40％減少した局所麻酔薬の投与で同様の麻酔域が得られる[23]．このように非妊娠時と同量の麻酔薬では過量投与となるため注意を要する．

❹ 呼吸管理

母体の低酸素血症では，胎盤の血管収縮を引き起こし，胎盤循環不全をもたらし，胎児低酸素血症，胎児アシドーシスを引き起こす．また，過換気による低二酸化炭素血症は胎盤血流を減少させ，胎児アシドーシスを引き起こす[24]．$PaCO_2$は30 mmHg以下にはしないように注意する．

❺ 循環管理

子宮胎盤血流には自己調節能がないため，母体の低血圧は子宮胎盤血流を減少させ，胎児の低酸素血症を引き起こす．

全身麻酔および区域麻酔の導入時には非妊娠時であっても血圧が低下する．妊娠中期以降は仰臥位低血圧症候群も重なり，著明に血圧が低下することがある．子宮を左方に移動し下大静脈の圧排を解除し，十分な補液を行っても血圧が上昇しない場合は昇圧薬を投与する．

❻ 胎児心拍数モニタリング

術中の胎児の状態を評価するため，23週までは手術前後で胎児心拍をドップラーで確認する．24週以降は可能であれば術中持続で胎児心拍および子宮収縮のモニタリングを行う[12]．全身麻酔中では胎児心拍数モニタリングで基線細変動は減少する[25]．児の状態が悪化しているサインがあれば，その原因を検索し，母体の呼吸・循環の安定化，子宮胎盤循環の保持など状況を改善する処置を講ずる．その上で児の状態がよくないと判断される場合には，手術を一時とめて帝王切開術にて児を娩出することを検討する．開腹手術時には胎児心拍数モニタリングができないため，適宜術野から超音波プローブなどを用いて児の状態を評価する．

❼ 子宮収縮抑制薬の投与

周術期の子宮収縮抑制薬の予防的投与が流早産を予防する証拠はない．しかし，手術で明らかに子宮を操作する場合は，予防的にリトドリンやイソクスプリンの投与を考慮する．子宮収縮モニターは可能な限り手術中も使用し，子宮収縮が出現した場合は速やかに子宮収縮抑制薬の投与を行う．子宮収縮抑制薬を使用する場合は，振戦，不整脈，肺水腫，高血糖などの副作用に注意する．

術後管理

❶ 術後疼痛管理

術後鎮痛の第一選択薬はアセトアミノフェンである．非ステロイド性消炎鎮痛薬

(NSAIDs)は胎児の動脈管早期閉鎖による心不全や，胎児腎血流量の低下による羊水過少をきたすため禁忌である．このように，妊娠中では術後に使用できる鎮痛薬は限られているため，硬膜外麻酔による術後鎮痛の選択が可能な場合は積極的に考慮する．

❷ 血栓塞栓症の予防

妊娠中，凝固因子は増加し，プロテインSは低下するため，妊娠中は凝固亢進状態となる．これは分娩時の過剰な出血を防ぐ効果があるが，一方で術後の血栓塞栓症のリスクを増加させる．術後は早期離床を促す．アメリカ胸部疾患学会（ACCP）のガイドラインでは，妊娠中の手術ではすべての症例で機械的または薬物による血栓塞栓予防を推奨している[26]．

❸ 黄体ホルモン補充

妊娠8週までは黄体よりプロゲステロンを産生する．8週以降ではプロゲステロンの産生は次第に胎盤へ移行し，10週にはプロゲステロンの産生はほぼ胎盤からとなる[27]．このため妊娠10週以前に黄体を切除する手術を施行する場合は，術後に腟内に8～12時間ごとに50～100 mgのプロゲステロン腟錠を投与，または1日1回のプロゲステロン50 mgの筋注によるプロゲステロンの補充が必要である[28]．

6 妊娠中の手術における合併症・胎児への影響

妊娠初期の手術では，手術の適応や術式にかかわらず，8～11％の率で流産がみられるが，奇形の発生率は手術を施行しない場合と比べて増加しない[11,29,30]．しかし，妊娠中に手術を施行した症例では，しない症例に比べて低出生体重児や新生児死亡率が増加する[1]．

妊娠中の手術が母体合併症を増加するかはわかっていない．妊娠中と非妊娠時とで合併症率に差がないという報告[31]がある一方で，非妊娠時よりも術後の集中治療室入室率は高く，入院期間は長く，術後の敗血症や肺炎，尿路感染率が増加するという報告[32]もある．

このように妊娠中の手術は胎児にも母体にも影響を及ぼすが，Van Carstenらは，妊娠中のがん治療としては放射線治療や化学療法と比べて手術療法のみの治療が最も合併症が少ないとしている[33]．

（塩田恭子）

•••–文 献–•••

1) Mazze RI, et al: Reproductive outcome after anesthesia and operaton during pregnancy: a registry study of 5404 cases. Am J Obstet Gynecol, 161 (5): 1178-1185, 1989.
2) Smith LH, et al: Cancer associated with obstetric delivery: results of linkage with the California cancer registry. Am J Obstet Gynecol, 189 (4): 1128-1135, 2003.
3) Ouzounian JG, et al: Physiologic changes during normal pregnancy and delivery. Cardiol Clin, 30 (3): 317-329, 2012.
4) Weinberger SE, et al: Pregnancy and the lung. Am Rev Respir Dis, 121 (3): 559-581, 1980.
5) Cugell DW, et al: Pulmonary function in pregnancy. I. Serial observations in normal women. Am Rev

Tuberc, 67 (5) : 568-597, 1953.
6) Lim VS, et al: Acid-base regulation in pregnancy. Am J Physiol, 231 (6) : 1764-1769, 1976.
7) Andersen GJ, et al: The maternal oxygen tension and acid-base status during pregnancy. J Obstet Gynaecol Br Commonw, 76 (1) : 16-19, 1969.
8) Pitkin RM: Nutritional support in obstetrics and gynecology. Clin Obstet Gynecol, 19 (3) : 489-513, 1976.
9) Cemeca F, et al: Coagulation and fibrinolysis changes in normal pregnancy. Increased levels of procoagulants and reduced levels of inhibitors during pregnancy induce a hypercoagulable state, combined with a reactive fibrinolysis. Eur J Obstet Gynecol Reprod Biol, 73 (1) : 31-36, 1997.
10) Schulze K, et al: Lower sphincter of the opossum esophagus in pseudopregnancy. Gastroenterology, 73 (5) : 1082-1085, 1977.
11) Allaert SE, et al: First trimester anesthesia exposure and fetal outcome. A review. Acta Anaesthesiol Belg, 58 (2) : 119-123, 2007.
12) Committee on Obstetric Practice and the American Society of Anesthesiologists: Committee Opinion No.696: Nonobstetric surgery during pregnancy. Obstet Gynecol, 129 (4) : 777-778, 2017.
13) Whitecar MP, et al: Adnexal massed in pregnancy: a review of 130 cases undergoing surgical management. Am J Obstet Gynecol, 181 (1) : 19-24, 1999.
14) Albright CM, et al: Malignancies in pregnancy. Best Pract Res Clin Obstet Gynaecol, 33: 2-18, 2016.
15) General anesthetic and sedation drugs: Drug safety communication – New warnings for young children and pregnant women. Available at: 〈https://www.fda.gov/Safety/MedWatch/SafetyInformation/SafetyAlertsforHumanMedicalProducts/ucm533195.htm〉 (Accesed Jan 24, 2018)
16) Palanisamy A: Maternal anesthesia and fetal neurodevelopment. Int J Obstet Anesth, 21 (2) : 152-162, 2012.
17) De Tina A, et al: General Anesthesia during the third trimester: Any link to neurocognitive outcomes? Anesthesiol Clin, 35 (1) : 69-80, 2017.
18) Sun LS, et al: Association between a single general anesthesia exposure before age 36 months and neurocognitive outcomes in later childhood. JAMA, 315 (21) : 2312-2320, 2016.
19) Davidson AJ, et al: Neurodevelopmental outcome at two years of age after general and awake-regional anaesthesia in infancy (GAS): an international multicentre, randomized controlled trial. Lancet, 387 (10015) : 239-250, 2016.
20) Practice guidelines for obstetric anesthesia: An updated report by the American Society of Anesthesiologists Task Force on Obstetric Anesthesia and the Society for Obstetric Anesthesia and Perinatology. Anesthesiology, 124 (2) : 270-300, 2016.
21) ACOG Committee on Obstetric Practice: ACOG Committee Opinion No. 475: antenatal corticosteroid therapy for fetal maturation. Obstet Gynecol, 117 (2 Pt 1) : 422-424, 2011.
22) Gin T, et al: Decreased minimum alveolar concentration of isoflurane in pregnant humans. Anesthesiology, 81 (4) : 829-832, 1994.
23) Hirabayashi Y, et al: Soft tissue anatomy within the vertebral canal in pregnant women. Br J Anaesth, 77 (2) : 153-156, 1996.
24) Levinson G, et al: Effects of maternal hyperventilation on uterine blood flow and fetal oxygenation and acid-base status. Anesthesiology, 40 (4) : 340-347, 1974.
25) Liu PL, et al: Foetal monitoring in parturients undergoing surgery unrelated to pregnancy. Can Anaesth Soc J, 32 (5) : 525-532, 1985.
26) Guyatt GH, et al: Executive summary: Antithrombotic therapy and prevention of thrombosis, 9th ed: American College of Chest Physicians evidence-based clinical practice guidelines. Chest, 141 (2 Suppl) : 7S-47S, 2012.
27) Csapo AI, et al: The significance of the human corpus luteum in pregnancy maintenance. I. Preliminary studies. Am J Obstet Gynecol, 112 (8) : 1061-1067, 1972.
28) Csapo AI, et al: Effects of luteectomy and progesterone replacement therapy in early pregnant patients. Am J Obstet Gynecol, 115 (6) : 759-765, 1973.
29) Brodsky JB, et al: Surgery during pregnancy and fetal outcome. Am J Obstet Gynecol, 138 (8) : 1165-1167, 1980.
30) Cohen-Kerem R, et al: Pregnancy outcome following non-obstetric surgical intervention. Am J Surg, 190 (3) : 467-473, 2005.
31) Moore HB, et al: Effect of pregnancy on adverse outcome after general surgery. JAMA Surg, 150 (7) : 637-643, 2015.
32) Huang SY, et al: Outcomes after nonobstetric surgery in pregnant patients: A nationwide study. Mayo Clin Proc, 91 (9) : 1166-1172, 2016.
33) Van Calsteren K, et al: Cancer during pregnancy: an analysis of 215 patients emphasizing the obstetrical and the neonatal outcomes. J Clin Oncol, 28 (4) : 683-699, 2010.

5 妊娠中の放射線治療

　妊娠中にがんと診断されることは比較的まれではあるが，1,000〜1,500妊娠に1人程度はあるといわれている．主ながん種は，血液がん，乳癌，甲状腺癌，大腸癌，悪性黒色腫，子宮癌，卵巣癌などである[1]．

　がん治療にあたって，母体への治療による利益と胎児に対する影響を考慮する必要がある．しばしば，医療者と患者（母体）の双方にとって困難な選択が求められる．

　妊娠中の放射線治療の場合，母親が主な便益を受け，胎児は大きなリスクにさらされるため，倫理的なバランスをとりながら，胎児と母親の双方にとって最適となる治療を検討する必要がある．腫瘍と胎児との距離が，放射線治療の適応を決定する主要な因子となり，妊娠中の放射線治療は，照射部位が骨盤から離れていれば適応を検討する対象となりえる．また，妊娠早期ほど，胎児の放射線感受性が高く，妊娠後期ほど照射部位と胎児との距離が近くなる可能性を考慮する必要がある[2]．

　ここでは，放射線の胎児への影響，放射線治療時の胎児線量，放射線治療の適応・実際について解説する．

1 放射線の胎児への影響[2-5]

　放射線の影響は，確定的影響と確率的影響に大別される．

　確定的影響は，閾値線量が存在し，閾値線量以上で影響が発生し，線量の増加につれ重症化する．確率的影響は，閾値線量が存在せず，線量の増加につれ発症のリスクが増加する．

　確定的影響には，胎児死亡（流産），奇形児，精神発達遅滞があり，確率的影響には，発がん，遺伝的影響がある．

　以下に，影響別に妊娠周期に沿って放射線の影響を解説する．

❶ 胎児死亡（流産）

　着床後1〜2週で100 mGy以上でリスクが高くなり（おおむね1%以上のリスク），100 mGy未満ではまれで，50 mGy以下ではほぼリスクがないと考えられ，出生後に有意な健康へのリスクが現れることは考えにくい．

❷ 奇形児

　着床後2〜8週の器官形成期に100 mGy以上でリスクが高くなると考えられる．

❸ 精神発達遅滞

着床後8〜15週で100 mGy以上でリスクが高くなると考えられる．100 mGy未満では，知能指数の低下を臨床的に確認できない．

❹ 発がん

閾値は存在しない．妊娠のほぼ全期間を通して，胎芽/胎児は小児とほぼ同程度に放射線の潜在的がん誘発効果のリスクがあると想定される．絶対リスク推定値は，100 mGy当たり0.6%と推定されるが，200 mGy以下で発がんのリスクに増加は証明されていない．

❺ 遺伝的影響

両親のいずれかの生殖腺への受胎前照射によって，子どもにがんあるいは奇形が増加するという結果は示されていない．自然発生率が2倍になる倍加線量が1 Svと推定されている．

❻ 妊娠中期・後期における影響

着床後16〜25週では，奇形児，精神発達遅滞，発がんのリスクは存在するが前の周期に比べ低下していく．着床後26週以降は，奇形児，精神発達遅滞リスクは低い．

胎児が放射線高感受性である着床後1〜25週において，胎児線量が100 mGy未満であれば胎児への影響は極めてまれか，ほとんどないと思われ，許容されると考えられる．したがって，妊娠期の放射線治療が許容される胎児線量の閾値は100 mGy未満が妥当と思われる．

2 放射線治療時の胎児線量[2,5-7]

放射線治療時の胎児線量は，内部散乱，照射ヘッドからの漏えい，コリメータやブロックからの散乱などからなる（図2-7）．内部散乱は，照射野の大きさと胎児との距離に依存する．妊娠周期後半ほど胎児は頭側方向に移動するので，照射部位が頭部-胸部の場合，胎児線量は増加する．

照射ヘッドからの漏えい，コリメータやブロックからの散乱は，子宮を4〜5半価層分の鉛を用いた付加的な遮蔽によって胎児線量を50%程度軽減できる（図2-7a）．

胎児線量に関して最も重要な要因は，照射野の辺縁からの距離である．線量はおおよそ，距離とともに指数関数的に減少する．

脳腫瘍に対する典型的な光子治療では，胎児線量は30 mGy程度である．ホジキンリンパ腫に対する胸部への前方および後方からのマント型照射では，遮蔽のない胎児部位の線量は400〜500 mGyになりうる．

近年，放射線治療の進歩により，強度変調放射線療法や定位放射線照射，画像誘導放射線療法の適応が増えている．

強度変調放射線療法では，低線量容積が増加し，胎児線量が5倍増加すると報告されている[8]．また，定位放射線照射においても，三次元的に多方向から病巣に集中するの

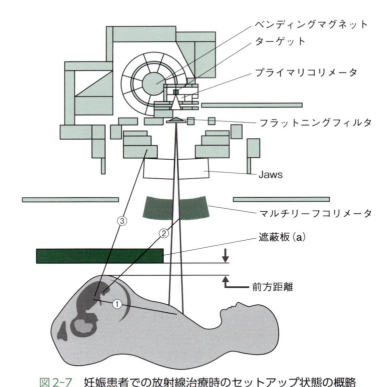

図2-7　妊娠患者での放射線治療時のセットアップ状態の概略
①体内散乱　②コリメータからの散乱　③照射ヘッドからの散乱
(Han B, et al: Health Phys, 97(6): 581-589, 2009)

で胎児が線束に入らないよう注意が必要である．頭部に対する治療では閾値以下で治療可能と報告されている[9]．画像誘導放射線療法では，Cone Beam CT（MV-CT，KV-CT）などによる照合により被曝はわずかであるが，使用の有無，使用する場合にはモダリティの選択や頻度については考慮する必要がある[10]．

重粒子線や陽子線治療については，閾値線量以下で頭部や胸部で治療報告されている[11]．特に重粒子線治療では生物学的効果比（relative biological effectiveness；RBE）値の推定の不確かさがあり，今後の報告が待たれる．

3　妊娠期の放射線治療の適応[2-6]

　放射線治療の適応がある場合，妊娠期に許容される条件は，胎児線量が100 mGy未満であることが確認できた場合と考えられる．

　妊娠中，多くのがんが骨盤または腹部以外の部位に生じる．骨盤外領域に対して放射線治療を行うことは可能であるが，胎児線量の綿密な推定が必要であり，また付加的な遮蔽が必要となるかもしれない．乳癌，ホジキンリンパ腫，子宮頸癌などの放射線治療について次に示す．

乳癌

　放射線治療は，乳房温存療法後か高リスクの乳房切除後に適応となる．妊娠前初期では，50 Gy 程度の全乳房照射や胸壁照射で胎児線量閾値以下で治療可能である．ファントムと人体での熱蛍光線量計（thermoluminescent dosimeter；TLD）実測で 36～38 mGy と推定され[12]，モンテカルロ・シミュレーションにより腫瘍線量 50 Gy で胎児線量 22～70 mGy まで低減可能と報告されている[13]．しかし，術後照射を分娩後に延期することが可能であり，化学療法が優先されることが多い．

ホジキンリンパ腫

　化学療法で効果的に治療可能であり，放射線治療の適応は減って限定的である．現在は，20～30 Gy 程度の低線量かつ侵襲部位照射へ移行し，横隔膜上病変では胎児線量閾値以下で治療できる可能性がある．限局期結節性リンパ球優位型では，放射線治療の適応はあるが，妊娠終了後まで遅らせることができる．

子宮頸癌

　放射線治療の標準的適応は，ⅡB～ⅣA 期に対する放射線療法や化学放射線療法である．基本的には，胎児線量閾値以下での治療は不可能である．妊娠早期なら妊娠終了の上，根治治療が選択される場合もあると思われる．妊娠後期の場合を含めて，妊娠終了を含む決定は，社会的・倫理的側面を有するため，患者（母体）側と医療者間の協議の上，決定される．

その他

　脳腫瘍などは，胎児線量閾値以下での治療は可能である．他の代替療法がない場合，患者（母体）側と医療者間の協議の上，決定する．

　胎児線量が 100 mGy 未満であることが確認できれば放射線治療は可能であり，適応は，原発部位，病期，妊娠周期，他の治療法で代替可能か，分娩後まで治療を延期できる可能性などを考慮して症例ごとに決定される．この決定は，社会的・倫理的側面を有するので，患者（母体）側と医療者間で意思決定について十分な情報共有と確認が必要である．また，胎児リスクを最小化するため，胎児線量が 100 mGy 未満であっても可能な限り低く抑える必要がある．

4　放射線治療の実際[2,4,6,7]

　放射線治療が施行される場合，治療が行われる前に胎児の線量を計算しておくことが重要である．現在使用されている治療計画装置では，線束外・辺縁線量の計算精度が低く，特に遠隔の場合は不正確である．したがって，ファントムによる胎児線量の推定は

必須である．個々の装置間でも，一次放射線ビームの外側の線量分布には違いがあるかもしれない．そのため，装置ごとの測定が行われるべきである．

AAPM36レポートやMartin, Hennekeらが報告している放射線治療計画・施行のポイントを以下に示す．

① 治療計画には，ファントムを使用した胎児線量の推定が必須である．また，線量は照準写真や照合写真(MV画像・KV画像)，Cone Beam CT (KV-CT, MV-CT) などの位置合わせ用画像の線量を含める必要がある．胎児線量の推定のために線束外のファントムで測定する際は，恥骨結合，子宮底部，および中心点において行う．

② 胎児線量を最小化するため，照射野サイズ・角度・使用エネルギー・ウェッジフィルター使用を検討する．使用エネルギーは，中性子生成を避けるため10 MV以下(可能なら6 MV以下)が望ましい．ウェッジフィルター使用は，散乱線に発生を避けるため使用しないか，必要な場合はヴァーチャルウェッジやField in Field法などの使用が望ましい．胎児が照射野近傍の場合，照準写真や照合写真で大きな撮影サイズは避け，Cone Beam CTなどの使用は避けることが望ましい．

③ 胎児線量が閾値以下にならない場合は，外部フィルターによる付加的遮蔽の必要がある．外部フィルターによる遮蔽を用いた場合は，ファントムを用いて位置を調整し，胎児線量を計測する必要がある．

④ 治療計画を文書化し，標準的遮蔽法や外部フィルターによる遮蔽の詳細(写真添付)や照合写真の二重曝射に省略などの線量に関わる手順も含める必要がある．放射線治療開始前に患者ケアに関わる職員ミーティングは，安全で正確な治療の施行を保証し，患者ケアに関わる職員(放射線技師，看護師)に治療計画の理解と施行を円滑に進めることを助ける．その記録も文書化する必要がある．

⑤ 治療用寝台あるいは付加的遮蔽と，それを支える他の部分の重さと耐荷重の仕様，患者セットアップや照射ヘッドの取り回しが可能かをチェックする必要がある．また，初回の治療時には，遮蔽が正しく設置されていることを確認する．

⑥ 胎児線量を評価するために，放射線治療中の胎児の大きさや位置を超音波検査などで経時的にモニターする必要がある．必要ならば胎児線量を再評価する必要がある．

⑦ 治療終了時に，治療中に胎児が受けた線量の範囲も含めて，合計線量を文書化する必要がある．

⑧ 胎児線量の低減や推定のための設備と人員が得られない場合は，他の施設に患者を移すことを検討する必要がある．

妊娠期がんで放射線治療の適応がある場合，胎児線量が100 mGy未満であることが確認でき，照射部位が骨盤外領域の頭部や胸部であれば放射線治療は可能である．適応は，原発部位，病期，妊娠周期，他の治療法の選択可能性などを考慮して症例ごとに決定される．また，患者(母体)側と医療者間で意思決定について十分な情報共有と確認が必要である．治療適応となれば，胎児リスクを最小化するため，胎児線量を可能な限り低く抑える必要がある．

〔河守次郎〕

••• - 文 献 - •••

1) Albright CM, et al: Malignancies in pregnancy. Best Practice Res Clin Obstet Gynaecol, 33: 2-18, 2016.
2) 日本アイソトープ協会：ICRP Publication 84，妊娠と医療放射線．pp.5-9，23-28，2002.
3) Needleman S, et al: Radiation hazards in pregnancy and methods of prevention. Best Pract Res Clin Obstet Gynaecol, 33: 108-116, 2016.
4) 日本アイソトープ協会：胚及び胎児における放射線影響．ICRP Publication 103，国際放射線防護委員会の2007年勧告，pp.23-24，2009.
5) Stovall M, et al: Fetal dose from radiotherapy with photon beams: report AAPM Radiation Therapy Committee Task Group No. 36, Med Phys, 22 (1): 63-82, 1995.
6) Martin DD, et al: Review of radiation therapy in the pregnant cancer patient, Clin Obstet Gynecol, 54 (4): 591-601, 2011.
7) Meijer HJM, et al: Contributions and Risk of Radiation Therapy in Managing Cancer During Pregnancy. Managing Cancer During Pregnancy, pp.41-52, Springer, 2016.
8) Öğretici A, et al: Investigation of conformal and intensity-modulated radiation therapy techniques to determine the absorbed fetal dose in pregnant patients with breast cancer, Med Dosim, 41 (2): 95-99, 2016.
9) Pantelis E, et al: Radiation dose to the fetus during CyberKnife radiosurgery for a brain tumor in pregnancy. Phys Med, 32 (1): 237-241, 2016.
10) Schneider U, et al: Concept for quantifying the dose from image guided radiotherapy. Radiat Oncol, 10: 188, 2015.
11) Münter MW, et al: Heavy ion radiotherapy during pregnancy. Fertil Steril, 94 (6): 2329.e5-7, 2010.
12) Antypas C, et al: Fetal dose evaluation during breast cancer radiotherapy. Int J Radiat Oncol Biol Phys, 40 (4): 995-999, 1998.
13) Mazonakis M, et al: Monte Carlo Simulation of Radiotherapy for Breast Cancer in Pregnant Patients: How to Reduce the Radiation Dose and Risks to Fetus? Radiat Prot Dosimetry, 2016 Sep 9.[Epub ahead of print]

6 妊娠中のがん治療薬投与による影響

　妊娠期がんに用いる抗がん剤の使用データは，種類により多少報告があるものの，限られているため，治療方針に苦慮する場合も多いと思われる．ここでは，妊娠期の薬理，化学療法の影響，各抗がん剤の妊娠期における使用データなどについて解説する．

1 妊娠期がん特有の問題

　通常のがん治療であれば，がんの種類，病期，患者の状態に合わせて最善の治療が選択される．しかしながら，妊娠期がんの場合には，母親本人が胎児への影響を恐れて治療を拒否する場合がある．もし妊娠していなかったら，その患者にはどのような治療を行うのか，予後はどうか，妊娠に合わせて治療を変更した場合の影響はどうかを検討する．
　がんが治癒可能であると考えられる場合，妊娠継続についてや，治療方法，治療開始時期など，慎重な議論がなされるべきである．不治であると考えられる場合，妊娠継続の検討とともに，生まれてくる子を支えていく体制があるか，家族背景や環境も考慮する必要がある．患者の人生観に寄り添いながら，医療者は2つの命と向き合わなければならない．

2 妊娠中の薬理

　多くの抗がん剤の分子量は比較的小さいため，ほとんどの薬剤は胎盤を通過して胎児に到達する[1,2]．血漿量の増加，腎臓・肝臓による排泄の増強，アルブミン濃度の低下など，妊娠中に生じる生理学的変化が原因となり，さまざまな抗がん剤の薬理が変化してしまう可能性がある．また，これらの変化は活性薬物濃度を低下させる可能性もある．非妊娠女性に投与する抗がん剤の投与レジメンを妊娠中の患者（同じ体重）に対して実施する場合，その投薬は過少治療となるかもしれない[2]．しかし，妊娠女性に対して異なる用量による化学療法を実施すべきかどうかはいまだに明確にされていない．

3 妊娠中における化学療法の影響

妊娠中の化学療法は，自然流産，胎児死亡，児の先天奇形などのリスクを増加させてしまう可能性がある．催奇形性の影響は，化学療法薬の投与時期，種類に関連する．奇形は，主に妊娠初期の児の器官形成期と関連する．

妊娠中期以降における化学療法の投与は，主要な先天奇形とは関連していないが，胎児発育不全（fetal growth restriction；FGR）のリスクが高まる可能性がある．子宮内で化学療法に曝露された胎児376例（ほぼすべてが器官形成後の曝露）の検証において，胎児死亡率は5％，新生児死亡率は1％であった．その他の合併症として，早産（5％），FGR（7％），一過性の骨髄抑制（4％）[1]が含まれていた．早産やFGRについては，薬剤のみならず，母体の全身状態も影響していると考えられる．

4 抗がん剤の妊娠期における使用データ

本書の各論で記載のある薬剤の妊娠期使用に関する客観的評価について表2-7にまとめた．この評価は事実の客観的安全性評価であり，積極的な使用を推奨するものではない．薬剤の使用時期や投与開始時期などについては必ず個々の患者の状況を把握した上で各論を参照し，リスク・ベネフィットの判断，治療薬の判断につなげていただきたい．また，以下に妊娠期の使用に関する報告を示す．なお，第3章の各論においてそれぞれの疾患のレジメンごとに概説しているのであわせて参照されたい．

ホルモン製剤

● タモキシフェン

タモキシフェンは抗エストロゲン薬で，タモキシフェンと構造相同性の高いジエチルスチルベストロール（DES）は，子宮内曝露により男児，女児ともに生殖器官の構造異常の原因になりうることが知られている[3]．また，DES子宮内曝露は成人期に腟と子宮頸部の明細胞腺癌の原因となりうることも知られている[4]．しかしながら妊娠中にタモキシフェンに曝露して長期追跡された症例はまれで，曝露児におけるタモキシフェンに誘導された発がんの報告はない．

妊娠初期にタモキシフェンに曝露した児に先天異常がみられたとの報告がいくつかあるが一定のパターンはみられていない[5,6]．女児においてアンドロゲンの影響によると思われる外性器の異常がみられた例の報告もある[7]．また，製薬会社の安全データベースにおいて，妊娠初期のみに曝露した37例をみると，生産8例のうち2例と人工中絶6例のうち2例に先天奇形が認められている[8]．生産例でみられた先天異常のうち1例においても，女児の外陰部の男性化がみられ薬剤の影響が疑われた．ただし，転帰不明が17例もいることと，前向きの調査ではないため，発生率について評価することは難しい．

ヒトでの催奇形性に関する情報が乏しいことから，現時点では妊娠中のタモキシフェ

表2-7 主な抗がん剤の妊娠期使用に関する薬剤評価

分類		薬剤名	初期[*1]	中・後期
ホルモン製剤		タモキシフェン	▲	▲[*2]
白金製剤		シスプラチン	△	●
		カルボプラチン	−	△
		オキサリプラチン	−	△
アルキル化薬		シクロホスファミド	▲	▲
		ダカルバジン	▲	▲
		ニムスチン	▲	−
		イホスファミド	−	▲
微小管阻害薬	タキサン	パクリタキセル	−	△
		ドセタキセル	△	△
	ビンカアルカロイド	ビノレルビン	−	△
		ビンクリスチン	▲	▲
		ビンブラスチン	▲	▲
抗がん性抗生物質	アンスラサイクリン	ドキソルビシン	●	▲
		イダマイシン	−	▲
		アムルビシン	−	−
		ダウノルビシン	▲	▲
	その他	ブレオマイシン	▲	▲
代謝拮抗薬	ピリミジン拮抗薬	フルオロウラシル	▲	△
		シタラビン	▲	▲
		ゲムシタビン	△	△
	プリン拮抗薬	フルダラビン	−	△
		クラドリビン	−	△
	葉酸拮抗薬	メトトレキサート	×	▲[*2]
		ペメトレキセド	−	−
分子標的治療薬	抗CD20抗体	リツキシマブ	△	●
	抗HER2抗体	トラスツズマブ	△	×
	BCR/ABL阻害薬	イマチニブ	▲	●
	抗CD30抗体	ブレンツキシマブ	−	−
	マルチキナーゼ阻害薬	ソラフェニブ	−	△
		レンバチニブ	−	−
		バンデタニブ	△	−
	抗EGFR抗体	セツキシマブ	−	−
	BRAF阻害薬	ベムラフェニブ	−	△
		ダブラフェニブ	−	−
	MEK阻害薬	トラメチニブ	−	−
	ALK阻害薬	クリゾチニブ	−	−
	EGFR阻害薬	ゲフィチニブ	−	△
		エルロチニブ	△	△
	免疫チェックポイント阻害薬	ニボルマブ	−	−
		イピリムマブ	−	−
		ペムブロリズマブ	−	−
トポイソメラーゼⅡ阻害薬		エトポシド	△	▲
		イリノテカン	−	△
サイトカイン		インターフェロンα-2b	●	●
微小管阻害作用低分子薬		モノメチルアウリスタチンE	−	−

本書の各論で記載のある薬剤の妊娠期使用について評価した．この評価は事実の客観的安全性評価であり，積極的な使用を推奨するものではない．薬剤の使用時期や投与開始時期などについては必ず個々の患者の状況を把握した上で各論を参照し，リスク・ベネフィットの判断，治療薬の判断につなげていただきたい．薬剤使用の判断に迷う場合は「妊娠と薬情報センター」への問い合わせも考慮いただければと思う．

[*1]：原則的に妊娠12週未満での薬剤投与は推奨されない．妊娠初期の薬剤評価は，偶発的な曝露例の参考にしていただきたい．

[*2]：児への影響が予測されるものの，少数の症例報告にとどまっており，リスクを明確に認定できないため▲とした．

妊娠総合評価の定義
○：疫学研究で安全性が示唆されるもの
●：ヒトでのデータは十分ではないものの経験・類薬での評価からおそらく安全と考えられるもの
△：ヒトでのデータは限られているが，リスク上昇を疑う報告はないもの
▲：ヒトでのデータがないか限られているあるいは併用薬のため評価困難，あるいはリスク上昇を疑うデータがみられている
×：催奇形性や妊娠転帰に影響する毒性のリスクが明らかであるもの，または，動物実験でリスクが強く疑われ，リスクを否定する疫学研究がないもの
−：ヒトにおける報告がない

（妊娠と薬情報センター作成）

ン使用は避けるべきであると考えられる．また，タモキシフェンとその主要代謝産物はともに半減期が長く，血漿半減期は治療中止後7日以上，排出に8週間を要する可能性がある．さらに妊娠中にタモキシフェンに曝露した児は，発がんリスク評価のために長期的な追跡が必要と考えられる．

白金製剤
❶ シスプラチン
　シスプラチンを妊娠初期に使用した症例の報告は限られているが，以下のようなものがある．脳転移を伴う非小細胞肺癌の35歳女性が，脳腫瘍切除のため開頭術，全脳照射を妊娠初期に行い，妊娠9〜18週時にドセタキセルとシスプラチンの投与を4サイクル受けていた．最終投与の2ヵ月後に妊娠の診断を受け，妊娠33週時に帝王切開を行い，1,490 gの正常女児を分娩したと報告されている[9]．また，妊娠12週時に子宮頸癌のためにシスプラチン50 mg/kgの投与を受けた例で，胎児は形態学的に正常であったと報告されている[10]．

　妊娠中期・後期にシスプラチンを含む化学療法を行い，健常児を分娩した例は多数報告がある．子宮頸癌に対する妊娠中のネオアジュバント化学療法についてのシステマティックレビューにおいて，24の論文が検討され，このうちシスプラチンに曝露した妊娠は47例みられた．化学療法を開始した時期は17〜33週（平均23.9週）で，出生時に血清クレアチニン軽度上昇，軽度の脳室内出血，新生児呼吸窮迫症候群などを呈する児もみられたが，ほぼ健常児の分娩であった．その後のフォローアップ（中央値12.5ヵ月間）ではすべて健常であったと報告されている[11]．ただし，妊娠後期にシスプラチンとパクリタキセルの投与を受けた例で児に難聴がみられたとの報告もあるため，出生後の聴力の確認は必要かもしれない[12]．

❷ カルボプラチン
　カルボプラチンの妊娠初期の使用による報告はない．

　妊娠中期・後期の使用に関する情報については，症例報告に限られている．カルボプラチン単剤，カルボプラチンとパクリタキセルの投与，またドセタキセルとカルボプラチンの投与を行った卵巣癌，肺癌の患者から生まれた児において，異常はみられなかったという報告がいくつかある[13-16]．

　児に異常がみられた報告として，卵巣癌のために，妊娠14週時にカルボプラチン腹腔内投与（AUC 6 mg/L・h），パクリタキセル静注（60 mg/m^2）3回投与を6サイクル受け，妊娠37週時に男児を出産した例において，児が先天性両側性内転尖足（内反足）を呈したという報告がある．しかし，この症例では両側性内転尖足の家族歴があったことが判明している[17]．

❸ オキサリプラチン
　オキサリプラチンの妊娠初期についての症例報告はない．

　妊娠中期・後期に本剤とホリナートおよびフルオロウラシルの3剤を併用した静脈内持続投与法（FOLFOX療法）を行った症例報告はいくつかあり，進行直腸癌のため妊娠20〜30週時にFOLFOX6療法を受けた25歳女性は，33週時に健常女児を分娩し，3.5歳

まで発育と発達はすべて正常範囲であった[18]．また，40歳女性で，妊娠23週時に進行直腸癌の診断でFOLFOX6療法を開始した例では，妊娠31週時に選択的帝王切開を施行し，1,175 g（small for gestational age）の女児を分娩した[19]．

アルキル化薬
● シクロホスファミド

妊娠初期にシクロホスファミド曝露があり，先天奇形がみられなかった症例は多く報告されているが[20-26]，骨格や口蓋の異常，四肢や眼の異常をきたした例の報告もある[27]．

妊娠中期・後期の投与については，骨髄抑制[28,29]や胎児発育不全の報告がみられるが[30]，いずれも多剤併用症例であるため単剤での影響は不明である．

微小管阻害薬
❶ パクリタキセル

パクリタキセルを妊娠初期に使用した症例の報告はない．

妊娠中期・後期に使用した症例報告は20例以上あり，多くは異常なしであった[15,16,31-33]．妊娠26週にパクリタキセルとトラスツズマブの投与を行った例において羊水過少が生じたが，著者はトラスツズマブの影響であると考察している[34]．

子宮頸癌に対して，パクリタキセル135 mg/m^2＋シスプラチン60 mg/m^{2}の投与を行った3例については，3～8年後のフォローが行われており，児の精神運動発達も異常がなかったと報告されている[32]．

❷ ドセタキセル

ドセタキセルを妊娠初期に使用した報告は2例あり，2例とも児に異常はみられなかった[9,35]．

妊娠中期・後期にドセタキセル投与に曝露した症例は10数例報告されており，ほとんどは出生した児に異常は認められていない[36]．

❸ ビンクリスチン

ビンクリスチンの妊娠中の使用についての疫学研究は行われていない．

妊娠初期にビンクリスチンを使用し，児への影響がみられた主な報告としては，ホジキン病のため，ビンクリスチン，ビンブラスチンとプロカルバジンを妊娠初期に使用した例で，37週で1,900 gの男児を出産したが，呼吸窮迫症候群による新生児死亡となったものがあり，解剖によって心房中隔欠損が認められている[37]．同じくホジキン病のため，ビンクリスチン，メクロレタミンとプロカルバジンで妊娠初期に治療され中絶した例においては，中絶した児には腎異形成がみられた[38]．

妊娠中期・後期に使用した例では，ビンクリスチンと他の細胞毒性のある物質に曝露された例で，児は汎血球減少症がみられている[39]．

また，急性リンパ性白血病のため，妊娠12週からビンクリスチン，プレドニゾン，L-アスパラギナーゼ，シクロホスファミド，ダウノマイシン，メルカプトプリンで治療が開始された例では，正常に子宮内発育した女児であったが，重篤な一過性の骨髄形成不全がみられた．ただし，これはメルカプトプリンによるものと考えられている[40]．

抗がん性抗生物質（アンスラサイクリン）

● ドキソルビシン

　血液悪性腫瘍のために妊娠初期にドキソルビシンを使用した48例を含む報告において，流産2例，胎児死亡2例を認めたが，出生した児に先天奇形はみられなかった[41]．

　妊娠中期以降の投与例の報告では，乳癌のレジストリ登録のうちドキソルビシンを使用した98例の報告において，有害事象の増加は認められなかった．

　しかし，ドキソルビシンは心毒性があることで知られているため，心機能についての注意は必要である．胎児期にアンスラサイクリンに曝露した81例（ドキソルビシン70例）では心機能に異常はみられなかった[42]が，妊娠26〜33週にリンパ腫に対してR-CHOP療法を行った症例より出生した児に心筋症が生じたとの報告がある．心機能は6ヵ月で改善している．著者らは，ドキソルビシンの心毒性によるものと考察している[43]．

代謝拮抗薬

● フルオロウラシル

　フルオロウラシルの妊娠中使用についての疫学研究は行われていない．

　妊娠初期にフルオロウラシルに曝露した症例報告は，いくつかある．代表的なものとして，受胎から妊娠16週まで母親の乳癌治療のために化学療法（シクロホスファミド，フルオロウラシル，アドリアマイシン）に曝露した児においては，小頭症，鼻や指などの奇形があり，発育や発達にも異常が認められた[44]．妊娠初期にフルオロウラシルを含む化学療法に曝露した2例のうち，1例は自然流産となり，もう1例は生児が得られ，異常なしであった[45]．また，他の妊娠初期曝露例の報告では，フルオロウラシル，シクロホスファミド，エピルビシンを使用した母親の児において，手足や顎の奇形がみられた[46]．

　曝露時期の多くが妊娠中期・後期であった報告例において，28例のうち，フルオロウラシル曝露は12例含まれていた．生産児に在胎週数における10パーセンタイルの以下の出生体重の児はおらず，特定の胎児毒性を示唆する報告もなかった[47]．

分子標的治療薬

❶ リツキシマブ

　リツキシマブは，CD20に対するIgGモノクローナル抗体である．IgGは，妊娠初期は胎児への移行が限定的であるが，後期には胎盤における能動輸送により児に多く移行する．受胎前，妊娠中にリツキシマブに曝露した妊婦153例の転帰に関する報告がある[48]．母体の原疾患は関節リウマチ，非ホジキンリンパ腫（B細胞性リンパ腫），特発性血小板減少性紫斑病など多岐にわたっていた．妊娠中に曝露した21例（妊娠初期曝露は2例）においてはいずれも生産で，先天異常はみられていない．リツキシマブを妊娠中に使用し，出生時に児のB細胞レベルを測定した11例の報告では，6例で検出されないか低値を示している（6例中5例が妊娠中期・後期曝露）．追跡されていない1例を除き，5例では生後2週〜6ヵ月時点でB細胞レベルは回復したと報告されている[49]．

77

妊娠初期にリツキシマブを使用した症例において，いずれも生産例で先天異常はみられていないものの，情報が限られているため，安全性について結論を出すことはできない．妊娠後期に使用した場合，出生児においてB細胞減少をはじめとする血液学的異常について，注意深く観察する必要がある．

❷ トラスツズマブ

妊娠初期にトラスツズマブの投与を受けていたいくつかの症例報告において，先天奇形は報告されていない[50,51]．しかし，妊娠中期・後期の曝露例では羊水過小症が多くみられる[52]．羊水過小の機序として，胎児の腎臓に発現するHER2の阻害による可能性が示唆されている．使用した例においては，羊水量や胎児発育に注意して経過観察する必要がある．

❸ イマチニブ

180例の慢性骨髄性白血病のイマチニブ曝露妊娠の報告によると，125例で転帰データが得られ，12例に先天奇形が認められた．薬剤との関連を疑うような特定の奇形やパターンはみられなかった[53]．この論文の症例の多くは後ろ向きの報告で，製薬会社への自発的な報告が多く含まれるため，異常のある症例が多く報告される傾向にある．しかし，12例中3例で先天性複合奇形（臍帯ヘルニアと重度の腎臓・骨格奇形の組み合わせ）がみられたことは懸念事項といえる．

妊娠中期・後期に使用し，児への副作用がみられなかったとする症例報告は複数ある[54,55]．

以上，各抗がん剤の妊娠期使用の報告について述べた．妊娠初期の間は基本的には化学療法を避けるべきであるが，妊娠初期の曝露があっても先天奇形なく出生した児の報告も多くみられるため，偶発的な曝露例においては慎重な判断が求められる．妊娠中期・後期には，使用可能な抗がん剤も多いと考える．骨髄抑制をきたすような抗がん剤を用いる場合，骨髄を回復させ，母体と胎児の好中球減少を最小にするため，分娩予定の少なくとも3週間前に最終投与を終えていることが望ましい．特に早産児では薬剤の代謝・排泄が未熟であるため，より十分な期間を設けることが重要となる[56,57]．

5 体内曝露児の長期フォローアップ

妊娠中期・後期に抗がん剤で治療を行うことは，おおむね可能であると述べた．しかしながら，中枢神経系に関しては，成長発達の過程で影響が明らかになる可能性があることを心に留めておく必要がある．また，子宮内で抗がん剤に曝露することで，児の発がんリスクが上がるのではないかとの懸念もある．妊娠中に治療を受けた血液悪性腫瘍の母親から生まれた児84例（急性白血病29例，ホジキンリンパ腫26例，悪性リンパ腫29例）について，長期的に経過をみた報告では，すべての児において精神運動発達に問題はなかった．また，中央値18.7年（6〜29年）フォローされ，がんや白血病の発症はみられていない[58]．

妊娠期の抗がん剤使用については大規模な研究が行われる可能性は低く，偶発的曝露例などの症例報告により，安全性を推測せざるを得ない．新しい情報によって判断が変化する可能性もあり，常にアップデートした情報を得るように心がけたい．

（後藤美賀子）

･･･-文　献-･･･

1) Cardonick E, et al: Use of chemotherapy during human pregnancy. Lancet Oncol, 5(5): 283-291, 2004.
2) Van Calsteren K, et al: Pharmacokinetics of chemotherapeutic agents in pregnancy: a preclinical and clinical study. Acta Obstet Gynecol Scand, 89(10): 1338-1345, 2010.
3) O'Brien PC, et al: Vaginal epithelial changes in young women enrolled in the National Cooperative Diethylstilbestrol Adenosis (DESAD) project. Obstet Gynecol, 53(3): 300-308, 1979.
4) Herbst AL, et al: Adenocarcinoma of the vagina. Association of maternal stilbestrol therapy with tumor appearance in young women. N Engl J Med, 284(15): 878-881, 1971.
5) Cullins SL, et al: Goldenhar's syndrome associated with tamoxifen given to the mother during gestation. JAMA, ; 271(24): 1905-1906, 1994.
6) Berger JC, et al: Pierre Robin sequence associated with first trimester fetal tamoxifen exposure. Am J Med Genet A, 146 A(16): 2141-2144, 2008.
7) Tewari K, et al: Ambiguous genitalia in infant exposed to tamoxifen in utero. Lancet, 350(9072): 183, 1997.
8) Braems G, et al: Use of tamoxifen before and during pregnancy. Oncologist, 16(11): 1547-1551, 2011.
9) Kim JH, et al: Docetaxel, gemcitabine, and cisplatin administered for non-small cell lung cancer during the first and second trimester of an unrecognized pregnancy. Lung Cancer, 59(2): 270-273, 2008.
10) Jacobs AJ, et al: Oat cell carcinoma of the uterine cervix in a pregnant woman treated with cis-diamminedichloroplatinum. Gynecol Oncol, 9(3): 405-410, 1980.
11) Zagouri F, et al: Platinum derivatives during pregnancy in cervical cancer: a systematic review and meta-analysis. Obstet Gynecol, 121(2 Pt 1): 337-343, 2013.
12) Geijteman EC, et al: A child with severe hearing loss associated with maternal cisplatin treatment during pregnancy. Obstet Gynecol, 124(2 Pt 2 Suppl 1): 454-456, 2014.
13) Koc ON, et al: Detection of platinum-DNA adducts in cord blood lymphocytes following in utero platinum exposure. Eur J Cancer, 30A(5): 716-717, 1994.
14) Méndez LE, et al: Paclitaxel and carboplatin chemotherapy administered during pregnancy for advanced epithelial ovarian cancer. Obstet Gynecol, 102(5 Pt 2): 1200-1202, 2003.
15) Ruiz Ramos J, et al: Paclitaxel and carboplatin treatment for advanced ovarian cancer during pregnancy. Chemotherapy, 59(5): 344-345, 2013.
16) Chen CH, et al: Management of ovarian cancer in 14th gestational week of pregnancy by robotic approach with preservation of the fetus. Gynecol Obstet Invest, 80(2): 139-144, 2015.
17) Smith ER, et al: Intraperitoneal chemotherapy in a pregnant woman with ovarian cancer. Obstet Gynecol, 122(2 Pt 2): 481-483, 2013.
18) Gensheimer M, et al: Administration of oxaliplatin to a pregnant woman with rectal cancer. Cancer Chemother Pharmacol, 63(2): 371-373, 2009.
19) Kanate AS, et al: Priorities and uncertainties of administering chemotherapy in a pregnant woman with newly diagnosed colorectal cancer. J Oncol Pharm Pract, 15(1): 5-8, 2009.
20) Coates A: Cyclophosphamide in pregnancy. Aust N Z J Obstet Gynaecol, 10(1): 33-34, 1970.
21) Marazzini F, et al: Antiblastic drugs and pregnancy. Apropos of a case treated before and during pregnancy with cyclophosphamide for malignant lymphatic neoplasms and with the birth of a living and lively full-term fetus and followed by another pregnancy with similar result. Ann Ostet Ginecol Med Perinat, 88(11): 825-834, 1966.
22) Sinkovics JG, et al: Pregnancy and systemic malignant disease. Cancer Chemother Rep, 53: 94, 1969.
23) Maher JF, et al: Treatment of lupus nephritis with azathioprine. Arch Intern Med, 125(2): 293-298, 1970.
24) Symington GR, et al: Cancer and teratogenesis: infrequent occurrence after medical use of immunosuppressive drugs. Aust N Z J Med, 7(4): 368-372, 1977.
25) Rosenshein NB, et al: Pregnancy following chemotherapy for an ovarian immature embryonal teratoma. Gynecol Oncol, 8(2): 234-239, 1979.
26) Blatt J, et al: Pregnancy outcome following cancer chemotherapy. Am J Med, 69(6): 828-832, 1980.
27) Enns GM, et al: Apparent cyclophosphamide (cytoxan) embryopathy: a distinct phenotype? Am J Med Genet, 86(3): 237-241, 1999.

28) Pizzuto J, et al: Treatment of acute leukemia during pregnancy: presentation of nine cases. Cancer Treat Rep, 64 (4-5): 679-683, 1980.
29) Okun DB, et al: Acute leukemia in pregnancy: transient neonatal myelosuppression after combination chemotherapy in the mother. Med Pediatr Oncol, 7 (4): 315-319, 1979.
30) Nicholson HO: Cytotoxic drugs in pregnancy. Review of reported cases. J Obstet Gynaecol Br Commonw, 75 (3): 307-312, 1968.
31) Yousefi Z, et al: Neoadjuvant chemotherapy and radical surgery in locally advanced cervical cancer during pregnancy: case report and review of literature. Oman Med J, 28 (1): 60-62, 2013.
32) Kong TW, et al: Neoadjuvant and postoperative chemotherapy with paclitaxel plus cisplatin for the treatment of FIGO stage IB cervical cancer in pregnancy. Obstet Gynecol Sci, 57 (6): 539-543, 2014.
33) Nishie H, et al: Chemotherapy treatment of a pregnant woman with progressive gastric cancer. Intern Med, 54 (10): 1207-1212, 2015.
34) Bader AA, et al: Anhydramnios associated with administration of trastuzumab and paclitaxel for metastatic breast cancer during pregnancy. Lancet Oncol, 8 (1): 79-81, 2007.
35) Nieto Y, et al: Docetaxel administered during pregnancy for inflammatory breast carcinoma. Clin Breast Cancer, 6 (6): 533-534, 2006.
36) Mir O, et al: Taxanes for breast cancer during pregnancy: a systematic review. Ann Oncol, 21 (2): 425-426, 2010.
37) Thomas PR, et al: The investigation and management of Hodgkin's disease in the pregnant patient. Cancer, 38 (3): 1443-1451, 1976.
38) Mennuti MT, et al: Fetal renal malformation following treatment of Hodgkin's disease during pregnancy. Obstet Gynecol, 46 (2): 194-196, 1975.
39) Pizzuto J, et al: Treatment of acute leukemia during pregnancy: presentation of nine cases. Cancer Treat Rep, 64 (4-5): 679-683, 1980.
40) Okun DB, et al: Acute leukemia in pregnancy: transient neonatal myelosuppression after combination chemotherapy in the mother. Med Pediatr Oncol, 7 (4): 315-319, 1979.
41) Avilés A, et al: Hematological malignancies and pregnancy: treat or no treat during first trimester.Int J Cancer, 131 (11): 2678-2683, 2012.
42) Avilés A, et al: Long-term evaluation of cardiac function in children who received anthracyclines during pregnancy. Ann Oncol, 17 (2): 286-288, 2006.
43) Padberg S, et al: Transient congenital dilated cardiomyopathy after maternal R-CHOP chemotherapy during pregnancy. Reprod Toxicol, 71: 146-149, 2017.
44) Paskulin GA, et al: Combined chemotherapy and teratogenicity. Birth Defects Res A Clin Mol Teratol, 73 (9): 634-637, 2005.
45) Zemlickis D, et al: Fetal outcome after in utero exposure to cancer chemotherapy. Arch Intern Med, 152 (3): 573-576, 1992.
46) Leyder M, et al: Specific congenital malformations after exposure to cyclophosphamide, epirubicin and 5-fluorouracil during the first trimester of pregnancy. Gynecol Obstet Invest, 71 (2): 141-144, 2011.
47) Ring AE, et al: Chemotherapy for breast cancer during pregnancy: an 18-year experience from five London teaching hospitals. J Clin Oncol, 23 (18): 4192-4197, 2005.
48) Chakravarty EF, et al: Pregnancy outcomes after maternal exposure to rituximab. Blood, 117 (5): 1499-1506, 2011.
49) Ton E, et al: Safety of rituximab therapy during twins' pregnancy. Rheumatology (Oxford), 50 (4): 806-808, 2011.
50) Azim HA Jr, et al: Pregnancy occurring during or following adjuvant trastuzumab in patients enrolled in the HERA trial (BIG 01-01). Breast Cancer Res Treat, 133 (1): 387-391, 2012.
51) Zagouri F, et al: Treatment of breast cancer with trastuzumab during pregnancy. J Clin Oncol, 26 (9): 1567-1569, 2008.
52) Zagouri F, et al: Trastuzumab administration during pregnancy: a systematic review and meta-analysis. Breast Cancer Res Treat, 137 (2): 349-357, 2013.
53) Pye SM, et al: The effects of imatinib on pregnancy outcome. Blood, 111 (12): 5505-5508, 2008.
54) Ali R, et al: Imatinib use during pregnancy and breast feeding: a case report and review of the literature. Arch Gynecol Obstet, 280 (2): 169-175, 2009.
55) Yadav U, et al: Chronic myeloid leukemia with pregnancy: Successful management of pregnancy and delivery with hydroxyurea and imatinib continued till delivery. J Cancer Res Ther, 9 (3): 484-486, 2013.
56) Pereg D, et al: Cancer in pregnancy: gaps, challenges and solutions. Cancer Treat Rev, 34 (4): 302-312, 2008.
57) Shapira T, et al: How I treat acute and chronic leukemia in pregnancy. Blood Rev, 22 (5): 247-259, 2008.
58) Avilés A, et al: Hematological malignancies and pregnancy: a final report of 84 children who received chemotherapy in utero. Clin Lymphoma, 2 (3): 173-177, 2001.

7 妊娠期がん治療中の母体・胎児管理

1 基本方針

　妊娠中の悪性腫瘍に対する治療の基本方針は，母体の生命を第一として，母体の治療が最優先とされる．その上で，胎児への影響が最小限になるように，治療方法を選択していく．治療は，悪性腫瘍の種類や進行期などにより，個別化する必要がある．また，妊娠していることにより，非妊娠時とは異なる治療を選択する必要や，検査や治療が遅延することがあるため，それにより生じるリスクを説明し，妊娠継続の意思を確認してから治療方針を決定する．

　実際には，診断時の妊娠週数，悪性腫瘍の種類，腫瘍の状態（進行期，組織型，予後），母体の全身状態，胎児評価，さらに母体本人と家族の意向により総合的に評価・判断し治療方法を決定する．その場合，悪性腫瘍の治療担当医，産科医，小児科医，看護師，助産師だけではなく，母体と家族の精神的・社会的サポートを考慮した医療スタッフからなるチームで対応することが重要である[1-3]．

　また，悪性腫瘍の治療は今回の妊娠のみならず，今後の妊娠に影響する卵巣機能や子宮へも影響を及ぼす可能性があるため，本人・家族に希望があり，可能であれば母体の妊孕能温存が可能な治療を選択する[2]（表2-8）．

2 治療による胎児への影響

妊娠中に薬物療法を行う場合

　受精後2週間（妊娠4週）までは，薬物などの外的要因によって多数の細胞が傷害され

表2-8　妊娠中に診断された悪性腫瘍の治療原則

・母体生命が最優先
・胎児にできるだけ悪影響のない治療を選択する
・不必要な悪性腫瘍に対する治療の遅延をなくす
・希望があり可能であれば，母体の妊孕能温存

（青木陽一：日本産科婦人科学会雑誌，63（4）：1209-1216，2011）

た場合は胎芽死亡が起こり，少数の細胞のみが傷害された場合は正常発生を継続する．いわゆる「全か無か」の時期である．ただし，受精日を特定することは難しいため，正確な時期を知ることは困難である[4]．

妊娠初期（妊娠12週未満）は，器官形成期であり，抗がん剤に曝露すると，奇形が生じるリスクが高い．奇形発生率が第1三半期では16％，第2三半期では8％，第3三半期では6％とする報告がある[5]．このほかに，流産率も高くなるため，妊娠初期での抗がん剤投与は避ける．

妊娠中期（妊娠12週～28週未満），妊娠後期（妊娠28週以降）では前述のように奇形率は低下する．一方で，胎児発育不全，子宮内胎児死亡，新生児死亡の発症率が上昇する報告がされてきた[6,7]．最近の報告では早産が原因とすることが多い[8]．神経学的発達などの長期予後に関しても正期産であった場合は抗がん剤投与を行っていない通常分娩と比較してほぼ差はないが，早産では障害を受けるとされている[9]．そのため，できるだけ医原性の早産は避けるようにすることが望ましい（分娩の時期の決定については次項を参照）．

妊娠中は同種移植片ともいえる胎児を受け入れているため，母体の免疫能は抑制状態となっている[10]．そのため，感染症への抵抗力は低下しているため，感染症には罹患しやすく，また重症化しやすい傾向がある[11]．感染症が悪化すると，流早産や母児死亡へつながる可能性があるため，妊娠中に抗がん剤を投与する場合は好中球低下や発熱など感染兆候には注意する必要がある．

妊娠中に抗がん剤投与を行った場合，分娩時に骨髄抑制の時期が重なることを避けるため，最終の抗がん剤投与から3～4週間あける必要があり，妊娠32～34週頃には最終投与を終えている必要がある．また，抗がん剤を投与して3～4週間経過していれば，白血球や顆粒球値は回復し，分娩時に抗がん剤投与が原因の感染症が起こることはほとんどないが，母児ともに個人差があり，また，母に骨髄抑制がなかった場合でも新生児に骨髄抑制を認めた報告もあるため，分娩前後に母児ともに血液の状態に異常がないか確認をしておいたほうがよい[12]．

3　分娩時期

分娩時期は母児へのリスクと利点を考慮して決める必要がある．そのためには，母児の状態，妊娠週数，悪性腫瘍の治療をどのくらい中断できるか，分娩後どのくらいで治療を再開する必要があるかを考慮して決める．

妊娠中に抗がん剤投与を行った場合，前述したように骨髄抑制の時期を避けるため，最終の抗がん剤投与から3～4週間あける必要がある．また，感染兆候などの異常がなければ，分娩後5～7日経過すれば化学療法と手術は可能となるため，このことも考慮しながら検討する．

児の予後は，どの時期に出生したかによって，死亡率や長期的な予後に影響があることがわかってきており，可能であればできるだけ早産は避けたほうがよい．Late pretermと定義される妊娠34～36週台で分娩に至った場合でも，児の短期・長期予後

に影響があるとする報告があり(表2-9, 表2-10)[13-15]．悪性腫瘍に対する治療を急ぐ必要がない場合，妊娠37〜38週以降で分娩となるほうが望ましい．妊娠期に悪性腫瘍治療を行った場合の児の予後も同様のデータが出ている[16]．

しかし，妊娠期悪性腫瘍の治療の第一優先は母体の安全であり，児に影響するような治療や検査が必要になることもあるため，早産の時期に分娩が必要な場合は，その施設の新生児科（NICUなど）の治療成績などにより分娩時期・分娩方法を判断する．

妊娠34週以前に分娩になるようであれば，経母体的にステロイドを投与する．ステロイドを投与すると，児の肺成熟が促され，新生児肺機能が改善し，呼吸窮迫症候群が減少する．また，脳室内出血・壊死性腸炎・敗血症も減少させ，新生児死亡が減少する．投与後7日以上経過すると，非投与群と比較して胎児・新生児死亡率に差を認めなくなり，効果が低下する[17]．一方，複数回投与すると，絨毛膜羊膜炎発症のリスク上昇や胎児発育への影響が懸念されているため，投与時期は慎重に見極める必要がある．

4 分娩方法

分娩方法は母児の状態（経腟分娩が耐えうる状態か），妊娠週数，胎位（頭位，骨盤位，横位），帝王切開術や子宮手術歴の有無，骨盤内腫瘤の有無，悪性腫瘍の種類によって決める．

通常の出産に際しては，母児に問題がない場合は帝王切開術より経腟分娩がよいとされている．その理由としては，経腟分娩のほうが帝王切開術と比較して母体合併症が少

表2-9 Late preterm児に多い症状（出生後短期）

障害・症状	Late preterm児(%)	正期産児(%)	OR (95% CI)	p値
哺乳障害	32.2	7.4	—	—
低血糖	15.6	5.3	3.30 (1.1-12.2)	0.28
黄疸	54.4	37.9	1.95 (1.04-3.67)	0.27
保温障害	10.0	0	—	0.0012
無呼吸発作	4.0	0	—	0.54
呼吸窮迫	28.9	4.2	9.14 (2.9-37.8)	0.0001

(Engle WA, et al: Pediatrics, 120 (6): 1390-1401, 2007/Wang ML, et al: Pediatrics, 114 (2): 372-376, 2004)

表2-10 Late preterm児の発達の問題

分娩週数	脳性麻痺 補正ハザード比	95% CI	発達障害/精神遅滞 補正ハザード比	95% CI	てんかん 補正ハザード比	95% CI
30〜33	7.87	5.38-11.51	1.90	1.34-2.71	3.92	1.95-7.87
34〜36	3.39	2.54-4.52	1.25	1.01-1.54	1.27	0.69-2.32
37〜41	1.00	—	1.00	—	1.00	—
42週以降	0.90	0.34-2.43	1.01	0.66-1.55	0.73	0.18-2.95

(Petrini JR, et al: J Pediatr, 154 (2): 169-176, 2009)

ない，産褥感染症や静脈血栓症の発症頻度が低い，分娩時出血量が少ない，術後疼痛が少ない，術後入院期間が短く母体回復が早いなどがある．また，手術の際には麻酔が必要であり，麻酔に伴う合併症も起こりうる．児に関しても経腟分娩のほうが新生児呼吸障害（新生児一過性多呼吸，新生児呼吸窮迫症候群）のリスクが少ない[18]．妊娠中に抗がん剤投与を行っている場合，骨髄抑制に伴う感染症に注意が必要なため，経腟分娩がよりよく，また分娩後に追加治療が必要な場合も母体回復が早い経腟分娩が望ましい．

しかし，骨盤内に悪性腫瘍の大きな病変がある場合（直腸癌など），母体の下腿骨に病変があり分娩体位が取りにくい場合や，中枢神経系に病変があり腹圧をかけると脳圧が上がり病状に影響する可能性がある場合は，経腟分娩は行わないほうがよい．また，進行子宮頸癌や外陰癌の場合に経腟分娩を行うと，病変が会陰切開または裂傷部位に転移する可能性があるため行わないほうがよいなど，病状によっては経腟分娩が難しい場合がある．その際は帝王切開術を予定し，手術前後に予防的抗血栓療法を行うことを検討する[1]．

また，分娩後に悪性腫瘍の治療が必要なため，計画分娩が必要になることがある．計画分娩も急いで行う必要がなく，母児の状態に問題なければ経腟分娩を試みるのがよい．しかし，計画分娩を経腟分娩で行おうとすると，特に高齢初産婦の場合，陣痛促進薬を投与してから分娩までに4～5日以上かかる場合や，最終的に合併症や分娩進行がみられないために帝王切開術になることもある．このような場合，本人・家族ともに分娩後の治療の必要性も気にかかっているため，分娩がいつになるかがわからないと非常に不安になることが多い．そのため，計画分娩が必要な場合は，なるべく早くそのことを本人・家族に伝え，母児の合併症とその後の治療を考慮してまず経腟分娩を試みるほうがよいことや，分娩までに数日かかる可能性があること，また帝王切開術に切り替わる可能性があることを丁寧に伝えておくことが大切である．

分娩後に子宮復古不全による貧血，子宮内感染，会陰裂傷部感染など，貧血や感染を起こすと予定していた悪性腫瘍の治療ができなくなる可能性が高いため，これらのことが起きないように，通常の分娩時より，より注意して分娩期から管理をする．

5 血栓塞栓症

妊娠期・分娩時・産褥期は「産褥管理の基本」の項（p.15）で記載したように，静脈血栓塞栓症（deep vein thrombosis；DVT）を発症するリスクが上昇する[19]．主に妊娠による凝固能の亢進が血栓塞栓症発症のリスクを増大させる[20]．また，帝王切開，特に緊急帝王切開術はハイリスクである（わが国では1991～2000年の妊婦・褥婦のDVT発症率は経腟分娩後0.008％，帝王切開術後0.04％であり，肺血栓塞栓症の発症率は経腟分娩後0.003％，帝王切開術後0.06％である）[21]．そのほかには，血栓塞栓症の既往歴やその回数，血栓性素因がリスク因子となる．

一方，悪性腫瘍はDVTの既知の危険因子であり，妊娠に悪性腫瘍を伴うと，悪性腫瘍の種類にもよるが，DVTを発症するリスクが上昇する報告がある（子宮頸癌：オッズ

比8.64, 95％CI 2.15-34.79, 卵巣癌：オッズ比8.64, 95％CI 2.15-34.79, ホジキンリンパ腫：オッズ比7.87, 95％CI 2.94-21.05, 骨髄性白血病：オッズ比20.75, 95％CI 6.61-65.12, 脳腫瘍・甲状腺癌・骨髄腫・リンパ性白血病では上昇しなかった)[22]. そのため, 妊娠中に悪性腫瘍のため手術を行う場合や帝王切開術を行う場合は, 予防的抗血栓療法を行うことを検討する必要がある.

6 胎盤・胎児転移

悪性腫瘍の胎盤・胎児転移はまれである. 胎盤転移で最も多いのは悪性黒色腫であり, ほかに乳癌, 白血病, 悪性リンパ腫, 肺癌が比較的多い. また胃癌, 子宮頸癌, 卵巣癌, 肝臓癌などの報告もある. 胎児への転移はさらに少ないが, 転移により児が死亡した例もあるため, 児の健康管理のためにも分娩後に胎盤の転移巣の有無を調べる病理検査は必ず行う (表2-11)[23-25].

7 妊娠中の産科診察

妊娠期悪性腫瘍の増加が海外では報告されているが, それは母体の妊娠する年齢が上昇している影響があるとされており[26,27], 妊娠期に悪性腫瘍を罹患している場合, 母体は35歳以上の高齢である可能性が高い (図2-8). 高齢妊娠の場合, 妊娠高血圧症候群や妊娠糖尿病などの周産期合併症が増加する (表2-12)[28,29]. また, 児の染色体異常の率も上昇する (表2-13)[30]. そのため, 悪性腫瘍の治療以外にこれらのことも考慮して説明や妊婦健診を行う必要がある.

妊娠中の抗がん剤投与を行うと, 胎児発育不全, 子宮内胎児死亡, 死産が増えるとする報告があるので, これらに注意して経過をみる必要がある. そのため, 経過にもよるが, 悪性腫瘍の治療に合わせて, 適宜, 産科的診察の機会を増やす (表2-14, 図2-9).

また, 前述のとおり, 妊娠中は免疫寛容状態にあるため感染症を起こすと重篤化する可能性がある. さらに, 感染症治療のため悪性腫瘍治療を計画どおりに行えなくなる可

表2-11　母体悪性腫瘍の胎盤および胎児への転移症例報告数

悪性腫瘍	胎盤転移報告数	胎児転移報告数	胎盤・胎児ともに転移報告数	全数（％）
全体	72	10	5	87 (100)
悪性黒色腫	21	3	3	27 (31)
乳癌	15	0	0	15 (17)
肺癌	8	1	1	10 (12)
白血病	6	3	0	9 (10)
悪性リンパ腫	3	2	1	6 (7)

(Petrini JR, et al: J Pediatr, 154 (2): 169-176, 2009)

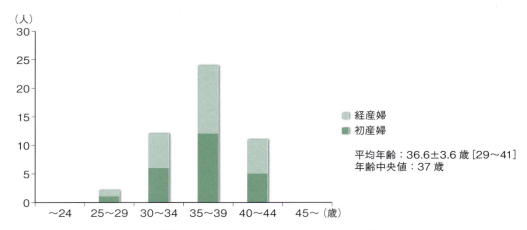

図2-8 聖路加国際病院で妊娠期乳癌にて化学療法を行ったのち分娩した患者50人の年齢分布（2003〜2016年）

表2-12 高齢妊娠の産科的合併症

		全体 5,487人	20〜29歳 1,770人	30〜39歳 1,770人	40〜44歳 1,770人	45歳以上 177人	p値
	平均年齢	34.2±7.0	26.1±2.5	33.7±2.6	41.5±1.2	47.4±2.6	<0.001
妊娠前合併症	高血圧合併	76 (1.4%)	2 (0.1%)	14 (0.8%)	48 (2.7%)	12 (6.8%)	<0.001
	糖尿病合併	66 (1.2%)	14 (0.8%)	19 (1.1%)	25 (1.4%)	8 (4.5%)	<0.001
妊娠中母体合併症	妊娠糖尿病	309 (5.6%)	25 (1.4%)	74 (4.2%)	180 (10.2%)	30 (17.0%)	<0.001
	妊娠高血圧症	149 (7.2%)	36 (2.0%)	41 (2.3%)	56 (3.2%)	16 (9.0%)	<0.001
	子癇前症	99 (1.8%)	12 (0.7%)	26 (1.5%)	42 (2.4%)	19 (10.7%)	<0.001

(Yogev Y, et al: Am J Obstet Gynecol, 203 (6): 558.e1-7, 2010)

表2-13 母体年齢別出生時の児染色体異常出現頻度

母体年齢（歳）	ダウン症	全染色体異常	母体年齢（歳）	ダウン症	全染色体異常
20	1/1,441	1/526	33	1/589	1/286
21	1/1,409	1/526	34	1/430	1/238
22	1/1,465	1/500	35	1/338	1/192
23	1/1,346	1/500	36	1/259	1/156
24	1/1,396	1/476	37	1/201	1/127
25	1/1,383	1/476	38	1/162	1/102
26	1/1,187	1/476	39	1/113	1/83
27	1/1,235	1/455	40	1/84	1/66
28	1/1,147	1/435	41	1/69	1/53
29	1/1,002	1/417	42	1/52	1/42
30	1/959	1/385	43	1/37	1/33
31	1/837	1/385	44	1/38	1/26
32	1/695	1/322	45	1/32	1/21

(塩田恭子ほか：産科と婦人科，74 (1)：33-38，2007)

表2-14　妊娠期悪性腫瘍における妊娠中の管理ポイント

妊娠・分娩の時期	産科管理における注意点
妊娠中	**悪性腫瘍の診断：** ・症状・診察所見・病歴・家族歴から悪性腫瘍の可能性を考慮する ・不必要に診断と治療が遅れないようにする（児への影響を考慮しながら） **妊娠を継続するか本人・家族と話し合う：** ・母体の状態が不良である場合 ・妊娠のごく早期に悪性腫瘍を診断され，治療開始ができるまで期間がある場合 ・本人・家族が妊娠継続を希望しない場合（初産婦の場合，悪性腫瘍治療の内容によっては卵巣機能に影響し妊娠の可能性が低下すること＝高齢な場合，次回妊娠の可能性がかなり低下する場合があることを説明する必要はあり）など 上記の場合は妊娠中絶を検討する（中絶できる時期に注意する，日本では妊娠22週未満まで） **悪性腫瘍の治療：** ・妊娠初期の化学療法は避ける ・ホルモン療法・一部の分子標的薬は施行しない ・放射線治療は原則，行わない ・手術を行う場合や長期臥床が必要な場合，予防的抗血栓療法を行うことを検討する **産科医が注意する点：** ・妊娠中に抗がん剤投与や子宮に対する手術を行うと早産・胎児発育不全の可能性があるため，注意して経過をみる（通常の妊婦健診より，細目に診察をする必要がないか検討する） ・抗がん剤投与中は血球減少に注意する，妊娠中は通常でも免疫能が低下しているため感染症に注意する ・極めてまれではあるが胎児に転移する場合があるため，経腹超音波断層法を行う場合などに注意する ・本人・家族の精神的サポートをする，場合によっては精神科医など専門家に紹介する ・分娩後の育児・授乳・悪性腫瘍治療について説明し，また，妊娠中から多職種と相談できるようにする ・高齢妊娠や高血圧などの合併症がないか，悪性腫瘍以外の産科的ハイリスクな点がないか注意する
分娩	**時期：**できれば37週以降にする（母児の状態や治療の予定で検討する） 　　　　最終の抗がん剤投与から3～4週間あけてから分娩にする，分娩前後に母体の血液検査をする **分娩方法：**できれば経腟分娩にする（進行子宮頸癌・腟癌では避ける，そのほか産科的に可能か検討する） **胎盤：**転移がないか検索をする
分娩後	・予防的抗血栓療法を行うことを検討する（特に帝王切開術を行った場合） ・授乳は治療の予定や希望によって決める ・本人・家族の精神的サポートをする

（Azim Jr. HA eds: Managing Cancer During Pregnancy, pp.71-78, Springer, 2016 より作成）

能性もある．そのため，好中球減少を引き起こす抗がん剤投与時は，より注意が必要である．抗がん剤投与中は発熱時用の予防的な抗菌薬の処方はせず，発熱した場合は来院を指示し，診察を行う必要がある．

8　産褥期

　通常の産褥期でもホルモンの変動や分娩・授乳などの疲労に伴い，母体は精神状態が不安定となり，マタニティブルーズとなることがしばしばある．また，そのまま，うつ状態やうつ病に移行することもある（「産褥管理の基本」の項を参照）．悪性腫瘍の治療がこの状態に付加されると，より不安定な状態になる可能性が高い．また，産褥期の悪性腫瘍に対する治療中は夫などが児をケアする必要があるため，夫など家族も負担が強くなり，うつ状態になることがある．そのため，妊娠中からこのようなことが起こる可能

第2章 ● 妊娠期がんの総論

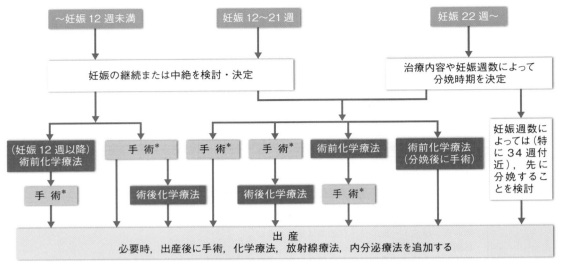

＊：比較的安全に施行できる妊娠14週以降に実施

図2-9　妊娠週数別にみた治療の流れ

（Ngu SF, et al: Best Pract Res Clin Obstet Gynaecol, 33: 86-101, 2016より改変）

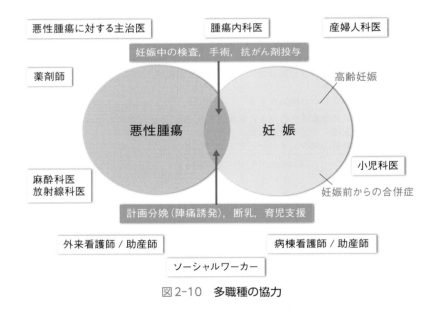

図2-10　多職種の協力

性があることを説明しておくことと，産後の育児をどうしていくか，利用できる産後家事・育児支援サービスなどにどのようなものがあるかなどを，助産師・看護師だけではなく，ソーシャルワーカーとも相談しておくことが重要である（図2-10）.

授乳を行うか，また，いつまで行えるかは個々の希望や産後の悪性腫瘍治療の予定による．分娩後早期に抗がん剤投与やホルモン療法が必要な場合は，可能であれば，児の免疫への影響を考慮して（「産褥管理の基本」の項を参照），初乳だけ与え，断乳をする．

この場合，初乳が出るまで数日かかることや，完全に断乳できるまでには数日かかることが多いため，授乳や断乳の計画も，妊娠中から本人や家族，悪性腫瘍治療の主治医，助産師などと前もって相談しておくことが重要である．また，悪性腫瘍の治療が延期にならないようにすることや，乳腺炎にならないようにすることも重要である．

　患者本人・家族には，その時点ごとに方針や必要な検査・治療などについて説明する必要がある．また，妊娠中は分娩・分娩後に起こりうること，必要になること（分娩の方法や授乳の方針，産後の悪性腫瘍治療の予定など）を前もって説明することが重要である．そのためには，多職種から何度も説明することが必要であり，多職種間で治療方針などに齟齬がでないようにすることも重要である．

〈秋谷　文〉

文　献

1) Azim Jr. HA eds: Managing Cancer During Pregnancy, pp.71-78, Springer, 2016.
2) 青木陽一：妊婦に対する化学療法．日本産科婦人科学会雑誌，63(4)：1209-1216，2011.
3) Cunningham FG, et al eds: CHAPTER 63 Neoplastic Disorder. Williams OBSTERICS 24TH EDITION, pp.1219-1238, Mc Graw-Hill Education, 2014.
4) 伊藤真也ほか編：第1章 総論　妊娠の時期と薬剤曝露の影響．薬物治療コンサルテーション 妊娠と授乳 改訂2版，p.6，南山堂，2014.
5) Doll DC, et al: Management of cancer during pregnancy. Arch Intern Med, 148(9)：2058-2064, 1988.
6) Van Calsteren K, et al: Cancer during pregnancy: an analysis of 215 patients emphasizing the obstetrical and the neonatal outcomes. J Clin Oncol, 28(4)：683-689, 2010.
7) Zemlickis D, et al: Fetal outcome after in utero exposure to cancer chemotherapy. Arch Intern Med, 152(3)：573-576, 1992.
8) Lu D, et al: Maternal Cancer During Pregnancy and Risks of Stillbirth and Infant Mortality. J Clin Oncol, 35(14)：1522-1529, 2017.
9) Amant F, et al: Long-term cognitive and cardiac outcomes after prenatal exposure to chemotherapy in children aged 18 months or older: an observational study. Lancet Oncol, 13(3)：256-264, 2012.
10) Cunningham FG, et al eds: SECTION 2 Maternal Anatomy and Physiology 'Immunological Functions'. Williams OBSTERICS 24TH EDITION, p.56, Mc Graw-Hill Education, 2014.
11) 武谷雄二ほか編：1.妊娠の生理．プリンシプル産科婦人科学 2産科編 第3版，p.107，メジカルビュー社，2014.
12) Udink ten Cate FE, et al: Transient neonatal myelosuppression after fetal exposure to maternal chemotherapy. Case report and review of the literature. Neonatology, 95(1)：80-85, 2009.
13) Engle WA, et al: "Late-preterm" infants: a population at risk. Pediatrics, 120(6)：1390-1401, 2007.
14) Wang ML, et al: Clinical outcomes of near-term infants. Pediatrics, 114(2)：372-376, 2004.
15) Petrini JR, et al: Increased risk of adverse neurological development for late preterm infants. J Pediatr, 154(2)：169-176, 2009.
16) Amant F, et al: Pediatric Outcome after Maternal Cancer Diagnosed during Pregnancy. N Engl J Med, 373(19)：1824-1834, 2015.
17) 日本産科婦人科学会/日本産婦人科医会 編集・監修：CQ302切迫早産の診断と管理の注意点は？ 産婦人科診療ガイドライン-産科編2017，pp.152-157，日本産科婦人科学会，2017.
18) 日本産科婦人科学会/日本産婦人科医会 編集・監修：CQ416選択的帝王切開時に注意することは？ 産婦人科診療ガイドライン-産科編2017，pp.313-316，日本産科婦人科学会，2017.
19) Heit JA, et al: Trends in the incidence of venous thromboembolism during pregnancy or postpartum: a 30-year population-based study. Ann Intern Med, 143(10)：697-706, 2005.
20) James AH: Venous thromboembolism in pregnancy. Arterioscler Thromb Vasc Biol, 29(3)：326-331, 2009.
21) 日本産科婦人科学会/日本産婦人科医会 編集・監修：CQ004-2分娩後の静脈血栓塞栓症（VTE）の予防は？ 産婦人科診療ガイドライン-産科編2017，pp.15-19，日本産科婦人科学会，2017.
22) Bleau N, et al: Risk of venous thrombo-embolic events in pregnant patients with cancer. J Matern Fetal Neonatal Med, 29(3)：380-384, 2016.

23) Alexander A, et al: Metastatic melanoma in pregnancy: risk of transplacental metastases in the infant. J Clin Oncol, 21 (11): 2179-2186, 2003.
24) Pavlidis NA: Coexistence of pregnancy and malignancy. Oncologist, 7 (4): 279-287, 2002.
25) Al-Adnani M, et al: Maternal pancreatic carcinoma metastatic to the placenta: a case report and literature review. Pediatr Dev Pathol, 10 (1): 61-65, 2007.
26) Ngu SF, et al: Chemotherapy in pregnancy. Best Pract Res Clin Obstet Gynaecol, 33: 86-101, 2016.
27) Voulgaris E, et al: Cancer and pregnancy: a comprehensive review. Surg Oncol, 20 (4): e175-185, 2011.
28) Yogev Y, et al: Pregnancy outcome at extremely advanced maternal age. Am J Obstet Gynecol, 203 (6): 558.e1-7, 2010.
29) Luke B, et al: Elevated risks of pregnancy complications and adverse outcomes with increasing maternal age. Hum Reprod, 22 (5): 1264-1272, 2007.
30) 塩田恭子ほか：高齢妊娠と染色体異常．産科と婦人科，74(1)：33-38, 2007.

8 妊娠期がん患者の心理的変化とその支援

1 妊娠期のがん罹患

　近年，妊娠中および産褥期は不安定になりやすく，うつ病が多く発症する時期であることが明らかになってきている．また，がんのような深刻な病気に罹患することは，最も衝撃的なライフイベントの一つであり，がん患者のうつ病発症率も高いことがわかっている．そして，妊娠期がん患者は，その両者が合併しているがゆえに，その身体的および心理的ストレスは甚大である．そのような状況下で，自身のがん治療のみならず妊娠継続をめぐるさまざまな意思決定を行い，出産後は多くの患者においてがん治療を継続しながら育児を行わなければならない．

　妊娠中のがん罹患という2つの重大なライフイベントが同時に生じることはまれであり，患者や家族のみならず，関わる医療者にとっても予期しない事態であり，その対応には困難が伴う[1]．ここでは，がん告知や意思決定におけるコミュニケーションのあり方について触れた上で，がん治療および妊娠・出産の経過における患者の心理状態の理解と，それぞれの時期に関わる医療者がどのようなサポートを提供できるかについて考えてみたい．

2 がんの告知とコミュニケーション

悪い知らせを伝える

　妊娠期がんの告知に際しては，産科と腫瘍科にまたがる事態ゆえに，科を越えて情報を共有しつつ，最適治療の選択のために，誰がどのタイミングで何をどう伝えるかなど，綿密な連携が必要となる．

　悪い知らせを伝える際には，妊娠期がんという文脈において，常に実際の妊娠の状況に即した情報を含んで具体的に伝えなければならない．胎児の大きさや発育の状況，その時期のがん罹患が胎児の健康にどの程度影響するのかなどの情報を整理して伝えることは，妊娠中のがん罹患という"非現実的な"事態に取り組むことを可能にするために役立つという[2]．予想もしなかった状況に放り込まれ，激しく動揺した状態では情報を

91

表2-15 SHAREの実施手順

起	面談前の準備 面談を開始する	事前に重要な面談であることを伝え，家族の同席を促す． 挨拶をし，経過を振り返り病気の認識を確認する．
承	悪い知らせを伝える	心の準備のための言葉をかけ，検査結果や診断をわかりやすく明確に伝える．感情を受け止め，気持ちをいたわり，質問や相談があるかを尋ねる．
転	治療について話し合う	標準治療や選択肢について説明し，治る見込みについて話す．セカンドオピニオン，生活面の影響について説明する．患者が希望を持てる情報も伝える．
結	面談をまとめる	要点をまとめ，説明に用いた紙を渡す．責任を持って診療にあたることを伝え，気持ちを支える言葉をかける．

（内富庸介ほか編：がん医療におけるコミュニケーション・スキル―悪い知らせをどう伝えるか．医学書院，2007を参考に作成）

受け取り処理する能力は極めて制限されてしまう．情報を限定して必要な順に提示し，患者の理解度を確認しながら情報を伝えていくことが大事である．そして何よりも，そのような極めて困難な事態においても，患者と家族がその現実に立ち向かうことへの希望を失うことがないように努めねばならない．

 コミュニケーションスキル

　このような難しい状況においては，患者と家族に何を伝えるか（診断，治療選択，その効果と副作用，児へのリスク，予後など）と同時に，どのように伝えるか（話す場所や時間などの設定，伝えるタイミング，用いる言葉やトーン，間合いなど）が極めて重要である．同じ内容の情報でも，伝え方によって患者や家族の受け取り方や抱く感情は大きく異なり，その後の患者-医療者の信頼関係の形成にも影響する．患者は，"頭が真っ白"になり伝えられた内容〔言語的（バーバル）コミュニケーション〕は覚えていなくても，そのときの張り詰めた緊張感や医師の表情やトーン〔非言語的（ノンバーバル）コミュニケーション〕や受けた衝撃はずっとあとになっても鮮明に覚えているものである．

　実際に患者や家族に最初に悪い知らせを伝えるのは，ほとんどの場合，患者の主治医であるがん治療医であろう．多忙な手術や治療の合間にこの心理的負担を伴う大事な仕事をするためには，日頃からコミュニケーションの取り方に関心を払いスキルを磨いておくことが望ましい．患者に悪い知らせを伝えるためのコミュニケーションスキルを習得する方法として，代表的なものにアメリカのMDアンダーソンがんセンターで開発されたSPIKES[3]，日本で開発されたSHARE[4]があげられる．

　SHARE[*1]では，悪い知らせを伝える際のコミュニケーションの実施手順として，起・承・転・結の4段階のプロトコルが用いられている（表2-15）[5]．

　このような具体的なパターンとしてのコミュニケーションスキルを身に付けた上で，

[*1] SHAREは日本のがん患者への意向調査を通して，患者の望むコミュニケーションの要素を抽出して作成されたプロトコルであり，がん医療において，医師が患者に悪い知らせを伝える際の効果的なコミュニケーションを実践するための態度や行動を示している．「がん患者のQOL向上を目指したコミュニケーション技術研修会（CST）」（日本サイコオンコロジー学会主催）が全国で開催されている[6]．

今，目の前にいる患者の個別性や関係性に配慮しながら丁寧に関わっていきたい．

多職種によるチームアプローチ

　妊娠期がんという複雑な事態の告知や意思決定，その後のフォローにおいては，他の場合にも増して，医学的な側面だけでなく，心理学的な反応への理解とサポートが必要であり，多職種によるチームアプローチが求められる[2,7,8]．チームスタッフは複数の科にわたり，母親のがん治療を担当する外科医，腫瘍内科医，母体と胎児の管理・出産を担う産科医，助産師，出産後の児の治療やフォローを担う小児科医，病状によっては精神腫瘍医，緩和ケア医も加わり，医師だけでも数科にまたがる．それぞれの科の看護師（専門看護師や認定看護師），薬剤師，栄養士，臨床心理士，医療ソーシャルワーカー，そのほかリハビリに関する職種など，患者と胎児の状態によって異なる職種の専門職がそれぞれのタイミングで関わることとなる．さらに，がん治療を行う病院と出産する病院が異なる場合は，機関を越えた連携・ネットワークの構築も必要となる．

　実際には，母親にとっての最善，胎児にとっての最善のどちらを優先するかで，腫瘍科と産科で治療方法やそのタイミングをめぐって見解が異なる場合も少なくない．また，患者とパートナー・家族間で治療選択への意思や思いが異なる場合，それぞれの立場で関わる医療者の思いとも連動し，チーム内での葛藤やジレンマへと発展し離齟が生まれることもある．今ここで何が起きているのかについて，患者とパートナー，患者と医療者，医療者同士，チーム全体の関係性や力動を，中立的な立場で心理学的な視点をもってアセスメントし，専門的にサポートしていくことは，心理学的（精神腫瘍学的）アプローチとして必要である．ただでさえ，母の命と子どもの命という2つの危機に直面している患者と家族が路頭に迷うことがないように，チーム内のコミュニケーション・風通しをよくし，多科・多職種のネットワークの中で患者が安心感を得られるようなチームを築いていければと願う．

3　妊娠期がん患者と家族への支援

診断直後のサポート

　最初のがん告知の段階では，妊娠中のがん罹患が意味することを理解してもらえるようにサポートする．まず，目の前の患者は，命の始まりと終わりを同時に体験するという一生涯でこれ以上ない大きな危機に直面しているがん患者であると同時に，母になろうとしている女性である．突然の告知によりまったく想像もしなかった世界に放り込まれた状態で，子どもを身ごもり母になることの喜びといったポジティブな感情が，がんによる死の恐れや絶望といったネガティブな感情に圧倒され覆い尽くされようとしている．2つの相反する事態が一人の女性の中で同時に起きているがゆえの不安や葛藤，動揺，正解のないあいまいな状況に対処していかなければならない．そういった感情を抱えているのは患者やパートナーだけでなく，彼らを取り巻くケアの提供者も同じであ

り，その状況を抱えていくための支援が必要である．

　診断告知直後の情緒的に圧倒され思考が停止状態に陥ってしまうこの時期のサポートとしては，激しく揺れ動く気持ちをそのまま共感的に受け止めながら，患者が自ら動き出し意思決定に臨めるように援助することである．できれば静かな部屋を準備し，まずは今得ている情報や，それにまつわる感情や考えをじっくりと聴き，一緒にそれらを整理していくという関わりが必要である．その際に，患者はこれまで何を大切にして生きてきたのかという価値観や信念，思い描いていた将来の計画，また家族との関係性についてもアンテナを張りながら，話される内容のみならず，表情や声のトーン，沈黙の背景などノンバーバルな情報も受け取っていくことが大事である．このような関わりは，引き続く意思決定支援の第一歩となろう．

意思決定におけるサポート

　妊娠期がんにおいては，がんの告知とほぼ同時に，治療をめぐってのさまざまな意思決定を迫られる．妊娠を継続するかどうかは，最も大きな厳しい選択である．自分の治療のために子どもを犠牲にすることを望む親はいない．生きたいという自己保存本能と子どもを育てたいという養育本能の（本来は両立する）2つの本能の間で，一人の身体の中にがんと胎児が存在する状態ゆえの葛藤が生じ苦悩する．妊娠を継続する場合，どの治療をどの程度，どのタイミングで行うか，いつ出産するのか，多くの意思決定すべき事項が押し寄せる．患者・家族にとっては医師から説明される内容は初めて聞く言葉だらけのため理解しきれず，同じ経験をした人は周囲にいないため，選択肢を提示され意思決定するよう求められても途方に暮れていたり，感情的に圧倒されていて冷静に意思決定できる状態にはなかったりする．また，患者は自分の命よりも子どもの命を守りたいと望み，パートナーはまだ見ぬ子どもよりも妻の命を守りたいと意向が異なることも多い．命にまつわる倫理的な問題も含まれ，通常のがん治療の意思決定よりもはるかに困難な作業となる．

　そこで，医療者は医学的な情報を提供しながら，患者からこれまでの経験や大切にしてきた信念，出産への希望などを聴いて患者の意向を尊重した上で，現実との折り合いの中で取りうる最善の方法を見つけていくという共同作業による意思決定（共同意思決定 shared decision-making）が求められている[2,9]．この意思決定の作業をじっくり行うことそのものが心理的なサポートとなり，選択した決定を納得して受け入れることにつながる．

治療中のサポート

　妊娠を継続しながら，個別の治療計画に従ってがん治療を行うという場合のサポートについて考えてみたい．がんの病態，妊娠の状態，家族関係など置かれた状況は一人ひとりまったく異なっている．例えば，がん治療について，化学療法を先に行うのか，手術を先に行うのか，出産について，何週で子どもを娩出するか，帝王切開か自然分娩か，家庭状況について，パートナーはいるか，胎児のほかに子どもがいるのか，家事・育児を手伝ってくれる人はいるのか，などである．それぞれの状況に応じて，どの時点

で誰がどのようなサポートを提供するか，医療チームで情報を共有し，話し合いを重ねていく必要がある．

心理的なサポートとしては，まず患者自身の病気や治療について焦点を当てながら，妊娠をめぐるテーマ，胎児への思いや母親になることについても目を向けていく．ほとんどの患者は，抗がん剤の曝露など治療が胎児に及ぼす影響を心配し，健康な母体で安全に胎児を育んであげられないことを申し訳なく思い，大きな罪悪感を抱えている．これまでの治療エビデンスを含んだ信頼できる情報を示して共に確認しながら，患者の治療継続への気持ちを保てるようサポートし続ける必要があろう．また，出産やその後の生活への準備について，あるいはそれにまつわる期待や喜び，心配や不安などの気持ちについて話すことは母子（母親-胎児）関係を築いていくことにつながる．産科診察時の通常の超音波検査や触診も，胎児の発育を確認し母子の絆を育むことに非常に役立つ[2]．

また，どの時点で，どのような出産をするのかということもこの時期の課題となる．母体の治療のために，満期を待たず1～2ヵ月早く帝王切開で出産することが提案されることは多い．しかし，満期での自然分娩を望んでいた女性にとって，それを受け入れることには困難を伴う．自分の描いていた理想の出産からはほど遠いという失望や喪失感を抱く場合もある．そのようなネガティブな気持ちが語られても安易に否定したり励ましたりせず，自然な気持ちとしてそのまま受け止めていく．他者に受け止められる体験を通して，患者自身が自分で受け止められるようになっていくのである．

出産後のサポート

やっとの思いで出産し，生まれたばかりの赤ちゃんに出会って安堵するのも束の間，すぐに母体の治療が開始される．なかには低出生体重児として生まれ，NICUに入院となってしまう赤ちゃんもいる．自分の病気のために早く取り出してしまったことの罪悪感で出産を純粋に喜べず，自分の治療への意欲も持てなくなる場合も生じる．また，退院後も，命を脅かす自身の病気の治療に対処しながら，命がみなぎる赤ちゃんの世話をしなければならない．体調がよい時は限られ，十分に家事や育児ができず，母親の役割が担えないことの罪悪感に苛まれることになる．またある時は，赤ちゃんや上の子どもの世話に疲れ，思うようにならないことにイライラしたり，怒りを感じたり，さらには自己嫌悪に陥ることもあるだろう．しかし同時に，子どもがいることが希望であり，励みになり，つらい治療に耐える糧にもなるのである．

出産後に提供すべきサポートは，何よりも家事や育児を実際に助けてくれる人がいたり，サービスが提供されたりすること，つまり道具的サポートである．パートナーや実家の母親が手伝ってくれることも多いが，地域の資源も有用である．ベビーシッターや保育園での赤ちゃんの一時預かり，食事の配送などの具体的なサービスによって患者の負担が軽減し，子どもと過ごす時間や余裕を取り戻すことができるだろう．

またこの時期においては，がん治療のために母乳を止められ，母乳育児ができないことの失望，「母親失格ではないか」という自信喪失，子どもへの罪悪感を抱くことが多い．乳癌の場合，女性性の象徴である乳房を失うだけでなく，母親としての機能を果たせないという授乳期ならではの乳房をめぐる二重の喪失という現実にも直面する．その

深い悲しみを癒すことができるのは，家族の存在，ほかでもない当の赤ちゃんが健やかに育つことであろう．がん患者のいる家族，治療しながらの育児という状況の中で，親になっていくプロセスを支援していくことが望まれる．

妊娠の終了をめぐるサポート

乳癌のようながん種では，妊娠週数によっては胎児を抱えたままでがん治療を行うことが可能な時代となった．それでも，母体のがんの進行度合いによりその選択が困難であったり，あるいは他の要因（すでに子どもが複数いる，がん治療と子育ての両立が困難な家庭状況など）により，妊娠を終了せざるを得ないという選択に至ったりすることもある．自身のがん治療のために妊娠の終了という選択をすることへの抵抗は大きく，罪悪感や敗北感に苛まれ，治療意欲を失ってしまうこともあるかもしれない．子どもを失い，その子どもの母親になるという夢を断たれるという状況に直面しながら，手術や化学療法，放射線といった厳しい治療が開始される．自身が生き延びるための治療を継続し，その副作用に苦しみながら，子を失ったことへの喪の作業[*2]に取り組んでいくことは，これ以上にない厳しく大事な作業となろう．妊娠終了という選択に至ったプロセスを十分に理解し，表出される苦痛や葛藤，深い悲しみを受け止めることが心理的サポートの要であろう．

なかには，治療のために人工中絶により子どもを失ってしばらく経過したあとも，その記憶が急に蘇ったり感情が麻痺したりなど，PTSD[*3]の症状を呈することがある．患者は自分から周囲に助けを求めることなく，一人で苦しみを抱えていることも多いため，入院治療や外来受診の際に様子を観察して心理面のアセスメントをしながら，必要な場合には精神科医やグリーフカウンセラーに紹介することも必要である．事前に提供可能な専門職のサービス内容と連絡先などを記したパンフレットを渡しておけるとよいだろう．

大切なのは，どのような選択であっても患者と家族が考え抜いて下した選択を尊重し，できる限りの配慮をしながら医療チームが多方面から全力で支えることである．

パートナーへのサポート

妊娠期がんの治療選択をめぐって，パートナーの担う役割は非常に大きい．病状や治療選択の情報について，患者よりも先にパートナーに伝えられることも多い．特に患者の病状が重篤な場合には，患者にはすべてを知らせず，パートナーが一人で医療者から

[*2] 喪の作業（mourning work）とは，精神分析学者フロイト（Freud S）が提唱した，喪失体験に向き合い，受け入れ，立ち直っていく心理的過程をいう．ボウルビィ（Bowlby J）は，そのプロセスは無感覚・情緒の危機から否認・抗議の段階，絶望・失意の段階，離脱・再建の段階の4段階を経て進むとした．

[*3] PTSD（外傷後ストレス障害 post traumatic stress disorder）とは，自己や他者の生命や存在を脅かす出来事を体験したり目撃したりすることによって，強い恐怖を感じ，それが記憶に残って心の傷（トラウマ）になり，さまざまな心理的反応（トラウマ反応）が続くことをいう．このPTSDにつながるストレスが中絶である場合，中絶後遺症候群（PAS）と呼ばれ，主な症状は，過剰反応，侵害行為，抑圧の3つに分類される．

説明を聞き，妻の命と子どもの命のどちらを優先するかという二律背反の選択を迫られるような重い現実を背負わねばならないこともある．さらにパートナーは近い将来，一人親になる可能性もある．いったい一人でどうやって幼い子どもを育てればよいのか，本来は共同作業である子育てについて夫婦で話し合うことが望まれるが，それを話題にすることはためらわれ，一人で深い苦悩を抱えてしまうことがある．

家族は「第二の患者」と呼ばれ，その負担は大きく，家族のメンタルヘルスをサポートすることが重要だといわれている．前述のように，妊娠期がん患者のパートナーにおいては，患者一人の問題ではなく，その体内には自身の子どもが宿っており，抱える責任感は非常に重いため，心理的負担は他の場合の家族とは比較にならないほど大きいと思われる．しかし実際には，がん患者のパートナーである男性が自分の気持ちを表出することは少なく，相談を求めることも少ない．

妊娠期がんのサポートにおいては，常に家族全体を視野に入れてパートナーの心理的サポートをすることは必須である．治療選択の意思決定の際には，夫婦一緒（カップル）での話し合いを持つとともに，患者，パートナーそれぞれに個別に話す時間も確保したい．患者の前では口にできない不安や苦悩について吐露できる場をパートナーにも提供し，気持ちを受け止めながら，避けられない状況への準備や現実的な対処に向き合っていけるよう伴走していくことが求められよう．

妊娠期がん患者は，妊娠の喜びと戸惑いを感じながら過ごしていた"日常"から，いきなり"非日常"の世界へ放り込まれて大きな不安の中で孤立を感じる．そこで必要なのは，医療者をはじめとする周囲のサポートであり，それが厳しい試練に耐え，"非日常"が"日常"へと転換していくための縁となる．オーストラリアのIvesらは，妊娠期がん経験者へのインタビューの分析から，「不安」「意思決定の葛藤」「孤立」「ソーシャルサポート」という4つのテーマが共通して抽出されたとしている[10]．妊娠期がん患者と家族に対して，その特殊性と抱える困難さから，がん告知に始まり，治療・出産，その後の育児のフォローに至るまで継続した心理社会的支援が必要である．

今後，がんの治療環境，妊娠・出産・育児をめぐる家族関係や文化的背景に合ったわが国独自の支援のあり方を考えるために，まず実態や支援ニーズの把握が求められる．それらを踏まえた上で，患者と家族へのそれぞれの専門職が連携した支援システムの構築，有用な情報の提供，サポートプログラム，経験者のコミュニティの育成などが望まれる．一部の施設では，科を越えた包括的な支援の試みが始まっており，そのような取り組みをモデルとして，わが国の妊娠期がん患者と家族への支援が充実していくことを切に願っている．

（小林真理子）

・・・-文 献-・・・

1) Surbone A, et al: Why Is the Topic of Cancer and Pregnancy So Important? Why and How to Read this Book. Cancer and Pregnancy, pp.1-2, Springer, 2008.
2) Alder J, et al: Psychooncologic Care in Young Women Facing Cancer and Pregnancy. Cancer and Pregnancy, pp.225-236, Springer, 2008.

3) Walter F, et al: SPIKES—A Six-Step Protocol for Delivering Bad News: Application to the Patient with Cancer. Oncologist, 5(4): 302-311, 2000.
4) Fujimori M, et al: Good communication with patients receiving bad news about cancer in Japan. Psychooncology, 14(12): 1043-1051, 2005.
5) 内富庸介ほか編：がん医療におけるコミュニケーション・スキル―悪い知らせをどう伝えるか，医学書院，2007.
6) コミュニケーション技術研修会 (CST) ホームページ．Available at: 〈http://www.share-cst.jp/〉(2017年11月1日アクセス)
7) Oprişan E, et al: Psychological Implications of Cancer Treatment in Pregnancy. Revista Romaneasca pentru Educatie Multidimensionala, 6(2): 29-38, 2014.
8) Ives A, et al: Psychological and Psychosocial Care of a Pregnant Woman with Cancer. Managing Cancer during Pregnancy, pp.79-87, Springer, 2016.
9) Zanetti-Dällenbach R, et al: Psychological management of pregnancy-related breast cancer. Breast, 15 (Suppl 2): S53-59, 2006.
10) Ives A, et al: The experience of pregnancy and early motherhood in women diagnosed with gestational breast cancer. Psychooncology, 21(7): 754-761, 2012.

9 妊娠期がん治療における支持療法

　がん化学療法による副作用は，主に正常細胞が傷害されることにより発生する．副作用は薬剤により異なるが，悪心・嘔吐，血液毒性，心毒性，脱毛，皮膚・爪障害，末梢神経障害，アレルギー反応など多岐にわたっており，治療を継続するためにはこれらの副作用マネジメントが必須である．特に，化学療法に伴う悪心・嘔吐（chemotherapy-induced nausea and vomiting；CINV）と，強力な化学療法時に発症する発熱性好中球減少症（febrile neutropenia；FN）については有効な薬剤が登場しており，各ガイドラインに準じた対策が求められる．

　化学療法を受けている患者の支持療法として最も使用される薬剤は，制吐薬，デキサメタゾン，顆粒球コロニー刺激因子（granulocyte-colony stimulating factor；G-CSF）製剤，抗菌薬などであるが，妊娠期がん治療における支持療法に関するデータは限られている．表2-16は，支持療法で一般的に使用される薬剤の妊婦への投与情報をまとめたものである．

1 化学療法に伴う悪心・嘔吐（CINV）

　CINVは最も高頻度に発現する副作用の一つであり，患者のQOLを著しく低下させる．妊娠期においてもCINVのコントロールが不十分となれば，治療継続にかかわるだけではなく，脱水や体重減少などを引き起こし，ひいては胎児への影響も懸念される．

　化学療法時の制吐対策で最も重要なことは，悪心・嘔吐を予防することである．日本では日本癌治療学会から『制吐薬適正使用ガイドライン』が発表されており，それに準じた対策を行う．

　CINVの発現頻度は抗がん剤の種類によって異なり，催吐性リスクから，高度リスク（頻度＞90％），中等度リスク（頻度30〜90％），軽度リスク（頻度10〜30％），最小度リスク（頻度＜10％）に分類される．各抗がん剤のリスク分類についてはガイドラインを参照されたい．さらに，CINVは発現メカニズムとして，「急性嘔吐」「遅発性嘔吐」「予測性嘔吐」があり，制吐薬使用には抗がん剤の催吐性リスクを適正に評価して，個々の症例に応じた適切な対策を行うことが大切である．制吐薬にはセロトニン（5-HT$_3$）受容体拮抗薬，ニューロキニン1（NK$_1$）受容体拮抗薬，デキサメタゾン，ドパミン（D2）受容体拮抗薬などが用いられる．

表2-16 妊婦への投与情報一覧

系統・分類		一般名	添付文書	妊娠と授乳（改訂2版）
制吐薬	5-HT$_3$受容体拮抗薬	オンダンセトロン	有益性投与	—
		グラニセトロン	有益性投与	—
		パロノセトロン	有益性投与	—
	NK$_1$受容体拮抗薬	アプレピタント	有益性投与	—
		ホスアプレピタント	有益性投与	—
	副腎皮質ステロイド	デキサメタゾン	有益性投与	（空欄）
		メチルプレドニゾロン	有益性投与	（空欄）
	ドパミン受容体拮抗薬	メトクロプラミド	有益性投与	安全
		プロクロルペラジン	投与しないことが望ましい	
	ベンゾジアゼピン系抗不安薬	ロラゼパム	有益性投与	
		アルプラゾラム	有益性投与	
	多受容体作用抗精神病薬	オランザピン	有益性投与	
抗アレルギー薬	抗ヒスタミン薬	クロルフェニラミン	有益性投与	安全
		ジフェンヒドラミン	投与しないことが望ましい	安全
止瀉薬		ロペラミド	有益性投与	（空欄）
G-CSF製剤		フィルグラスチム	投与しないことが望ましい	—
		レノグラスチム	投与しないことが望ましい	—
抗菌薬	ペニシリン系	アモキシシリン・クラブラン酸	有益性投与	アモキシシリン：安全
		ピペラシリン・タゾバクタム	有益性投与	ピペラシリン：安全
	セフェム系	セフタジジム	有益性投与	安全
		セフェピム	有益性投与	安全
	カルバペネム系	イミペネム・シラスタチン	有益性投与	（空欄）
		メロペネム	有益性投与	（空欄）
	マクロライド系	エリスロマイシン	有益性投与	安全
		クラリスロマイシン	有益性投与	（空欄）
		アジスロマイシン	有益性投与	安全
	ニューキノロン系	シプロフロキサシン	禁忌	安全
		レボフロキサシン	禁忌	（空欄）
		モキシフロキサシン	禁忌	（空欄）
	その他	バンコマイシン	有益性投与	（空欄）
		クリンダマイシン	投与しないことが望ましい	（空欄）
		メトロニダゾール	禁忌（初期）/有益性投与（中・後期）	安全
		スルファメトキサゾール・トリメトプリム	禁忌	
抗真菌薬	キャンディン系	ミカファンギン	有益性投与	
		カスポファンギン	有益性投与	
	ポリエンマクロライド系	アムホテリシンBリポソーム	有益性投与	
	アゾール系	フルコナゾール	禁忌	
		ボリコナゾール	禁忌	
抗ウイルス薬		アシクロビル	有益性投与	安全
		バラシクロビル	有益性投与	安全

― ：記載なし
安全：疫学的な証拠が比較的豊富でほぼ安全に使用できると思われる薬
（空欄）：疫学情報がないかきわめて少なく，安全性・危険性を理論的に推定するしかない薬
▨：適応疾患がさまざまなため，リスク・ベネフィットの判断がそれぞれの患者さんで異なる薬

（伊藤真也，村島温子 編：薬物治療コンサルテーション 妊娠と授乳 改訂2版，南山堂，2014）

しかし，ガイドラインにおいて妊娠期のCINV対策については示されていないため，各薬剤のベネフィット・リスクを評価する必要がある．妊娠期のCINVに対する制吐薬使用に関する情報は少ないが，妊娠期の悪心・嘔吐（悪阻）に対する制吐薬使用に関する情報は存在するため，それらの情報より推測することができる．

セロトニン（5-HT$_3$）受容体拮抗薬

5-HT$_3$受容体拮抗薬は，主に催吐性高度リスクおよび中等度リスクの化学療法による急性嘔吐の予防のために，デキサメタゾンと組み合わせて使用される．

国内で使用されている5-HT$_3$受容体拮抗薬には第一世代のオンダンセトロンやグラニセトロンなどがあり，第二世代としてパロノセトロンがある．パロノセトロンは他の5-HT$_3$受容体拮抗薬よりも5-HT$_3$受容体への親和性が高く，消失半減期が40時間以上と極めて長く，急性のみならず遅発性悪心・嘔吐発現抑制効果があるとされる．

❶オンダンセトロン

文献情報としては，妊娠中にオンダンセトロンを使用した1,849人（第1三半期は1,233人）において，あらゆる重大な先天異常（OR 1.2, 95％CI 0.69-1.82），妊娠7～12週の自然流産，妊娠13～22週の自然流産，死産，低出生体重児・胎内発育不全児の出産が有意に増加することはなかった[1]．妊娠中にオンダンセトロンを使用した251人において，重大な先天異常が有意に増加することはなかった（OR 1.2, 95％CI 0.6-2.2）[2]などの報告がある．

一方で，第1三半期にオンダンセトロン曝露1,349人において心血管奇形（OR 1.62, 95％CI 1.04-2.14），特に中隔欠損（OR 2.05, 95％CI 1.19-3.28）のリスクが増加するという報告もあるため[3]，オンダンセトロン曝露に伴う先天異常の全体的なリスクは低いと思われるが，妊娠初期における使用については議論の余地がある[4]．

妊娠期の化学療法は基本的には妊娠14週以降に行われるため，CINVのコントロールに対して使用可能な薬剤であると考えられる．

❷グラニセトロン

海外では妊娠期の悪心・嘔吐に対してしばしば使用されている薬剤であり，単一の小規模な観察研究では，グラニセトロンの静脈内投与または経皮吸収型製剤による妊娠中の悪心・嘔吐改善効果が報告されている[5-6]．

現在のところ，妊娠中のグラニセトロン使用による先天異常や他の有害事象の報告はないため，使用可能な薬剤であると考えられる．しかし，オンダンセトロンに比べてサンプル数の大きい疫学研究が行われていないため，グラニセトロンが優位に安全であるとの結論を出すことはできない．

❸パロノセトロン

妊娠期使用についての疫学研究は行われておらず，動物実験で催奇形性はみられなかったとの報告がある．妊娠期での情報が限られており，さらなる調査が必要であるが，他の5-HT$_3$受容体拮抗薬と同様に先天異常や他の有害事象のリスクは低いと想定される．

ニューロキニン1（NK_1）受容体拮抗薬

NK_1受容体拮抗薬は，主に催吐性高度リスクおよび中等度リスクの急性および遅発性嘔吐の予防のために，5-HT_3受容体拮抗薬やデキサメタゾンと組み合わせて使用される．ガイドラインにおいて，高度リスクではこれらの3剤併用が推奨されており，中等度リスクでは必要に応じてNK_1受容体拮抗薬の追加を考慮してもよいとされている．

国内で使用されているNK_1受容体拮抗薬には経口薬のアプレピタントと，水溶性を高めて注射薬としたプロドラッグのホスアプレピタントがある．

ただし，アプレピタントはCYP3A4阻害作用がある．同酵素で代謝されるデキサメタゾンはアプレピタントと併用すると血中濃度が上昇するため，両者の併用時にはデキサメタゾンの減量が必要である．

● アプレピタント

妊娠期使用についての疫学研究は行われておらず，動物実験で催奇形性はみられなかったとの報告がある．催吐性高度リスクの化学療法に際して，5-HT_3受容体拮抗薬とデキサメタゾンにアプレピタントを加えることで制吐作用の著しい改善が示されているが，妊娠期での情報が不十分であり，使用するかは議論されるべきである．少なくとも現状においては妊娠中期・後期の使用に限られる．しかし，もし妊娠初期に偶発的な曝露があったとしても胎児へのリスクは低いと思われる．

副腎皮質ステロイド

副腎皮質ステロイドは，CINVに対する制吐薬として約25年前から有効性が証明されている．数多くのステロイドのうち，デキサメタゾンおよびメチルプレドニゾロンは，CINVへの制吐効果がよく検討されている．なお，日本でCINVに適応があるのはデキサメタゾンのみである．ガイドラインにおいて，催吐性高度リスク・中等度リスクの化学療法では他の薬剤と併用して，低リスクでは単剤での使用が推奨されており，1日に3.3～16.5 mgと比較的高用量のデキサメタゾンが使用される．これによる副作用発現も懸念されるが，制吐薬として短期間の投与であれば副腎機能が抑制されることは極めてまれであり，安全性については許容範囲内とされている．

妊娠期のステロイド使用による催奇形性に関する研究は複数あるが，各薬剤としての研究ではなく，ステロイド全体として解析されている場合が多い．また，投与量との関係について解析した研究はない．

妊娠初期におけるステロイドの使用は大奇形の発生リスクを全体としては増加しないが，いくつかのコホート研究やメタアナリシスで，口唇口蓋裂のリスクがわずかに増加することが示唆されている．したがって，可能であれば妊娠初期での使用は避けたほうがよい．14週以降に投与すると，口蓋が形成されておりリスクは少ない．

妊娠中期・後期におけるステロイドによる胎児毒性に関する明らかな報告はないようである．しかし，胎児発育不全などが知られており，妊娠期にステロイドの全身投与を行う場合には，各薬剤の胎盤通過性の観点から胎児への影響について配慮する．母体治療を目的とした場合にはプレドニゾロンが頻用される．それはプレドニゾロンが胎盤の

11β-ヒドロキシゲナーゼで不活化され，胎児への移行が10％程度と少ないためである．メチルプレドニゾロンは30～70％とされる．一方，切迫早産による胎児肺成熟の促進目的や，先天性副腎過形成などの胎児治療目的の場合には，胎盤通過性のよいベタメタゾン（30～50％）やデキサメタゾン（100％）が使用される．

よって，妊娠中期・後期にデキサメタゾンを使用することは可能であると思われるが，CINVを予防する高用量のデキサメタゾンがどの程度，母体や胎児に影響を与えるかは不明であり，必要最低限の使用にとどめるべきである．また，妊娠糖尿病などの合併症への影響には十分な注意が必要である[7]．

その他の制吐薬

制吐薬の予防的投与を十分行っても悪心・嘔吐が発現する場合を「突出性悪心・嘔吐」という．この場合に使用する薬剤は，予防的投与で使用していた薬剤とは作用機序の異なる制吐薬を使用することが原則である．日常臨床で頻用される薬剤には，D2受容体拮抗薬（メトクロプラミド，プロクロルペラジン），ベンゾジアゼピン系抗不安薬（ロラゼパム，アルプラゾラム）などがある．また，第二世代抗精神病薬のオランザピンはメトクロプラミドと比較し，突出性悪心・嘔吐を有意に抑制した報告がなされているが，日本では保険適用外である．

● メトクロプラミド

文献情報としては，第1三半期にメトクロプラミドを使用した3,458人において，あらゆる重大な先天異常（OR 1.04，95％CI 0.89-1.21），早産，死産，低出生体重児の出産が有意に増加することはなかった[8]．第1三半期にメトクロプラミドを使用した28,486人において，あらゆる先天異常（OR 0.93，95％CI 0.86-1.02），早産，死産リスクが有意に増加することはなかった[9]などの報告がある．よって，比較的安全に使用できる薬剤と想定されるため，妊娠期がん治療における突出性悪心・嘔吐に対する第一選択薬となる薬剤であると考えられる．

2 骨髄抑制

骨髄抑制は化学療法施行時においてほぼ必発の有害事象である．好中球減少時の感染症や血小板減少時の出血などは，時として致死的となりうる．妊娠期がん治療においては出産時に骨髄抑制となるのを避けた治療スケジュールを立てる必要がある．

顆粒球コロニー刺激因子（G-CSF）製剤

G-CSF製剤は，発熱性好中球減少症（FN）発症率の低下，感染症による死亡のリスクを低下させるために使用される．日本では，日本癌治療学会から『G-CSF適正使用ガイドライン』が発表されており，それに準じた対策を行う．FNの発症頻度はレジメンの種類によって異なり，発症リスクから，高リスク（頻度＞20％），中等度リスク（頻度10～20％），低リスク（頻度＜10％）に分類される．また，患者側のFN発症リスク因子につい

ても評価し，G-CSF製剤の使用を検討する．各レジメンのFN発症率，リスク因子については ガイドラインに示されているため，参照されたい．

G-CSF製剤の投与は主に以下の3点において推奨される．

①FN発症高リスクのレジメンを施行する場合，中等度リスクであっても患者側がFN発症高リスクである場合，または生存期間の延長が示されたdose-denseレジメンを施行する場合における一次予防的投与．

②前コースでFNを生じ，抗がん剤の減量やスケジュール変更を行うことが望ましくない場合の二次予防的投与．

③FN患者において，G-CSF製剤が予防的投与されていた場合，またはMASCC Score（Multinational Association for Supportive Care in Cancer score）高リスクである場合の治療的投与．

よって，妊娠期がん治療において，G-CSF製剤の投与が必要となる場合は多くないと思われる．しかし，妊娠を理由に投与を保留すべきではなく，患者個々のFN発症リスクや妊娠期特有の感染症リスク，出産に向けた治療計画の観点から使用を検討する．

● フィルグラスチム

妊娠期使用についての疫学研究による情報はない．フィルグラスチムは非常に大きい分子量であるが，第2，第3三半期において胎盤を通過する可能性がある[10]．妊娠中にG-CSF（主にフィルグラスチム）を使用した妊婦の児13人の調査において先天異常は認めなかったとの報告がある[11]．よって，情報は限られているが，妊娠中の使用で母体や胎児へ短期間での重大な悪影響は示されていない．

妊娠期の抗菌薬

妊娠期に使用する抗菌薬は，細菌の細胞壁に選択的に作用するβ-ラクタム系や，細菌のリポソームに選択的に作用するマクロライド系の安全性が比較的高く，疫学研究の結果からも，それらの妊婦への使用が許容される．一方，アミノグリコシド系では胎児の第Ⅷ脳神経障害，テトラサイクリン系では歯牙の着色やエナメル質形成不全などのリスクを考慮する必要がある．また，ニューキノロン系は妊婦への使用が添付文書で禁忌とされており，前向きな使用は避けるべきである．しかし，疫学研究では奇形発生のリスクを大きく上昇させるという報告はない．

FNは緊急性を要する病態のため，全身状態の評価と同時に，初期治療として抗緑膿菌活性を有する広域抗菌薬を用いた経験的治療を迅速に開始することが重要である．その際，FNの致死的合併症リスクをMASCC Scoreなどを用いて評価し，比較的全身状態のよい低リスク症例の場合には，経口抗菌薬も選択されうる．しかし，ここで推奨される抗菌薬はシプロフロキサシンやレボフロキサシンなどのニューキノロン系であり，妊娠期には使用しにくい．また，FN時には母体だけでなく胎児のモニタリングも必要となる場合があるため，安易に経口抗菌薬を選択せずに，産婦人科医と連携しながら，高リスク患者と同様の点滴静注による抗菌薬投与を検討したほうがよいと考えられる．

日本の『発熱性好中球減少症（FN）診療ガイドライン』では，高リスク患者の初期治療としてβ-ラクタム系であるセフェピム，ピペラシリン・タゾバクタム，イミペネム・

シラスタチン，メロペネムなどの抗菌薬を単剤で使用することを推奨している．これらは妊娠期においても比較的安全に使用できる．ただし，ピペラシリン・タゾバクタム，イミペネム・シラスタチンは妊娠期で分布容積の拡大，クリアランスの増加が知られており，投与量の調節には注意が必要である．

妊娠期の抗真菌薬

FNが遷延する場合の最も重篤な感染症は，深在性真菌症である．全身状態のよい低リスク症例では深在性真菌感染の頻度は低いが，高リスク症例では4～7日間の広域抗菌薬投与に反応しない場合には経験的抗真菌薬治療が推奨される．現時点における日本での推奨薬はアムホテリシンBリポソーム製剤，ミカファンギン，カスポファンギン，イトラコナゾール，ボリコナゾールである．ボリコナゾールは特にアスペルギルス感染を疑う場合に考慮する．これらの妊娠期使用に関する疫学研究はほとんどないため，胎児への影響は不明であるが，深在性真菌症は，重篤かつ致死性の可能性があるため，症例ごとの検討が必要である[7]．

妊娠期がん治療を安全に行うためには支持療法についても適切な薬剤を選択し，投与していくことが重要である．その上で，妊娠期の安全性に関する情報を参考にし，胎児への影響を考慮しながら慎重に投与する必要がある．多くの場合は投与することのベネフィットがリスクを上回ると考えられるが，より安全性の高いものを選択すべきであり，主治医，産婦人科医，小児科医，薬剤師を含む多分野のアプローチが不可欠である．

（河野友昭）

文 献

1) Pasternak B, et al: Ondansetron in pregnancy and risk of adverse fetal outcomes. N Engl J Med, 368: 814-823, 2013.
2) Colvin L, et al: Off-label use of ondansetron in pregnancy in Western Australia. Biomed Res Int, 2013.
3) Danielsson B, et al: Use of ondansetron during pregnancy and congenital malformations in the infant. Reprod Toxicol, 50: 134-137, 2014.
4) Carstairs SD: Ondansetron Use in Pregnancy and Birth Defects: A Systematic Review. Obstet Gynecol, 127(5): 878-883, 2016.
5) Caritis S, et al: Pharmacodynamics of transdermal granisetron in women with nausea and vomiting of pregnancy. Am J Obstet Gynecol, 215(1): 93, e1-4, 2016.
6) Le TN, et al: Observational Case Series Evaluation of the Granisetron Transdermal Patch System(Sancuso) for the Management of Nausea/Vomiting of Pregnancy. Am J Perinatol, 34(9): 851-855, 2017.
7) 伊藤真也ほか編：薬物治療コンサルテーション 妊娠と授乳 改訂2版，南山堂，2014.
8) Matok I, et al: The safety of metoclopramide use in the first trimester of pregnancy. N Engl J Med, 360(24): 2528-2535, 2009.
9) Pasternak B, et al: Metoclopramide in pregnancy and risk of major congenital malformations and fetal death. JAMA, 310(15): 1601-1611, 2013.
10) Calhoun DA, et al: Transplacental passage of recombinant human granulocyte colony-stimulating factor in women with an imminent preterm delivery. Am J Obstet Gynecol, 174(4): 1306-1311, 1996.
11) Dale DC, et al: Severe chronic neutropenia: treatment and follow-up of patients in the Severe Chronic Neutropenia International Registry. Am J Hematol, 72(2): 82-93, 2003.

10 在胎期にがん薬物療法を受けた児の長期発育

1 妊娠中の薬物療法と化学療法の開始・投与時期

妊娠中の薬物療法

　妊娠期がんは比較的まれであるが，その頻度は出産年齢の高齢化により増加傾向にある．妊娠期がん患者における全身化学療法の適応は，妊娠していないがん患者の場合と同じであるが，妊娠期がんの治療には，母親の治療かつ胎児への安全性とのバランスが重要である．

　いままでに把握できているエビデンスを基に，胎児への影響を最小限にすべく化学療法の種類，時期などを検討する必要がある．それらを考慮した場合，胎児期に曝露された化学療法の影響と考えられる明らかな有害事象は今のところ報告されていない．しかし，まだ症例数が十分とはいえず，また長期にわたる児のフォローは難しく，報告が少ないという問題もある．

　妊娠中にがんの診断を受け入れ，その治療(特に化学療法)を受け入れるのは患者にとってかなり葛藤がある．医師だけでなく，看護師，助産師など多職種でフォローしていくことが望ましい．また，胎児期に化学療法に曝露された児において，今までに確認されている予後に関する報告を患者に説明した上で，治療を行うことが必要であると考える．

化学療法の開始・投与時期

　妊娠初期は器官形成期であり，胎児奇形のリスクが最大であることが知られているため，化学療法を行うべきではない[1,2]．妊娠中期・後期での化学療法では，胎児奇形リスクは1.3%との報告があり，妊娠中に化学療法に曝露されなかった児のリスクと変わらない．そのため，妊娠中に化学療法を開始する場合は，器官形成期を過ぎた妊娠中期以降とするべきである．

　また，出産時の血液学的合併症のリスクを避けるため，化学療法の最終投与は32～34週までに終えておくことが望ましく，分娩予定3週以内の投与は避けるべきである．

2 在胎期にがん薬物療法を受けた児の予後と長期発育

胎児期の成長とその後

　胎児期に化学療法に曝露された児の発育について，妊娠週数と胎児の発育は相応だとする報告[3-5]から胎児発育不全（fetal growth restriction；FGR）を認めたという報告もある．胎児発育不全（FGR）は妊娠週数相当の発育より胎児の推定体重が10パーセンタイル未満，もしくは−1.5 SD未満の児と定義されており，妊娠中に発症した胎児発育を抑制する因子によって，在胎週数相当より胎児の発育が遅延した病態のことで，全妊娠の約8～10％を占める．周産期死亡例の約18％，胎児死亡例の約31％に認められ，ハイリスク妊娠に高率に合併することが知られている．

　Amantらは，胎児期に化学療法に曝露された児のうち21％（n＝70）に胎児発育不全を認めたと報告し[6]，Cardonickらは，がん種や治療によって7～17％に胎児発育不全を認めた[7]と報告しており，胎児期に化学療法の影響を受けていない児の平均8～10％より多く認められている．

　しかし，胎児期に化学療法に曝露された児で，出生時に低出生体重児であっても，多くの症例で生後1ヵ月のうちに成長が追いつくことが多い．Amantらは，70人の胎児期に化学療法に曝露された児の予後（16.8ヵ月～17.6歳）を調査し，体重・身長・頭囲が正常範囲内であったことを報告している[6]．

出生時・新生児期の予後（早期産と胎児の未熟性）

　胎児期に化学療法に曝露された児の早期産と未熟性についての報告がみられるようになってきている．Van Calsterenらによると通常の出産で早産は4％の頻度だが，がん治療により妊娠中に化学療法を施行した症例の出産では11.8％で早産がみられたと報告している．しかし，その中でも多くの症例では，出産後に治療開始，あるいは治療のスケジュールによる誘発分娩あるいは選択的帝王切開であり（76.7％），妊娠37週未満に起こる前期破水（preterm premature rupture of the membranes；pPROM）の上昇はみられなかった（4.8％，control：3％）[8]．

　Amantらは，がん治療により妊娠中に化学療法を施行した70症例のうち67.1％で早期産であったと報告しており（一般的な頻度は4％程度）[6]，Murthyらは，乳癌の治療により胎児期に化学療法（FAC：フルオロウラシル，アドリアマイシン，シクロホスファミド）の影響を受けた81例のうち28例（34.6％）[9]，Cardonickらは胎児期に化学療法の影響を受けた35例のうち51.4％で早期産であり，コントロール群は38.1％（p＝0.33）と報告している[10]．

　聖路加国際病院での経験では，胎児期に化学療法の影響を受けた児のうち早期産となった症例は，治療のスケジュールによる誘発分娩，あるいは産科的理由により予定帝王切開を施行した症例であり，化学療法の影響により早期産となったと考えられる症例は認めていないが，今後の報告により，さらなる検討が必要である．

児の健康状態

　在胎期間が短いほど，器官形成の未成熟な状況での出産となり，健康状態に影響があることが知られている．

　HahnらMurthyらは胎児期に化学療法の影響を受けた児，それぞれ40症例，50症例の両親あるいは親族に対して調査を行い報告している[9,11]．すべての両親あるいは親族は，児の健康状態はよいと回答している．Murthyらの調査では，アレルギーや喘息を36%に認めており，一般的な頻度（11～25%）よりも高値となっている．Amantらは胎児期に化学療法の影響を受けた児70例の健康状態を小児科の診察と健康状態の質問用紙を用いて調査しており，医療的な問題に関しては，一般的な頻度と同等であったと報告している[6]．

　これらの結果を踏まえると，早期産は妊娠中に化学療法を投与する以上に健康状態に影響を及ぼすように考えられる．そのため，児への影響を考えると，可能な限り正期産となるように治療計画を立てる必要がある．

認知発達と学業成績

　がんに罹患した大人が化学療法を施行されたときに，潜在的に長期にわたり注意力，集中力，記憶，言語，心理学相反時間（反応時間），情報処理時間，判断能力，プランニングといったケモブレインといわれる認知機能の障害があることが知られている．同じように，小児期にリンパ性白血病となったサバイバーは，情報処理能力，言語能力，注意力，言語と視覚の記憶力といった認知能力に異変がみられたとの報告がある．

　乳癌サバイバーのMRIを撮ると，認知機能と大脳白質の統合性（integrity：化学療法によって引き起こされる認知機能障害の解剖学的な基質となる）との関与が明らかとなってきている[12,13]．病態生理学的基盤において，化学療法と大脳機能の変化との関与はほとんどわかっていないが，中枢神経の発達は，妊娠中そして出生後も続いており，胎児期の化学療法の曝露は神経発達に影響がある可能性がある．

　Avilesらは，母親が血液がんで胎児期に化学療法に曝露された84人の児（6～29歳）を調査し，神経認知は正常であり，心理学的にも問題は認められなかったと報告している[3]．

　Hahnらは，母親が乳癌で胎児期に化学療法（FAC：フルオロウラシル，アドリアマイシン，シクロホスファミド）に曝露された40例（2ヵ月～13歳）の調査をしており[11]，両親あるいは親類による調査によると，ダウン症と注意欠陥障害の児1人を除いては正常の発達であった．

　Amantらは，2012年にがん治療のため，胎児期に化学療法に曝露された児の初めての多施設前向き調査を報告した[6]．70症例（年齢中央値22ヵ月：1.5～18年）において，あらかじめ設定されている時期・年齢に調査を行っており，精神発達，知能，注意力，記憶力それぞれの基準で比較したが，正常であった（双胎児は除く）．

　精神発達と知能テストでみると早期産ではより低く，出生週数と密に関係していた．
　最近では，Cardonicらが胎児期に化学療法に曝露された児35人と，妊娠中にがんの

診断を受けているが化学療法を施行していない22人を比較している．精神発達，知能，学業成績について対象グループの平均年齢は4.5歳，コントロール群は4.9歳であった（全体で57人，範囲は18ヵ月～10.4歳）．化学療法に曝露された児のうち1例，化学療法に曝露されていない児のうち2例において認知機能が平均より低値であった．統計学的には2つのグループで認知能力の異常について有意差は認められなかった．学業成績においても違いは認められず，算数のテストにおいては化学療法群では75％，コントロール群では67％が正常の結果，読解力においては化学療法群では75％，コントロール群では83％が正常範囲であった[10]．

　Amantらは，2015年に児の神経発達は化学療法投与の有無や積算量とは関係がなく，妊娠週数と相関があると報告しており，なるべく正期産となるように治療スケジュールを考慮する必要がある[14]．

行動異常

　Amantらは，胎児期に化学療法に曝露された児，21例（5.0～15.9歳）において小児行動異常チェックリストを用いて調査をした．行動異常に関する質問は，両親が回答した[6]．症例のうち29％に内在化，外在化，総合的なスコアの上昇を認めた．Cardonickらは，妊娠中にがんの診断を受けて化学療法を施行した35例と化学療法を施行していない22例において小児行動異常チェックリストで内在化，外在化，総合的な問題において有意差を認めなかった[10]．

　行動異常は，maternal survivalや調査時の母親の健康状況，児の性別，調査時の年齢によって予測はできない．臨床の範囲でのスコアは，対象グループの23％，コントロールグループの18％にみられた．しかし，この2グループのスコアに有意差は認められなかった．比較する対象が一般の人であるときにスコアが上がるのかどうか明らかではないが，もしそうだとすると妊娠時にがんと診断され，治療をすることによる妊娠中，また出産後の児のストレスが関与しているかもしれない．妊娠中のストレスホルモンの上昇は，胎盤を通じて胎児のストレスホルモンも上昇し，視床下部-下垂体-副腎系の調整によって，のちに行動異常がみられる可能性も考えられている．

心機能

　心毒性のある化学療法の薬剤としてアンスラサイクリンが知られている．

　アンスラサイクリンは他の薬剤と組み合わせて，主に乳癌や血液がんの治療で使用されており，アンスラサイクリンの投与を受けた患者において，早期あるいは慢性的な心毒性をきたした報告は多々認められる[15]．

　心毒性のリスクとなりうるいくつかの要因として，積算量（$>250\ mg/m^2$），性別，年齢，放射線療法との関わり，幹細胞移植，他の心毒性を及ぼす化学療法の組み合わせ（ハーセプチン，シクロホスファミド，アムサクリン）が知られている．アンスラサイクリン系薬剤の中でも脂溶性に富む薬剤であるイダルビシン投与後に，心筋症を生じた報告がある[16]．

　Avilesらは，胎児期にアンスラサイクリンの影響を受けた児81例（年齢9.3～29.5歳）

の心機能結果について初めて報告し[17]，心エコーでの評価，左室内径短縮率（FS）はすべての児において正常であった．

また，妊娠早期にアンスラサイクリンを投与した10人の妊娠期がんの患者とその胎児10人の心機能を2Dの心エコーで評価し，コントロール群と比較した初めてのパイロットスタディによると，有意差は認められなかった[18]．

Amantらは，ヨーロッパの多施設前向き研究において胎児期に化学療法に曝露された65例の長期的な心機能を評価しており[6]，心機能についてはコントロール群と比較して正常であった．正常範囲内ではあるが，コントロール群と比較すると左室駆出分画（EF）がやや低値，心室壁がやや薄いとの指摘があった．しかし，2015年に再度年齢を調整して報告しており[14]，それによると3歳時の調査では，胎児期にアンスラサイクリン系薬剤に曝露された児の心機能は正常であり，コントロール群と比較しても有意差を認めなかった．

これらの限られた情報と異なる評価方法では，どのように小児の心毒性をモニターするのがよいのか，予防のためにみるべき指標が把握できていないという問題がある[19]．今のところ，胎児期にアンスラサイクリン系の薬物に曝露された児において，日常生活に支障をきたすような心機能低下の報告はなく，また心エコーでの評価でも正常範囲内と報告されている．しかし，長期的な経過はまだ不明確な点もあり，今後長期にわたる経過観察が必要と考えられる．

聴覚障害

小児のがん治療，または大人のがん治療においてもシスプラチンやカルボプラチンといった白金製剤の使用により聴覚障害，特に難聴をきたした報告がある．この聴覚障害は量依存性であり不可逆性のものである．

Amantらは，胎児期に化学療法に曝露され，聴力検査を施行した21例〔平均年齢6.5歳（5.0～17.4歳）〕について報告している[6]．21例中，18例は聴力検査で異常を認めなかった．異常のない18例中3例は胎児期にシスプラチンに曝露された児であったが，聴力検査で異常がみられた3例も胎児期にシスプラチンの曝露のあった児であった．そのうちの1例は高度の難聴を認めたが，CT検査にて鼓膜の穿孔が明らかとなり，中耳炎による難聴の可能性がある．他の2例は，母親が急性骨髄性白血病となり妊娠中期以降の胎児期に低用量だがイダルビシンとシトシンアラビノシドに曝露された双胎児であり右耳に軽度の難聴が認められた．この症例は32.5週でそれぞれ1,640 g，1,390 gで出生しており，双方ともに神経発達の遅延を認めている．このような症例では難聴の原因に抗がん剤が関与しているか否かの判断は困難である．

Geijtemanらは，妊娠中期以降の胎児期にシスプラチン（5サイクル70 mg/m^2）に曝露された児が，両側に重度の感音性難聴となった1例を報告している[20]．

まだ症例数が少なく，胎児期の白金製剤の曝露，曝露量と難聴との関係は明らかではないが，上記の報告を踏まえると，シスプラチン投与が必要な症例で慎重に検討して投与した場合は，出生後の聴力の確認が必要と考えられる．

二次がん

　白金製剤を用いた化学療法，トポイソメラーゼⅡ阻害薬，代謝拮抗薬を使用したあとに白血病を発病した報告がある．また，二次性の固形腫瘍が発生するリスクはより限られているが報告はされており，アルキル化剤投与後に特有である肉腫，肺癌，胃癌，消化器癌，膀胱癌，甲状腺癌の発生報告がある．

　Sasshi らは，低悪性度ホジキンリンパ腫治療後16年後に発生した二次がんについて報告しており，563例中，39例で12年の累積罹患率は10.5％であった[21]．胎児期に化学療法に曝露された児の二次がんの発生リスクについては，長期の経過をみてさらなる調査を要する．

　Reynoso らは，胎児期にシクロホスファミドに曝露された双胎児の報告をしており，その男児は，出生時に奇形があり，11歳のときに甲状腺癌を発症し，14歳のときには神経芽腫を発症した．男児の双子の姉妹に奇形はなく，何の腫瘍も発症しなかった[22]．

　今までに児の長期予後を報告したものが2つあり，一つは70症例で最長の観察期間は18年，もう一つは84症例で最長の観察期間は29年である．これらの報告では2次がんの発生は認めていない[2,6]．

妊孕性

　がん治療のために化学療法を妊娠可能年齢の女性に使用すると不妊症となることがある．化学療法の種類と積算量，患者の年齢が最も重要な不妊症となる予測因子である．Aviles らは血液がんで胎児期に化学療法に曝露された84例から出生した第二世代となる12例を報告している[3]．結婚の有無，妊娠に至るまでの詳細について知ることは困難であり，この報告からだけで胎児期に化学療法に曝露されても妊孕性が温存できていると判断するか，温存できている症例は少数であるかを判断するのは困難である．

　現時点で，胎児期に化学療法に曝露された児における有害事象として，以下の2点が報告されている．
① 長期的には妊娠中の化学療法投与回数が4回以上では，児のアレルギーは喘息，アトピーなどの疾患が関係する可能性がある．
② 胎児期に化学療法に曝露された児の神経発達は，化学療法の有無や積算量とは関係がなく妊娠週数と相関がある．

　妊娠初期の化学療法を避け，可能な限り正期産を目指して妊娠中の治療計画を立てることが大切であると考えられる．

（深津裕美）

••• - 文　献 - •••
1) Doll DC, et al: Antineoplastic agents and pregnancy. Semin Oncol, 16 (5): 337-346, 1989.
2) Ebert U, et al: Cytotoxic therapy and pregnancy. Pharmacol Ther, 74 (2): 207-220, 1997.
3) Avilés A, et al: Hematological malignancies and pregnancy: a final report of 84 children who received

chemotherapy in utero. Clin Lymphoma, 2(3): 173-177, 2001.
4) Abdel-Hady el-S, et al: Cancer during pregnancy: perinatal outcome after in utero exposure to chemotherapy. Arch Gynecol Obstet, 286(2): 283-286, 2012.
5) Loibl S, et al: Treatment of breast cancer during pregnancy: an observational study. Lancet Oncol, 13(9): 887-896, 2012.
6) Amant F, et al: Long-term cognitive and cardiac outcomes after prenatal exposure to chemotherapy in children aged 18 months or older: an observational study. Lancet Oncol, 13(3): 256-264, 2012.
7) Cardonick E, et al: Use of chemotherapy during human pregnancy. Lancet Oncol, 5(5): 283-291, 2004.
8) Van Calsteren K, et al: Cancer during pregnancy: an analysis of 215 patients emphasizing the obstetrical and the neonatal outcomes. J Clin Oncol, 28(4): 683-689, 2010.
9) Murthy RK, et al: Outcome of children exposed in utero to chemotherapy for breast cancer. Breast Cancer Res, 16(6): 500, 2014.
10) Cardonick EH, et al: Development of children born to mothers with cancer during pregnancy: comparing in utero chemotherapy-exposed children with nonexposed controls. Am J Obstet Gynecol, 212(5): 658.e1-8, 2015.
11) Hahn KM, et al: Treatment of pregnant breast cancer patients and outcomes of children exposed to chemotherapy in utero. Cancer, 107(6): 1219-1226, 2006.
12) Deprez S, et al: Chemotherapy-induced structural changes in cerebral white matter and its correlation with impaired cognitive functioning in breast cancer patients. Hum Brain Mapp, 32(3): 480-493, 2011.
13) Deprez S, et al: Longitudinal assessment of chemotherapy-induced structural changes in cerebral white matter and its correlation with impaired cognitive functioning. J Clin Oncol. 30(3): 274-281, 2012.
14) Amant F, et al: Pediatric Outcome after Maternal Cancer Diagnosed during Pregnancy. N Engl J Med, 373(19): 1824-1834, 2015.
15) Broder H, et al: Chemotherapy and cardiotoxity. Rev Cardiovasc Med, 9(2): 75-83, 2008.
16) Baumgärtner AK, et al: Reversible foetal cerebral ventriculomegaly and cardiomyopathy under chemotherapy for maternal AML. Onkologie, 43(1-2): 40-43, 2009.
17) Avilés A, et al: Long-term evaluation of cardiac function in children who received anthracyclines during pregnancy. Ann Oncol, 17(2): 286-288, 2006.
18) Gziri MM, et al: Chemotherapy during pregnancy: effect of anthracyclines on fetal and maternal cardiac function. Acta Obstet Gynecol Scand, 91(12): 1465-1468, 2012.
19) van Dalen EC, et al: Prevention of anthracycline-induced cardiotoxicity in children: the evidence. Eur J Cancer, 43(7): 1134-1140, 2007.
20) Geijteman EC, et al: A child with severe hearing loss associated with maternal cisplatin treatment during pregnancy. Obstet Gynecol, 124(2 Pt 2 Suppl 1): 454-456, 2014.
21) Sacchi S, et al: Secondary malignancies after treatment for indolent non-Hodgkin's lymphoma: a 16-year follow-up study. Haematologica, 93(3): 398-404, 2008.
22) Reynoso EE, et al: Acute leukemia during pregnancy: the Tronto Leukemia Study Group experience with long-term follow-up of children exposed in utero to chemotherapeutic agents. J Clin Oncol, 5(7): 1098-1106, 1987.

第3章

妊娠期がんの各論

1 妊娠期乳癌

1 疫学

　わが国における妊娠中のがん罹患率に関するデータはない．海外からの報告では1,000〜1,500妊婦に1人の割合でがんが罹患しているといわれている[1,2]．妊娠期がんの割合は1960年代の報告では2,000人に1人と報告されており，徐々に増加傾向であるとされている[3]．その原因は，がん自体の発症率が増えてきているだけでなく，女性の社会進出や生殖補助医療の発展などを背景として30〜40代で妊娠・出産をする女性の数が増えてきていることも影響していると考えられている[4]．妊娠中に見つかるがんとして多いものは，乳癌，血液がん（リンパ腫，白血病），子宮頸癌，甲状腺癌，大腸癌，卵巣癌，悪性黒色腫などがあげられる．その中で多く報告されているのが，妊娠期乳癌で，頻度としては3,000妊婦に1人といわれている．

　妊娠期乳癌の予後は，年齢や病期を調整した非妊娠期乳癌と比べ多変量解析では差がないことがわかっている[5]．

2 診断

症状

　妊娠期乳癌の典型的な症状やサインはない．妊娠期に乳房のしこりや皮膚の変化を感じても，妊娠症状の一つとして認識されることが多く，結果，乳癌の診断が遅れることもある．そのため，妊娠中であってもしこりや乳房の変化があれば，乳腺専門機関を受診するのが望ましい．

組織診断

　妊娠中に増大する良性腫瘍の一つとして線維腺腫が有名ではあるが，増大傾向がある場合は針生検を用いた確定診断が推奨される．1ヵ月の診断の遅れは乳癌の腋窩リンパ節転移のリスクを0.8〜1.8%増加させるといわれており，細胞診よりも針生検での確定診断のほうが正診率が高い．妊娠中であることを理由に組織生検をためらう必要はない．

画像診断

　乳癌が疑われる症例に対しては微小石灰化の広がりなど，超音波では検出できない病変を指摘できる可能性があるため，両側マンモグラフィの撮影を勧める．妊娠中のマンモグラフィ撮影は腹部遮蔽を行えば胎児への被曝は極めて低く3Gy以下といわれている．乳房超音波を用いた精査は被曝のリスクを考えることなく安全に行える．妊娠中の乳房MRI撮影の安全性に関する正確なデータはなく，必要性が乏しい場合は避けるほうが望ましい．少なくともガドリニウム造影剤は胎盤通過性があり，催奇形性のリスクがあることが動物実験からわかっており，妊娠中の使用に関しては慎重に行うべきである．

　遠隔転移の評価に関しては基本的には非妊娠期乳癌と同様に，進行期症例のみで実施するべきである．その際のモダリティとしては基本的には超音波を用い，必要に応じて，MRIでの評価も考慮する．不必要な検査あるいは正確性に欠ける画像検査は避けるべきである．

 病理学的特徴

　妊娠期乳癌と非妊娠期の若年性乳癌とでは，病理学的・組織学的特徴に大きな差はなく，ホルモン陰性かつ組織学的異型度が高いものが多い[6]．妊娠期乳癌の生物学的特徴を遺伝子発現レベルで検証した報告によると，妊娠期乳癌ではIGFR(insulin-like growth factor 1)，GPC(G protein-coupled)レセプター，セロトニンレセプターの発現が非妊娠期癌と比べ有意に高いという報告がある．また，PD-1(programmed cell death 1)の発現も高いという報告もある[7]．しかしながら，これらの生物学的特徴に関しては不確かな部分も多く，妊娠期乳癌の生物学的特徴，組織学的特徴については検証が必要である．

3　治　療

　妊娠中のがん治療の原則は，胎児への不利益を最小限にしながら，母親に対し最善のがん治療を行うことである．がん治療と妊娠継続の両立に関しては，病期の広がりや，推奨される治療内容，診断時の妊娠週数によるところが大きい(p.47「妊娠期がん診療の原則」を参照)．

 局所治療

❶外科治療

●**時　期**

　妊娠中期(妊娠12週1日～27週6日)の外科治療については安全性がほぼ確立されている．その時期であれば，子宮の大きさもさほど大きくなく，外科手技の妨げにならない．したがって，外科的治療が患者にとって最適な診断または治療とされる場合は，妊娠中であっても積極的に行うべきである．よほどの理由がない限りは，妊娠中だからといって手術のタイミングを遅らせるべきではない．一方で，妊娠初期(妊娠12週未満)の

外科治療は，麻酔薬自体は先天性奇形と無関係とされているにもかかわらず，流産の割合が高くなると報告されている[8,9]．また妊娠後期での外科手術は，上大静脈の圧排や，子宮の増大による外科手技のやりにくさ，外科手技そのものによる分娩誘発のリスクや合併症（出血など），麻酔に伴う合併症のリスクが高まる．そのため，外科治療が必要な場合でも，産後まで待てるようながんの状態であれば，産後まで手術は遅らせるべきである．

● **乳房術式**

妊娠期乳癌では，基本的には超音波とマンモグラフィを用いた病変評価となる．そのため，過小診断になる可能性は一定程度あることを踏まえた上で，個別の症例に応じた適切な術式選択を行う．2014年のASCOガイドラインでは妊娠期では乳房全摘術が推奨され，乳房温存術はオプションとされている．しかしながら，術式選択については，妊娠期だからといって全例全摘にするべきではなく，非妊娠期乳癌と同様にその患者の最適な治療計画の中で，薬物療法，術後の放射線治療が遅滞なくできるようであれば，乳房温存術を選択することも問題ない．

妊娠中の薬物療法を予定していない症例で，乳房温存術を選択する場合は，術後の放射線治療の開始時期の問題がある．一般的に，乳房温存術後の全乳房照射は手術創が治癒したあと，早期（術後20週を超えない範囲）で開始することが望ましいとされている[10-12]．そのため，妊娠中に手術をする場合で，術後の薬物療法を妊娠中から行う必要がないような症例では，乳癌術後から出産までに20週を超えてしまうような場合，あるいは，全乳房照射の遅れが患者にとって明らかに不利益を与えるような場合は，乳房全摘術を行うことを検討する．

● **センチネルリンパ節生検**

かつては妊娠期乳癌症例に対し，センチネルリンパ節生検は行うべきではないとされてきた．しかしながら，センチネルリンパ節生検に用いるフチン酸は局所的な注射であることから胎児への被曝量は少なく，また体外排泄も速やかであることがわかり，現在はフチン酸を用いたセンチネルリンパ節生検は妊娠期であっても問題ないとされている[13,14]．色素法を用いたセンチネルリンパ節生検は，頻度は低いものの妊娠期にアレルギー反応が起こること，胎児への影響が不明であることから，妊娠中には用いられてこなかった．近年報告された，色素法を使用したセンチネルリンパ節生検の少数例の検討では，色素法を用いた場合であっても手術中の有害事象はなく，センチネルリンパ節の同定も問題なく行ったこと，また分娩，胎児の発育に関しても明らかな影響がないことが報告されている．しかしながら，少数例での報告しかないため，色素法の安全性が確立されているとは言い難く，基本的にはRI法（フチン酸）のみで行うことを勧める．

❷ **放射線治療**

妊娠期乳癌では，妊娠初期の放射線治療は可能であるが，胎児への被曝のリスクや産後に延期することが可能なため，化学療法を優先することが多い．適切な腹部遮蔽を行うことで被曝量を75％は抑えられるという報告もあり，やむを得ない理由で妊娠中に放射線治療を受けた患者であっても，健康な児を出産できたという報告がある[15]．しかしながら，骨転移や脳転移などの緩和照射などで妊娠中に放射線治療を行うことが，胎

児への被曝のリスクよりも母体にとって有益と判断した場合のみ，妊娠中の放射線治療は考慮されるべきである．

全身治療

❶ 投与スケジュール

妊娠初期で化学療法を投与した場合は，胎児の奇形が14%であったという報告があり，この時期の薬物投与は避けなければならない．妊娠中期または妊娠後期では，中枢神経系や造血器系の形成は脆弱ではあるものの，抗がん剤治療に関しては相対的に安全とされている．これまで妊娠中期または妊娠後期の抗がん剤治療による合併症として，早産，胎児の発育不全や子宮内死亡が報告されてきた[16,17]．しかしながら，妊娠中期以降に抗がん剤治療を受けた母親から生まれた児のほとんどが，長期的な合併症を有さないことが明らかとなってきた[15,18,19]．そのため，妊娠中期または妊娠後期の妊娠期乳癌患者に対しては，非妊娠期乳癌患者と同様の治療計画を立てることが望ましく，必要であれば妊娠中の抗がん剤治療も行う．

一般的に，原発性乳癌においては，術後化学療法の遅延が全生存期間の悪化と関連があるという報告もあり[20]，薬物療法導入までの期間はできる限り短くするべきで，可能であれば術後8週以内[21]，遅くとも術後12週以内[22]の開始が妥当といわれている．その点からも，出産まで12週以上期間があくような場合は，妊娠中の全身治療を考慮するのが妥当だろう．

妊娠中に抗がん剤治療を行った場合は，分娩時に骨髄抑制の時期が重なることを避けるため，妊娠32～34週までには抗がん剤の最終投与を終了しておく必要がある．

分娩後，産褥期経過が良好であれば，産後1～2週間後には乳癌治療（手術，薬物療法含む）が可能である．産後の授乳は可能であるが，産後に追加して抗がん剤治療が必要な場合は，乳汁への薬物移行，乳腺炎のリスクの観点から化学療法開始前に断乳することが勧められる．断乳には約1週間程度かかるため，断乳完了予定日の1～2週前にカベルゴリン1.0 mg/日（1日1回）1日分のみを内服する．断乳方法については産科医や助産師にも相談するのが望ましい．

産後に乳癌治療を行う場合は，初乳を与えたあと，1～2週後に断乳することが多い．

❷ 原発性乳癌に対するレジメン選択

薬物療法の適応は通常の乳癌と同様に判断する．妊娠中期以降であれば化学療法の導入は可能である．アンスラサイクリン含有レジメン（AC, FAC, FEC, EC）は妊娠期乳癌に対し最もデータが蓄積されている方法で，妊娠中の第一選択といえる[15,23,24]．また，近年では妊娠中のタキサン系薬剤の安全性データも蓄積されてきている[25,26]．

妊娠中の白金製剤の投薬に関して，HER2陽性乳癌では術後化学療法としてカルボプラチン含有レジメンを使用する場合がある．また，トリプルネガティブ乳癌においても，術前化学療法におけるカルボプラチンの有効性を示唆する臨床試験結果がある．本結果については，生存期間に与える影響がまだ不確かであり，現時点ではトリプルネガティブ乳癌における周術期薬物療法の標準治療としては確立していない．しかしながら，妊娠期のカルボプラチンの投薬といった観点からは，卵巣癌や子宮頸癌での使用経

験の蓄積により，投薬自体は胎児への影響はないとされている．

HER2陽性乳癌に対するトラスツズマブの妊娠中の投与は羊水減少を引き起こすことが知られており，一般的には妊娠中（特に妊娠中期以降）は慎重な判断が求められる[27]．また，タモキシフェンやアロマターゼ阻害薬などのホルモン剤も胎児奇形のリスクが示唆されている．

❸ 支持療法
妊娠期乳癌の抗がん剤治療に使用される多くの支持療法薬は，妊娠中も投与可能とされている（詳細はp.99「妊娠期がん治療における支持療法」を参照）．

❹ 転移性乳癌に対するレジメン選択
転移性妊娠期乳癌に対する治療の原則も原発性と同様で，妊娠中期または妊娠後期であれば化学療法は可能である．放射線治療，ホルモン療法は分娩後まで控えるべきである．アンスラサイクリン未治療の転移性妊娠期乳癌の場合は，アンスラサイクリン含有レジメンが第一選択になる．一方，アンスラサイクリン既治療の転移性妊娠期乳癌の場合は，少数例の報告をもとに治療選択をしていかざるを得ない．ビノレルビン[28-30]，パクリタキセル[31,32]，ドセタキセル[33]などの症例報告があり，いずれも分娩時の合併症は報告されていないものの，少数例の報告であることと，長期的な児への影響については不明な点がある．これらを協議した上で，治療選択をしていく．

また，転移性妊娠期乳癌の場合は，妊娠継続の有無の意思決定に際し，母親の余命，母親が亡くなったあとの育児体制に関するパートナーや親族の理解，生まれてくる児の福祉の観点から，十分な話し合いが必要である．

4 妊娠中の乳癌治療が分娩および胎児に与える影響

分娩への影響
妊娠中に抗がん剤治療を受けた母体では早期破水や早産の割合が高くなる傾向がある．早期破水は3％（健常母体では0％），早産は6％（健常母体では2％）という報告もある[6]．がん種を問わず，妊娠中に母親ががん治療を受けた129人の胎児の経過を報告したAmantらによると，妊娠中に薬物療法を受けた胎児の61％（79人）が早産ではあったが，そのうち52人は後期早産（34～36週）であり，満期近くまで在胎管理が可能であったとされている[15]．抗がん剤治療の早産との直接的な関連性は明らかではないが，過去の報告では医学的な必要性から人工的早産を選択している症例も含まれている．一般的に早産と関連する妊娠合併症として，妊娠糖尿病，羊水過少症，切迫早産などがあり，これらに留意した分娩管理が求められる．

胎児への影響
妊娠中期・後期の抗がん剤治療により，奇形率が有意に上がるとはされていない[15]．また，身長，体重，頭径に関しても健康な母親から生まれた児と差がないと報告されて

いる.
　これまでアンスラサイクリン投与による胎児への心毒性が懸念されていたが，近年では胎児のフォローアップデータが蓄積され，経過観察期間1年半～3年程度の報告によると，明らかな心機能低下は報告されていない[15,17]．認知機能に関しては，在胎期に抗がん剤曝露を受けたか否かよりも，早産との関連性のほうが高い．早産でない場合は，現在わかっている範囲では健常母体から出生した児に比し，認識機能が明らかに低下するとはされていない．ただし，児への影響については，長期フォローのデータが乏しく，今後のデータ蓄積が望まれる状況である．
　いずれにせよ，妊娠中にがん治療を実施した場合であっても，可能な限り満期を超えた分娩が望ましい．

5　治療中の周産期管理

産科診察
　産科診察は妊娠中に化学療法投与を行っている場合は，3週ごと（化学療法の投与スケジュールごと）の診察を行う．妊娠中に化学療法を行っていない場合は，通常の妊婦健診と同じ頻度で行う．

分娩時期
　妊娠満期（妊娠37週）前の人工的早産は児の知能や発達への影響が化学療法より大きいといわれており[17]，がんの状態が落ち着いていれば満期まで分娩を待つことが勧められる．

分娩方法
　分娩方法は通常の産科的リスクに応じて選択する．妊娠期乳癌だからといって必ずしも帝王切開をするべきではなく，基本は経腟分娩での出産が第一選択になる．誘発分娩の必要性については乳癌の腫瘍学的リスクや治療スケジュールを考慮しながら，その適応について産科医と相談して決定するのが望ましい．

〔北野敦子〕

•••-文　献-•••
1) Ngu SF, et al: Chemotherapy in pregnancy. Best Pract Res Clin Obstet Gynaecol. 33: 86-101, 2016.
2) Pavlidis NA: Coexistence of pregnancy and malignancy. Oncologist, 7(4): 279-287, 2002.
3) Williams TJ, et al: Carcincma in situ and pregnanc. Obstet Gynecol, 24: 857-864, 1964.
4) Voulgaris E, et al: Cancer and pregnancy: a comprehensive review. Surg Oncol, 20(4): e175-185, 2011.
5) Stensheim H, et al: Cause-specific survival for women diagnosed with cancer during pregnancy or lactation: a registry-based cohort study. J Clin Oncol, 27(1): 45-51, 2009.
6) Loibl S, et al: Treatment of breast cancer during pregnancy: an observational study. Lancet Oncol, 13(9): 887-896, 2012.
7) Azim HA Jr. et al: Biology of breast cancer during pregnancy using genomic profiling. Endocr Relat Can-

cer, 21 (4): 545-554, 2014.

8) Cohen-Kerem R, et al: Pregnancy outcome following non-obstetric surgical intervention. Am J Surg, 190 (3): 467-473, 2005.

9) Mazze RI, et al: Reproductive outcome after anesthesia and operation during pregnancy: a registry study of 5405 cases. Am J Obstet Ggynecol, 161 (5): 1178-1185, 1989.

10) Olivotto IA, et al: Intervals longer than 20 weeks from breast-conserving surgery to radiation therapy are associated with inferior outcome for women with early-stage breast cancer who are not receiving chemotherapy. J Clin Oncol, 27 (1): 16-23, 2009.

11) Huang J, et al: Does delay in starting treatment affect the outcomes of radiotherapy? A systematic review. J Clin Oncol, 21 (3): 555-563, 2003.

12) 日本乳癌学会 編：科学的根拠に基づく 乳癌診療ガイドライン，金原出版，2016.

13) Gentilini O, et al: Sentinel lymph node biopsy in pregnant patients with breast cancer. Eur J Nucl Med Mol Imaging, 37 (1): 78-83, 2010.

14) Pandit-Taskar N, et al: Organ and fetal absorbed dose estimates from 99mTc-sulfur colloid lymphoscintigraphy and sentinel node localization in breast cancer patients. J Nucl Med, 47 (7): 1202-1208, 2006.

15) Reichman O, et al: Pediatric Outcome after Maternal Cancer Diagnosed during Pregnancy. N Engl J Med, 374 (7): 692-693, 2016.

16) Van Calsteren K, et al: Cancer during pregnancy: an analysis of 215 patients emphasizing the obstetrical and the neonatal outcomes. J Clin Oncol, 28 (4): 683-689, 2010.

17) Amant F, et al: Long-term cognitive and cardiac outcomes after prenatal exposure to chemotherapy in children aged 18 months or older: an observational study. Lancet Oncol, 13 (3): 256-264, 2012.

18) Cardonick EH, et al: Development of children born to mothers with cancer during pregnancy: comparing in utero chemotherapy-exposed children with nonexposed controls. Am J Obstet Gynecol, 212 (5): 658, e1-8, 2015.

19) Peccatori FA, et al: Cancer, pregnancy and fertility: ESMO Clinical Practice Guidelines for diagnosis, treatment and follow-up. Ann Oncol, 24 Suppl 6: vi160-170, 2013.

20) National Toxicology Program: NTP Monograph: Developmental Effects and Pregnancy Outcomes Associated With Cancer Chemotherapy Use During Pregnancy. NTP monograph, (2): i-214, 2013.

21) Early Breast Cancer Trialists' Collaborative Group (EBCTCG); Peto R, et al: Comparisons between different polychemotherapy regimens for early breast cancer: meta-analyses of long-term outcome among 100,000 women in 123 randomised trials. Lancet, 379 (9814): 432-444, 2012.

22) Lohrisch C, et al: Impact on survival of time from definitive surgery to initiation of adjuvant chemotherapy for early-stage breast cancer. J Clin Oncol, 24 (30): 4888-4894, 2006.

23) Cardonick E, et al: Breast cancer during pregnancy: maternal and fetal outcomes. Cancer J, 16 (1): 76-82, 2010.

24) Gajjar K, et al: Treatment of breast cancer during pregnancy. Lancet Oncol, 13 (11): e460, 2012.

25) Cardonick E, et al: Maternal and fetal outcomes of taxane chemotherapy in breast and ovarian cancer during pregnancy: case series and review of the literature. Ann Oncol, 23 (12): 3016-3023, 2012.

26) Mir O, et al: Taxanes for breast cancer during pregnancy: a systematic review. Ann Oncol, 21 (2): 425-426, 2010.

27) Lambertini M, et al: Targeted agents for cancer treatment during pregnancy. Cancer Treat Rev, 41 (4): 301-309, 2015.

28) Cuvier C, et al: Vinorelbine in pregnancy. Eur J Cancer, 33 (1): 168-169, 1997.

29) Fanale MA, et al: Treatment of metastatic breast cancer with trastuzumab and vinorelbine during pregnancy. Clin Breast Cancer, 6 (4): 354-356, 2005.

30) El-Safadi S, et al: Primary diagnosis of metastatic breast cancer in the third trimester of pregnancy: a case report and review of the literature. J Obstet Gynaecol Res, 38 (3): 589-592, 2012.

31) Bader AA, et al: Anhydramnios associated with administration of trastuzumab and paclitaxel for metastatic breast cancer during pregnancy. Lancet Oncol, 8 (1): 79-81, 2007.

32) García-González J, et al: Paclitaxel and cisplatin in the treatment of metastatic non-small-cell lung cancer during pregnancy. Clin Transl Oncol, 10 (6): 375-376, 2008.

33) De Santis M, et al: Metastatic breast cancer in pregnancy: first case of chemotherapy with docetaxel. Eur J Cancer Care, 9 (4): 235-237, 2000.

2 妊娠期子宮頸癌

1 疫学

　子宮頸癌は，子宮の頸部にできるがんで，子宮頸癌の発生にはヒトパピローマウイルス（human papillomavirus；HPV）が関与していることが明らかとなっている．HPVは1949年に皮膚の乳頭腫より電子顕微鏡で確認された約7,900塩基対の二本鎖DNAを持つウイルスである．塩基配列により100種類以上に分類される．HPVは発がん性のある高リスク群と良性腫瘍を引き起こす低リスク群に分類されており，高リスクは6, 18, 31, 33, 35, 39, 45, 51, 52, 56, 58, 59, 68, 73, 82型の15のタイプである．HPV 16, 18, 31, 33, 35, 45, 52, 58型の8種が特にがん化リスクが高いとされる．世界の子宮頸癌からのHPV検出データでは，最も高頻度に検出されるのは16型で，次いで18型であり，この2つのタイプで約70％を占めている．日本においては16型と18型が占める割合は約65％とやや低く，代わりに52型，58型，33型の検出率がやや高くなっている．一方，低リスク群としては6型や11型が知られており，尖圭コンジローマの約90％で検出される．子宮頸部へのHPV感染はほとんどが性交によるもので，性交経験のある女性の約80％は一生に一度は発がん性HPVに感染するという報告もあるが，多くは一過性のものである．感染が長期間続くと，ごく一部の感染で前がん病変を経てがん化に至ると考えられている．

　日本における子宮頸癌の罹患患者数は，1983年に老人保健法が施行され子宮頸癌検診の普及により漸減傾向にあったが，2000年あたりを境に漸増傾向に転じており（図3-1），年間約10,000人が子宮頸癌に罹患し（上皮内癌を含めると約30,000人），約3,000人が子宮頸癌により死亡していると推計されている．漸増の原因として20〜30代の若年者の罹患数が年々増加傾向にあり（図3-2），日本産科婦人科学会婦人科腫瘍委員会による子宮頸癌患者年報によれば，1988年治療例では子宮頸癌（Ⅰ〜Ⅳ期）症例のうち40歳未満の占める割合は15.7％であったが[1]，2010年治療例では25.5％となっている[2]．

　妊娠は女性が産婦人科を受診する一つの契機であり，子宮頸癌のスクリーニングを行うよい機会となる．元来は初診時に子宮頸癌のスクリーニングである細胞診を行っていたが，2009年より妊婦健診の必須項目となっており母子健康手帳の交付を受ければ無料で受けることができるようになった．このため，母子健康手帳発行まで細胞診が行われないことが多く，子宮頸癌を罹患していても診断が遅れる症例がある．妊娠中に悪性

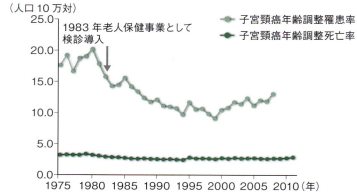

図3-1　子宮頸癌：年齢調整罹患率・死亡率の年次推移（1975〜2011）
（国立がん研究センターがん情報サービス『がん登録・統計』より作成）

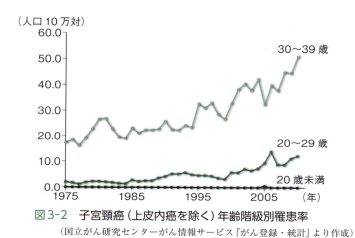

図3-2　子宮頸癌（上皮内癌を除く）年齢階級別罹患率
（国立がん研究センターがん情報サービス『がん登録・統計』より作成）

腫瘍を罹患する頻度は0.02〜0.1％とされている[3]が，なかでも子宮頸癌の罹患頻度は高く，2,000〜2,500妊娠に1例の割合とされている[4]．晩婚化や晩産化といった社会背景のもと，妊娠期子宮頸癌症例は今後増加していくものと思われる．

2　診断

子宮頸部細胞診とコルポスコピー

妊娠中はなるべく早期に子宮頸部細胞診を行うべきである．通常の子宮頸部細胞診においては細胞採取量，特に頸管腺細胞の採取量が多く不適正標本が少ないとされる，へら，ブラシ（ブルーム型含む）での細胞採取が推奨されるが，妊娠女性においては禁止されているものが多いことから綿棒採取が容認されている．しかし，細胞採取量が少ない

という点に留意すべきである．また，妊娠中の細胞診は脱落膜細胞や異型化生細胞などが出現するため過大評価になりやすいという報告や，無用な出血を避けるために細胞が十分に採取されずに過小評価が生じやすいとする報告がある．細胞診で異常〔ベセスダ分類ASC-USでハイリスクHPV検査陽性あるいはLSIL（low-grade squamous intraepithelial lesion）以上〕があればコルポスコピーと必要に応じて狙い組織診を行う．妊娠中のコルポスコピーでは酢酸加工をすると，血管造成や間質の脱落膜変化のために正常な扁平上皮化生を異形成と誤認しやすいなど，非妊娠期と比較して正確な診断が難しい．妊娠初期に行ったコルポスコピーで所見が明らかでない場合には，妊娠の経過とともに扁平円柱上皮境界（squamo-columnar junction；SCJ）の外反が進むので，時間をおいて再評価することが重要とされる．組織診では出血が多くなることから非妊娠期ほどは深く，何ヵ所も採取されないため病変が過小評価されやすい．組織診の結果によっては子宮頸部円錐切除術へと診断を進めていく．

子宮頸部円錐切除術

妊娠中に子宮頸部円錐切除術（以下，円錐切除術）が必要となるのは，組織診が微小浸潤癌の場合，組織診が上皮内癌までであるが細胞診で浸潤癌を疑う所見がある場合，組織診が上皮内腺癌である場合である．微小浸潤癌の場合にはⅠA1期かⅠA2期かの鑑別，および脈管侵襲の有無を検索する必要があり，上皮内腺癌である場合は上皮内腺癌に隣接して浸潤腺癌が存在することがあり，これを除外する目的で行う．円錐切除術を行う時期は『産婦人科診療ガイドライン-産科編2017』では妊娠14～15週前後が望ましいとしている[5]．妊娠中SCJが外反に移動することや流産・早産，多量の出血を考慮して，治療目的である深めの円錐切除術（cone biopsy）ではなく確定診断を目的とした浅めの円錐切除術（coin biopsy）を行う．妊娠週数が進むにつれて出血量が増えるため，『子宮頸癌ガイドライン』では妊娠時の円錐切除術は妊娠14週以降24週までに行うべきとしている[6]．非妊娠期の円錐切除術後の合併症として早産率が高いことが知られているが，妊娠中の円錐切除術が前期破水や早産などの合併症を高めることはないとされている一方，流早産や絨毛膜羊膜炎などの合併症頻度が上昇するとの報告もある．

進行期決定の検査

浸潤癌と組織診断された場合には，進行期を決定するためさらに検査が必要となる．コルポスコピー，内診，直腸診，超音波検査にてⅠB1期以上と確定診断され，その時点で妊娠継続の希望がなければ，通常と同様の検査（CT検査，MRI検査，尿路検査）を行う．妊娠継続の希望が強ければ検査法は制限される．腹部の放射線照射は可能な限り回避すべきとされていたが，ICRP（国際放射線防護委員会）は骨盤CTの平均線量は25 mGy，最大線量は79 mGy，腹部CT平均線量は8 mGy，最大線量は49 mGyと報告しており[7]，胎児に影響が出る線量は100 mGyとされていることから，妊娠週数を考慮した上で必要に応じて行うことが許容される[8]．しかし，胎児への影響はCTよりもMRIのほうが安全であり，局所病変の評価と骨盤リンパ節転移の有無を評価するにはMRI検査がより有用である．水腎症の評価は超音波にて行うことが可能である．

3 治療

妊娠期子宮頸癌の治療について『子宮頸癌治療ガイドライン2011年版』では，臨床進行期に合わせて治療方針が推奨されている(図3-3).

上皮内癌

生検組織診が上皮内癌であり，細胞診，コルポスコピー所見が一致している場合は2～4ヵ月ごとに細胞診，必要に応じてコルポスコピーを施行し，病変の進展がないことを確認しながら妊娠継続可能であり，経腟分娩可能である．分娩4～8週後に再び細胞診，コルポスコピー，組織診などを施行する．一方，生検組織診で上皮内癌までの病変であっても細胞診やコルポスコピーでそれ以上の病変が疑われた場合には，妊娠中であっても診断的円錐切除術を行うことがある．しかし，妊娠中の円錐切除術では非妊娠期と比較して病巣遺残のリスクが高く，断端遺残は30～50％と報告されている．円錐切除術の結果，病変が上皮内癌以下であれば円錐切除術が治療となるが，切除断端陽性の場

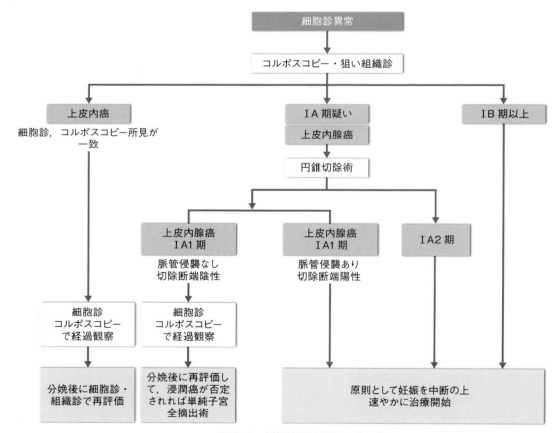

図3-3　妊娠期子宮頸癌の取り扱い

合には細胞診やコルポスコピーで病変が進行するのかどうか，分娩まで経過観察を行い分娩4〜8週後に再び細胞診，コルポスコピー，組織診などで再評価する．

　一方，生検組織診で上皮内腺癌と診断された場合，病変の局在や浸潤の深さの正確な評価のために円錐切除術が必要となる．しかし，上皮内腺癌では円錐切除術時の子宮頸管内搔爬が禁忌であり，確定診断は困難である．非妊娠期の円錐切除術の病理診断にて断端が陰性であっても約20％に残存病変を認めたという報告もあることから，妊娠中は厳重な経過観察が必要である．

ⅠA期

　組織診で微小浸潤癌が疑われた場合にはⅠA1期とⅠA2期の鑑別，脈管侵襲の有無を確認するために円錐切除術を行う．ⅠA1期で断端陰性で脈管侵襲陰性の場合には妊娠継続可能であり，経腟分娩可能である．ⅠA1期で脈管侵襲陽性またはⅠA2期は根治的治療を優先することとなるが妊娠継続希望が強い場合には妊娠週数を考慮して症例ごとに個別に対応が必要となる．扁平上皮癌ⅠA2期のリンパ節転移の頻度は10％以内とされており，胎児の肺成熟を待ってから帝王切開による分娩と同時に標準治療（リンパ節郭清を含む準広汎子宮全摘出術以上の手術）を行うことも考慮される．非妊娠期であっても初診から手術までにかかる3〜6週間程度の待機は許容されうるが，それ以上の待機には慎重な対応が必要である．『子宮頸癌治療ガイドライン2011年版』では扁平上皮癌と腺癌で治療方針を分けてはいないが，腺癌の生物学的悪性度を考慮すると，妊娠中の経過観察には，より慎重な対応が求められる．

ⅠB期，Ⅱ期
❶ 治療方針の決定

　胎児が体外生活可能な時期であれば，帝王切開にて胎児娩出後速やかに子宮頸癌の標準治療を行う．根治手術は帝王切開と同時に行うことが多い．また，妊娠により治療成績は変化しないとされており，妊娠を中断して標準治療を行うことで通常の子宮頸癌治療と同等の治療成績が期待できる．そのため，診断週数が早く，妊娠継続の希望がなければ，原則的には妊娠を中断し，標準治療を行うが，患者や家族が妊娠継続を強く希望する場合には，胎児の発育を待ってから胎児娩出を行い，標準治療をすることを考慮することとなる．しかし，どれくらいの期間であれば子宮頸癌治療を延期しても許容可能かという一定の見解はなく，治療方針の決定には腫瘍の大きさや浸潤の深さ，転移の有無などの腫瘍の進展状況以外に，胎児の妊娠週数や発育度など，胎児の状態や早産による障害の可能性などを考慮せねばならず，苦慮することが多い．アメリカ産婦人科学会（American College of Obstetricians and Gynecologist；ACOG）は6週間以内の延期を許容しているが，安全性や期間に関する十分な証拠はなく，治療延期による母体死亡例の報告もあり，治療延期の決定には慎重を要す．画像検査にてリンパ節転移が疑われる症例には，速やかに治療を開始すべきと思われる．治療を待機可能か確認する目的で，妊娠中に骨盤リンパ節郭清を行い（開腹または腹腔鏡下），リンパ節転移陰性であれば妊娠継続を考慮すべきとの報告もある[9,10]．

❷ 放射線治療

根治的放射線治療を行う場合には胎児が体外生活可能な時期であれば，帝王切開にて胎児娩出後速やかに治療を行う．体外生活不可能な時期であれば通常 fetus in utero で治療を行うことで自然流産するとされているが，妊娠中期（妊娠12週1日～27週6日）であれば妊娠を終結させたのちに放射線治療を施行したほうがよいとする報告もある[11]．

❸ 化学療法

一方，妊娠継続の希望が強い場合のオプションとして妊娠継続のままで白金製剤による化学療法を行い，胎児が体外生活可能な時期まで待機し生児を得た報告がある．シスプラチン単剤のほか，シスプラチン＋ビンクリスチンや，シスプラチン＋ブレオマイシンなどの化学療法が行われていたが[12-17]，近年ではシスプラチン＋パクリタキセルの報告が多い[18]．分娩後に根治治療を行う．抗悪性腫瘍薬は少なからず胎盤を通過するため，妊娠中に化学療法を実施する場合は，胎児への影響が大きい妊娠初期（妊娠0週0日～11週6日）を避け，妊娠中期あるいは後期（妊娠28週0日以降）の症例に投与するが，妊娠中期以降にシスプラチンを使用した胎児への影響として，他のがん種への使用も含めると胎児発育不全（fetal growth restriction；FGR），子宮内胎児死亡，感音性難聴，脳室拡大などの有害事象が報告されている[19]．再発・進行期子宮頸癌（非妊娠期）に対する化学療法の標準治療はTP療法（シスプラチン，パクリタキセル）であるが，最近，TC療法（カルボプラチン，パクリタキセル）の標準治療に対しての非劣性が示された[20]．カルボプラチンの妊娠中の投与に関する症例報告はシスプラチンに比較して少ないものの，シスプラチンのような先天異常，児への重篤な影響は報告されておらず，TC療法は妊娠継続のままで化学療法を行う際のレジメン選択の一つとなりうる．また，妊娠継続を希望した場合のfetus in uteroでの広汎性子宮頸部摘出術について，いくつかの報告がなされている[21-23]．しかし，わが国ではいまだ非妊娠期における広汎性子宮頸部摘出術についての十分なデータの蓄積がなされているとはいえず，妊娠中の広汎性子宮頸部摘出術については症例報告の域を出ない．

Ⅲ期，Ⅳ期

Ⅲ期以上の手術不能な進行がんでは妊娠継続とがん治療の両立は困難であるため，原則がん治療を優先し開始する．Ⅲ期，ⅣA期では同時化学放射線療法，ⅣB期では全身化学療法が適応となる．

妊娠期子宮頸癌症例にて妊娠継続を強く希望された場合には，胎児の週数，進行期などを考慮し，症例ごとに十分なインフォームド・コンセントが必要となる．胎児娩出の時期については胎児予後と母体予後について十分検討しなければならない．また，妊娠継続が困難となった場合には胎児も妊孕性も失うこととなるため，患者，家族に対しては精神的ケアにも十分な配慮が必要である．

（田中京子，青木大輔）

••• - 文 献 - •••

1) 婦人科腫瘍委員会報告：第36回治療年報 子宮頸癌治療成績（1988年）．日産婦誌, 53（7）：1136-1153, 2001.
2) 婦人科腫瘍委員会報告：第58回治療年報 子宮頸癌治療成績（2010年）．日産婦誌, 69（3）：1217-1236, 2017.
3) Voulgaris E, et al: Cancer and pregnancy: a comprehensive review. Surg Oncol, 20（4）：e175-185, 2011.
4) Smith LH, et al: Obstetrical deliveries associated with maternal malignancy in California, 1992 through 1997. Am J Obstet Gynecol, 184（7）：1504-1512, 2001.
5) 日本産科婦人科学会/日本産婦人科医会 編集・監修：産婦人科診療ガイドライン-産科編2017, pp.320-323, 日本産科婦人科学会, 2017.
6) 日本婦人科腫瘍学会 編：子宮頸癌治療ガイドライン2011年度版, 金原出版, 2011.
7) ICRP（国際放射線防護委員会）：ICRP pubrication 84. Pregnancy and Medical Radiation. Ann ICRP, 30（1）：1-43, 2000.
8) Ratnapalan S, et al: Physicians'perceptions of teratogenic risk associated with radiography and CT during early pregnancy. AJR Am J Roentgenol, 182（5）：1107-1109, 2004.
9) Morice P, et al: French Working Group on Gynecological Cancers in Pregnancy. Int J Gynecol Cancer, 19（9）：1638-1641, 2009.
10) Amant F, et al: Gynecological cancers in pregnancy: guidelines of an international consensus meeting. Int J Gynecol Cancer, 19（Suppl 1）：S1-12, 2009.
11) Sood AK, et al: Radiotherapeutic management of cervical carcinoma that complicates pregnancy. Cancer, 80（6）：1073-1078, 1997.
12) Benhaim Y, et al: Neoadjuvant Chemotherapy for advanced stage cervical cancer in a pregnant patient: report of one case with rapid tumor progression. Eur J Obstet Gynecol Reprod Biol, 136（2）：267-268, 2008.
13) Giacalone PL, et al: Neoadjuvant Chemotherapy in the treatment of locally advanced cervical carcinoma in pregnancy. A report of two cases and review of issues specific to the management of cervical carcinoma in pregnancy including planned delay of therapy. Cancer, 85（5）：1203-1204, 1999.
14) Karam A, et al: Neoadjuvant cisplatin and radical cesarean hysterectomy for cervical cancer in pregnancy. Nat Clin Pract Oncol, 4（6）：375-380, 2007.
15) Tewari K, et al: Neoadjuvant chemotherapy in the treatment of lacally advanced cervical carcinoma in pregnancy: a report of two cases and review of issues specific to the management of cervical carcinoma in pregnancy including planned delay of therapy. Cancer, 82（8）：1529-1534, 1998.
16) Bader AA, et al: Long-term follow-up after neoadjuvant chemotherapy for high-risk cervical cancer during pregnancy. Gynecol Oncol, 105（1）：269-272, 2007.
17) Marana HR, et al: Chemotherapy in the treatment of locally advanced cervical cancer and pregnancy. Gynecol Oncol, 80（2）：272-274, 2001.
18) Morice P, et al: Gynaecological cancers in pregnancy. Lancet, 379（9815）：558-569, 2012.
19) Mir O, et al: Use of platinum derivatives during pregnancy. Cancer, 113（11）：3069-3074, 2008.
20) Kitagawa R, et al: Paclitaxel Plus Carboplatin Versus Paclitaxel Plus Cisplatin in Metastatic or Recurrent Cervical Cancer: The Open-Label Randomized Phase Ⅲ Trial JCOG0505. J Clin Oncol, 33（19）：2129-2135, 2015.
21) Martin XJ, et al: First case of pregnancy after radical trachelectomy and pelvic irradiation. Gynecol Oncol, 74（2）：286-287, 1999.
22) Ungár L, et al: Abdominal radical teachelectomy during pregnancy to preserve pregnancy and fertility. Obstet Gynecol, 108（3 Pt 2）：811-814, 2006.
23) Mandic A, et al: Radical abdominal trachelectomy in the 19th gestation week in patients with early invasive cervical carcinoma: case study and overview of literature. Am J Obstet Gynecol, 201（2）：e6-8, 2009.

3　妊娠期卵巣癌

1　疫学

　　妊娠の診断に際してルーチンに超音波検査が行われるようになってきたこと，妊娠する年齢が高くなってきたことから，妊娠初期に発見される卵巣腫瘍の頻度は高くなってきている．わが国における妊娠中の悪性卵巣腫瘍の正確な頻度は不明であるが，寺井らの報告では10,588人の妊婦のうち8人（0.076％）であった[1]．海外での報告では妊娠中の卵巣腫瘍の頻度は2.3～8.8％[2,3]，妊娠中の悪性卵巣腫瘍の頻度は15,000～32,000妊娠に1例とされる[4-6]．卵巣癌の好発年齢は60代以降であり，妊娠中の卵巣癌の頻度は決して高くはないが，韓国からの報告では，卵巣癌は妊娠中に7番目に多い悪性腫瘍となっている[7]．

　　妊娠中の卵巣癌の病理組織型は上皮性腫瘍が約1/2を占め，胚細胞腫瘍が約1/3，残りに性索間質性腫瘍や肉腫などがみられる．妊娠中に見つかった上皮性腫瘍の約70％が境界悪性腫瘍である．非妊娠時に最も頻度の高い上皮性悪性腫瘍，いわゆる卵巣癌は残りの約30％と，妊娠時は少ない[4]．妊娠中の卵巣癌の多くが妊娠初期の超音波検査で見つかるため，非妊娠時に比べて初期が多く，Ⅰ期が約70％を占める[6]．

2　診断

症状

　　妊娠中の卵巣腫瘍の診断は，妊娠初期に施行される経腟超音波検査で診断されることが最も多く，卵巣腫瘍の65～80％が非妊娠時と同様に無症状で発見され，残りは疼痛や出血，破裂などで発見される．無症状の場合でも，妊娠中に0.2～22％は捻転を，0～9％は破裂を引き起こす[8]．

画像診断

❶ 超音波検査

　　卵巣腫瘍の良悪性の鑑別には超音波検査が第一選択である．妊娠初期に認められた卵

128

巣腫瘍のうち約70％は妊娠16〜20週で消失する[9]．妊娠に関連した卵巣腫瘍の多くはルテイン囊胞であり，そのほとんどが消失するが，まれに分娩までみられることもある．ルテイン囊胞や子宮内膜症性囊胞は原則として妊娠中経過観察でよい．

卵巣腫瘍が悪性であることを疑う所見としては，壁の肥厚や結節，内腔への乳頭状隆起，充実性部分の存在が重要である[10]．妊娠中は卵巣への血流が変化するため，カラードップラーでの良悪性の鑑別は偽陽性率が48％に認められ，注意を要する[11]．

また，子宮内膜症性囊胞の場合に，プロゲステロンが高値になり，それに伴い異所性内膜の脱落膜化が起こり，内腔に結節像を呈することから，悪性腫瘍との鑑別が困難なことがある[12]．

悪性腫瘍が疑われる場合は腹部エコー検査を行い，遠隔転移の有無を評価する．

❷ MRI検査

超音波検査では良悪性の鑑別が困難である場合には，MRIを施行する．MRIは，骨，筋腫などの筋肉組織，子宮内膜症性囊胞，卵巣腫瘍の充実性部分の鑑別に有用である．特に，囊胞性変性をきたした有茎性漿膜下筋腫や脱落膜化した子宮内膜症性囊胞と悪性腫瘍の鑑別[13]や，腹膜播種結節やリンパ節転移の検出に有用である．

妊娠中に非造影のMRIを施行することで胎児および母体へ悪影響を及ぼすとの報告はない[14-16]が，超高磁場や長い撮像時間などの胎児への影響はまだ不明な部分があるため，産婦人科診療ガイドラインでは妊娠中のMRIは「妊娠14週以降に行うのが望ましい」と記されている[17]．しかし，妊娠初期においても胎児に対して死産，新生児死亡，先天異常，成長障害，視力，聴力，発がんなど明らかな影響はみられなかったとの報告があり[16]，海外のガイドラインでは妊娠中のいずれの時期でもMRI検査が必要であれば施行してよいとしている[18, 19]．

一方，ガドリニウム製剤を投与して行う造影MRI検査を行った胎児の追跡調査ではMRIを行っていない群と比較してリウマチ様皮疹，炎症性皮膚症状などの出現が有意に高く，死産，新生児死亡の頻度も高いとの報告があり[16]，妊娠中は児のリスクを上回る母体の有益性がなければ妊娠中の造影MRIは避けるべきである．

❸ その他の画像検査

CTは転移の発見・評価には有用であり，MRIが施行できない症例で卵巣腫瘍の鑑別に役立つが，胎児への被曝の問題があるため，妊娠中は完全に禁忌ではないとしても，あまり勧められない．PET-CTは胎児への被曝と，児への安全性の情報がないことから，妊娠中は施行しない．

腫瘍マーカー

非妊娠時には卵巣癌ではCA125が，悪性卵巣胚細胞腫瘍ではAFPやhCGが腫瘍マーカーとして有用である．しかし，これらの腫瘍マーカーは妊娠により影響を受けるため，妊娠中の有用性は少ない．

CA125は胎生期に体腔上皮に存在する糖タンパク質と関連し，妊娠4週頃より上昇し，妊娠7〜9週でピークになる．以後減少し，妊娠中期には正常域となる[20, 21]．分娩直後に再度上昇し，産後5日目には正常域に戻る．妊娠中のCA125での卵巣腫瘍の良悪

性の鑑別は困難であるが，妊婦においても200 U/mLを超えることは多くなく，妊娠11週以降では100 U/mLを超えることはまれであるため，これを上回る上昇に対しては悪性の存在について注意を払う必要がある[20]．

胎児抗原の一つであるAFPは胚細胞腫瘍，特に卵黄嚢腫瘍で高い特異性を有するマーカーである．妊娠8週頃から上昇を開始し，妊娠14週頃より急増する．ピークは32週頃であり，300～400 ng/mLに達する．産後減少し，正常域に達するのは分娩の1ヵ月後である[21]．

hCGは妊娠早期から産生が増加し，妊娠8～10週でピークに達し，以後漸減して妊娠16週頃より5,000～5万IU/Lを維持し，分娩終了とともに急激に減少する．卵巣腫瘍を認め，妊娠16週以降でもhCGが高値を示す場合には，胚細胞腫瘍，特に絨毛癌を考える必要がある[20]．

3 治療

非妊娠時の標準治療は両側付属器切除術と子宮全摘術を含む最大限の腫瘍縮量手術および術後の化学療法である．卵巣癌が妊娠時に診断され，妊娠の継続を考えた場合，① 子宮の摘出はできず，不完全手術にとどまるを得ない，② 手術療法，化学療法，特に後者は妊娠初期を避ける必要があり，症例によってはがんの治療時期が遅れる可能性がある，③ 妊娠中の手術療法，化学療法ともに児への悪影響が否定できないなど，さまざまな問題点がある．

妊娠中の悪性卵巣腫瘍に対する治療は標準化されたものはなく，そのオプションは主に3つ考えられる（表3-1）．一つめは診断後すぐに妊娠を終了し，非妊娠時と同様の治療を行う．この方法での利点はがん治療を遅らせることなく適切に行えるが，時期によっては児の生存や予後に悪影響を及ぼす．二つめは胎児の肺が成熟するのを待ち，児を分娩したあとに治療を行う．この場合には児への手術や化学療法の影響，児の未熟性などについて考えなくてよいが，母体のがん治療は遅れ，母体のがんの予後が悪化する可能性がある．三つめは胎児の肺が成熟するまで，妊娠中化学療法を施行する方法である．これであれば妊娠中に母体は治療が行え，かつ児の未熟性を回避できるが，一方胎児への化学療法薬の悪影響について考える必要がある．

以上を踏まえ，診断時の妊娠週数，卵巣癌の病期，胎児の状態，患者の希望など多く

表3-1 妊娠中の卵巣癌の治療方策

治療方法	利 点	リスク
妊娠の中断/早期分娩	通常行うべきがん治療が施行可能	児の喪失/児の未熟性
胎児の肺成熟まで治療を待機	児の未熟性の回避 がん治療が胎内で児へ影響することの回避	母体のがんの予後の悪化
胎児肺成熟待機期間の化学療法	妊娠中母体のがん治療の継続 児の未熟性の回避	化学療法の児・妊娠への悪影響

の因子を考慮し，患者・家族に十分なインフォームドコンセントを行い，個々に治療方針を決めていく．

手術療法

卵巣腫瘍の手術が妊娠中に行われるのは，① 茎捻転や破裂などによって急性腹症を呈した場合，② 悪性が疑われる場合，③ 腫瘍が大きいと破裂の頻度や悪性の可能性が高くなるため，腫瘍径が7〜10 cm以上の場合である[22,23]．

悪性卵巣腫瘍か否かの確定診断は組織診断である．悪性卵巣腫瘍が疑われる場合は，妊娠時でも速やかに手術を施行して卵巣腫瘍を摘出し，組織診断を行わなければならない．しかし，妊娠中に手術を行う場合には，流産の可能性や麻酔薬の胎児への影響を考慮して基本的には妊娠14週以降に手術を施行する．可能であれば妊娠中の手術は妊娠中期に行う[24]．妊娠23週前で卵巣腫瘍の開腹手術を施行した場合に最も早産や胎児死亡の率は低く[25]，妊娠後期になると切迫早産や早産の頻度が増加する．しかし，妊娠のいずれの時期であっても捻転や破裂などで急性腹症をきたした場合，進行悪性卵巣腫瘍で生命の危険がある場合には，躊躇せずに手術を施行する．

妊娠8週までは黄体よりプロゲステロンを産生する．8週以降ではプロゲステロンの産生は次第に胎盤へ移行し，10週にはプロゲステロンの産生はほぼ胎盤からとなる[26]．このため，妊娠10週以前に手術を施行する場合は術後に腟内に8〜12時間ごとに50〜100 mgのプロゲステロン腟錠を投与，または1日1回のプロゲステロン50 mgの筋注によるプロゲステロンの補充が必要である[27]．

卵巣腫瘍が悪性であることを強く疑わない場合には，腹腔鏡下手術を選択することが可能である．妊娠中の開腹手術と腹腔鏡下手術の比較では，妊娠および児の予後に差はない[28,29]．

開腹手術では切開は下腹部縦切開で行う．術前から卵巣腫瘍が悪性である可能性が比較的少なく，かつ術中所見で明らかに良性腫瘍と考えられる場合は，まず腫瘍核出術を施行し，迅速組織検査に提出する．しかし，術前または術中に悪性腫瘍が強く疑われる場合は患側の片側付属器切除を施行し，迅速組織診断を行う．迅速組織診断の精度は悪性卵巣腫瘍の場合は約90％[30-32]であるが，境界悪性腫瘍の場合は60〜80％[31,32]である．迅速組織診断で明らかに悪性腫瘍と断定できない場合は，片側付属器切除術にて手術を終え，永久組織診断を待ってから再手術の施行の有無も含め，その後の治療を決定する．

妊娠22週未満で妊娠の継続および挙児希望がない場合，術中に悪性卵巣腫瘍の診断が得られれば標準手術（両側付属器切除術，子宮全摘術，大網切除術，骨盤・傍大動脈リンパ節郭清術）を行う．

妊娠継続の希望がある場合は患側付属器切除と大網切除術，腹腔内生検，さらに可能であれば骨盤・傍大動脈リンパ節生検を行うが，妊娠子宮は大きいため施行することが困難な場合が多い．境界悪性腫瘍や悪性胚細胞腫瘍ではリンパ節生検は省略が可能である．進行がんであれば，可能な限りの腫瘍減量術を施行する．進行がんの標準治療は最大限の腫瘍減量手術および術後の化学療法であるが，術前化学療法後に最大限の腫瘍減量術を行う治療は非妊娠時において標準治療と予後に差がなく，手術の合併症が少ない

ことが示されている[33]．進行がんの場合，妊娠中に術前化学療法を施行し，分娩後または帝王切開時に腫瘍減量術を行うのも一つの選択肢と考えうる[34]．妊娠中は標準手術が施行され得ず，不完全手術となっているため，分娩後妊孕性温存をしない場合は，分娩後に子宮全摘術，片側付属器切除術，骨盤・傍大動脈リンパ節郭清術を追加する．

妊娠後期で児が胎外生活可能であると考えられる場合は帝王切開術にて児を娩出後，引き続き標準手術を施行する．

化学療法

❶ 上皮性悪性卵巣腫瘍

母体に投与された化学療法薬は胎盤を通して胎児に移行する．Köhlerらは，母体に白金製剤を投与した胎児の白金製剤の臍帯血中濃度が母体血中濃度の23〜65％であったことを報告している[35]．化学療法薬が胎児へ及ぼす危険性は，投与時期，薬剤の種類，投与量などによって変わるが，妊娠初期の投与は催奇形性の頻度が高い[36-39]ため避けるべきである．母体のがんの状況が妊娠中期まで化学療法を待てない状況であれば，妊娠の中断を勧める．妊娠中期・後期での化学療法の投与は胎児への催奇形性への影響はほとんどなく，重篤な影響はきたしにくい[40]．妊娠中の化学療法の施行はがんの治療を遅らすことなく，かつ不必要な妊娠の中断を回避できる．しかし，胎児発育不全や早産が増加するとの報告[41,42]があること，化学療法薬の児への長期予後が不明である[39]ことから，妊娠中に必要の少ない化学療法の投与は避けるべきである．

上皮性卵巣悪性腫瘍ⅠA/ⅠB期のGrade 2/3または明細胞腺癌，およびⅠC期以上では術後妊娠中に化学療法を施行することを検討する．妊娠中の化学療法のレジメンは非妊娠時と同様にパクリタキセルとカルボプラチンの併用療法が推奨されている[43,44]．質の低いデータであるが，妊娠中の白金製剤の投与は比較的安全と考えられている．妊娠中に白金製剤を投与した43例中，3例に胎児発育不全，3例に早産，2例に羊水過少，1例に羊水過多，1例に脳室拡大を認めた[45]．そのほかに妊娠後期にシスプラチンを投与し，高度の聴覚障害をきたした症例が報告[46]されている．卵巣癌で妊娠中にパクリタキセルを投与した報告は多くない．Zhengらのレビューでは，卵巣癌で妊娠中にパクリタキセルと白金製剤を併用した13妊娠，14新生児中1例に新生児死亡を認めた．この例は，妊娠中化学療法投与前より超音波検査で指摘されていた多発奇形を合併していた．また1例に双胎を認め，その1児が難読症，Asperger症候群，Tourette症候群の診断となった．妊娠中のパクリタキセルと白金製剤の併用投与は児に比較的安全と結論づけている[47]．

❷ 悪性卵巣胚細胞腫瘍

非妊娠時の悪性卵巣胚細胞腫瘍の治療は，進行例であっても妊孕性温存が必要な場合は患側付属器切除術にとどめることが可能である[48]．進行例では術後早期に化学療法を開始することが必要であり，化学療法のレジメンはBEP（ブレオマイシン，エトポシド，シスプラチン）療法が強く推奨される[49]．しかし，妊娠中のエトポシドの投与は胎児発育不全や新生児の骨髄抑制との関連が指摘されていること[39]，児が将来白血病に罹患する可能性があることから，妊娠中は他の化学療法薬に置き換わってきている．妊娠中の

悪性卵巣胚細胞腫瘍ではBEP療法に代わってPVB(シスプラチン,ビンクリスチン,ブレオマイシン)療法またはカルボプラチン,パクリタキセルの併用療法が勧められる[44]．

4 妊娠が卵巣癌に与える影響

妊娠中の卵巣癌は非妊娠時に比べてⅠ期が多いこと，境界悪性腫瘍や胚細胞腫瘍が多いことから，全体でみると非妊娠時に比べて予後がよい．年齢，病期，組織型を合わせても非妊娠時と比べ予後は悪化しない．しかし，授乳期に診断された卵巣癌はハザード比2.23と予後が不良であることが示されている[50]．

上皮性卵巣悪性腫瘍では予後との関連が最も強いのは非妊娠時と同様に病期であり，非妊娠時に比べて予後が悪化するという報告はない[51]．

悪性卵巣胚細胞腫瘍ではⅡ期以上は全体の22.0％と少ないものの，5年生存率は28.4％であり[52]，非妊娠時の同病期での5年生存率77.1〜90.8％[53]に比べ，明らかに予後が不良であった．進行がんの場合に，妊娠が悪性卵巣胚細胞腫瘍の進行を促進している可能性が示唆されている[52]．

性索間質性腫瘍では妊娠によってがんの予後は悪化しないが，妊娠中に破裂による腹腔内出血の率が13.0％と高く[54]，また腫瘍が急速に増大することがある[55]．

5 治療中の周産期管理

妊婦健診

妊娠中の化学療法では胎児発育不全が増加するとの報告がある[38,39]．また，妊娠中に卵巣癌が再発することもあるため，健診ごとに超音波検査にて胎児の発育と腹水や，腹腔内腫瘍性病変の有無を検査する．

分娩方法

必ずしも分娩方法は帝王切開術にする必要はない．しかし，産後に追加手術を予定している場合は帝王切開にて児を娩出後，そのまま標準手術を行ってもよい．

〔塩田恭子〕

・・・—文　献—・・・

1) 寺井義人ほか：妊娠中に診断された卵巣癌の取り扱い．臨産婦，56(8)：1004-1008，2002．
2) Bernhard LM, et al: Predictors of persistence of adnexal masses in pregnancy. Obstet Gynecol, 93(4): 585-589, 1999.
3) Lavery JP, et al: Sonographic evaluation of the adnexa during early pregnancy. Surg Gynecol Obstet, 163(4): 319-323, 1986.
4) Leiserowitz GS, et al: Adnexal masses in pregnancy: how often are they malignant? Gynecol Oncol, 101(2): 315-321, 2006.

5) Zhao XY, et al: Ovarian cancer in pregnancy: a clinicopathologic analysis of 22 cases and review of the literature. Int J Gynecol Cancer, 16(1): 8-15, 2006.
6) Behtash N, et al: Ovarian carcinoma associated with pregnancy: A clinicopathologic analysis of 23 cases and review of the literature. BMC pregnancy Childbirth, 8: 3, 2008.
7) Shim MH, et al: Clinical characteristics and outcome of cancer diagnosed during pregnancy. Obstet Gynecol Sci, 59(1): 1-8, 2016.
8) Schmeler KM, et al: Adnexal masses in pregnancy: surgery compared with observation. Obstet Gynecol, 105(5 Pt 1): 1098-1103, 2005.
9) Mukhopadhyay A, et al: Ovarian cysts and cancer in pregnancy. Best Pract Res Clin Obstet Gynaecol, 33: 58-72, 2016.
10) Kaijser J, et al: Improving strategies for diagnosing ovarian cancer: a summary of the International Ovarian Tumor Analysis (IOTA) studies. Ultrasound Obstet Gynecol, 41(1): 9-20, 2013.
11) Wheeler TC, et al: Complex adnexal mass in pregnancy: predictive value of color Doppler sonography. J Ultrasound Med, 16(6): 425-428, 1997.
12) Ueda Y, et al: A retrospective analysis of ovarian endometriosis during pregnancy. Fertil Steril, 94(4): 78-84, 2010.
13) Telischak NA, et al: MRI of adnexal masses in pregnancy. AJR Am J Roentgenol, 191(2): 364-370, 2008.
14) Strizek B, et al: Safety of MR imaging at 1.5 T in fetuses: A retrospective case-control study of birth weights and the effects of acoustic noise. Radiology, 275(2): 530-537, 2015.
15) De Wilde JP, et al: A review of the current use of magnetic resonance imaging in pregnancy and safety implications for fetus. Prog Biophys Mol Biol, 87(2-3): 335-353, 2005.
16) Ray JG, et al: Association between MRI exposure during pregnancy and fetal and childhood outcomes. JAMA, 316(9): 952-961, 2016.
17) 日本産科婦人科学会/日本産科婦人科医会 編集・監修：CQ504 妊娠中に発見された付属器腫瘍の取り扱いは？ 産婦人科診療ガイドライン-産科編2017，pp.326-328，日本産科婦人科学会，2017．
18) Expert Panel on MR Safety; Kanal E, et al: ACR Guidance Document on MR Safe Practices: 2013. J Magn Reson Imaging, 37(3): 501-530, 2013.
19) Committee on Obstetric Practice: Committee Opinion No.723: Guidelines for diagnostic imaging during pregnancy and lactation. Obstet Gynecol, 130(4): e210-e216, 2017.
20) 大和田倫孝ほか：妊娠と腫瘍マーカー．産婦治療，79(4)：390-393，1999．
21) 菅原照夫ほか：婦人科疾患と関係のある腫瘍マーカー値の妊娠，分娩および産褥における変動について．日産婦誌，43(2)：145-151，1991．
22) 田畑 務：妊娠合併悪性卵巣腫瘍の治療と管理．日産婦誌，63(4)：1224-1230，2011．
23) Leiserowitz GS: Managing ovarian masses during pregnancy. Obstet Gynecol Surv, 61(7): 463-470, 2006.
24) Committee on Obstetric Practice and American Society of Anesthesiologists: Committee Opinion No.696: Nonobstetric surgery during pregnancy. Obstet Gynecol, 129(4): 777-778, 2017.
25) Whitecar MP, et al; Adnexal masses in pregnancy: a review of 130 cases undergoing surgical management. Am J Obstet Gynecol, 181(1): 19-24, 1999.
26) Csapo AI, et al: The significance of the human corpus luteum in pregnancy maintenance. I. Preliminary studies. Am J Obstet Gynecol, 112(8): 1061-1067, 1972.
27) Csapo AI, et al: Effects of luteectomy and progesterone replacement therapy in early pregnant patients. Am J Obstet Gynecol, 115(6): 759-765, 1973.
28) Reedy MB, et al: Laparoscopy during pregnancy: study of five fetal outcome parameters with use of the Swedish Health Resgistry. Am J Obstet Gynecol, 177(3): 673-679, 1997.
29) Liu YX, et al: Meta-analysis comparing the safety of laparoscopic and open surgical approaches for suspected adnexal mass during the second trimester. Int J Gynaecol Obstet, 136(3): 272-279, 2017.
30) Ratnavelu ND, et al: Intraoperative frozen section analysis for the diagnosis of the diagnosis of early stage ovarian cancer in suspicious pelvic masses. Cochrane Database Syst Rev, 3: CD010360, 2016.
31) Ilvan S, et al: The accuracy of frozen section (intraoperative consultation) in the diagnosis of ovarian masses. Gynecol Oncol, 97(2): 395-399, 2005.
32) Houck K, et al: Borderline tumors of the ovary: Correlation of frozen and permanent histopathologic diagnosis. Obstet Gynecol, 95(6 Pt 1): 839-843, 2000.
33) Vergote I, et al: Neoadjuvant chemotherapy or primary surgery in stage ⅢC or Ⅳ ovarian cancer. N Engl J Med, 363(10): 943-953, 2010.
34) Minig L, et al: Therapeutic management of epithelial ovarian cancer during pregnancy. Clin Transl Oncol, 15(4): 259-264, 2013.
35) Köhler C, et al: How much platinum passes the placental barrier? Analysis of platinum applications in 21 patients with cervical cancer during pregnancy. Am J Obstet Gynecol, 213(2): 206.e1-5, 2015.
36) Ebert U, et al: Cytotoxic therapy and pregnancy. Pharmacol Ther, 74(2): 207-220, 1997.

37) Randall T: National registry seeks scarce data on pregnancy outcomes during chemotherapy. JAMA, 269 (3): 323, 1993.
38) Doll DC, et al: Antineoplastic agents and pregnancy. Semin Oncol, 16 (5): 337-346, 1989.
39) Cardonick E, et al: Use of chemotherapy during human pregnancy. Lancet Oncol, 5 (5): 283-291, 2004.
40) Esposito S, et al: Chemotherapy against cancer during pregnancy: A systematic review on neonatal outcomes. Medicine (Baltimore), 95 (38): e4899, 2016.
41) Cardonick K, et al: Perinatal outcomes of a pregnancy complicated by cancer, including neonatal follow-up after in utero exposure to chemotherapy: results of an international registry. Am J Clin Oncol, 33 (3): 221-228, 2010.
42) Van Calsteren K, et al: Cancer during pregnancy: an analysis of 215 patients emphasizing the obstetrical and the neonatal outcomes. J Clin Oncol, 28 (4): 683-689, 2010.
43) Peccatori FA, et al: Cancer, pregnancy and fertility: ESMO Clinical Practice Guidelines for diagnosis treatment and follow-up. Ann Oncol, 24 (Suppl 6): vi160-170, 2013.
44) Amant F, et al: Gynecologic cancers in pregnancy: Guidelines of a second international consensus meeting. Int J Gynecol Cancer, 24 (3): 394-403, 2014.
45) Mir O, et al: Use of platinum derivatives during pregnancy. Cancer, 113 (11): 3069-3074, 2008.
46) Geijteman EC, et al: A child with severe hearing loss associated with maternal cisplatin treatment during pregnancy. Obstet Gynecol, 124 (2 Pt 2 Suppl 1): 454-456, 2014.
47) Zheng X, et al: Taxanes in combination with platinum derivatives for the treatment of ovarian cancer during pregnancy: A literature review. Int J Clin Pharmacol Ther, 55 (9): 753-760, 2017.
48) 日本婦人科腫瘍学会 編：CQ35 悪性卵巣胚細胞腫瘍に対して推奨される手術術式は？ 卵巣がん治療ガイドライン2015年版，pp.167-169，金原出版，2015.
49) 日本婦人科腫瘍学会 編：CQ36 悪性卵巣胚細胞腫瘍に対して推奨される術後治療は？ 卵巣がん治療ガイドライン2015年版，pp.170-173，金原出版，2015.
50) Stensheim H, et al: Cause-specific survival for women diagnosed with cancer during pregnancy or lactation: A registry-based cohort study. J Clin Oncol, 27 (1): 45-51, 2009.
51) Blake EA, et al: Feto-maternal outcomes of pregnancy complicated by epithelial ovarian cancer: a systematic review of literature. Eur J Obstet Gynecol Reprod Biol, 186: 97-105, 2015.
52) Kodama M, et al: Feto-maternal outcomes of pregnancy complicated by ovarian malignant germ cell tumor: a systematic review of literature. Eur J Obstet Gynecol Reprod Biol, 181: 145-156, 2014.
53) Chan JK, et al: The influence of conservative surgical practices for malignant ovarian germ cell tumors. J Surg Oncol, 98 (2): 111-116, 2008.
54) Blake EA, et al: Feto-maternal outcomes of pregnancy complicated by ovarian sex-cord stromal tumor: a systematic review of literature. Eur J Obstet Gynecol Reprod Biol, 175: 1-7, 2014.
55) Greene GG, et al: A malignant granulosa-cell tumor associated with pregnancy. Am J Obstet Gynecol, 60 (3): 686-688, 1950.

4 妊娠期悪性リンパ腫

1 疫学

　　妊娠中に発症する悪性リンパ腫についての正確な疫学データは存在しないが，アメリカでは年間におよそ3,500例の悪性腫瘍が妊娠中に新規に診断され，これはおよそ1,000例の妊婦から年間に1例（0.1％）の発症割合であると推定されている[1]．これらの悪性腫瘍のうち，悪性リンパ腫が占める割合は10％程度であることから，妊娠中に悪性リンパ腫に罹患する確率は，およそ0.01％程度ということになる[2-4]．これは非常にまれなことであるといえるが，わが国の年間出生児数がおよそ100万人であり，分娩に至らない妊娠例が相当数存在することを考慮すると，少なく見積もっても年間に三桁以上の妊娠期悪性リンパ腫の症例が存在することになる．

　　また，わが国における正確な疫学データは存在しないが，女性の社会進出の機会増加と晩婚化，価値観の変化，生殖医療技術の進歩などの背景から高齢妊婦が増加傾向であることを考慮すると，高齢化とともに罹患率が上昇する傾向のある悪性リンパ腫を罹患する妊婦の数も諸外国と異なる可能性があり，少なくとも増加傾向であろうことが推察される．さらに，悪性リンパ腫の組織型ごとの罹患率には人種差があることが知られており，わが国ではホジキンリンパ腫が欧米よりも少なく，NK細胞リンパ腫や成人T細胞白血病/リンパ腫が多いことが知られていることから，欧米の疫学データをそのまま当てはめることはできないことに注意が必要である．

2 診断

臨床症状

　　悪性リンパ腫の症状として最も頻度が高いのはリンパ節腫大に伴う症状である．頸部，腋窩，鼠径部などの表在リンパ節が腫大した場合には，比較的容易に発見できる可能性があり，特に表在リンパ節の2 cm以上の腫大は患者自身に気づかれやすく，訴えを聞いた医師がリンパ腫を疑うことも容易である．一方，縦隔，腹部，骨盤などのリンパ節腫大がみられた場合，これらの腫大リンパ節による圧迫症状として，息切れや腹部

膨満などの症状が出現する可能性があるが，いずれも妊娠そのものによって高頻度にみられる症状であることから，非妊娠期に比べて発見が遅れる可能性がある．また，これらの症状がみられた際にも，妊婦であることから放射線被曝を伴う検査の実施が見送られる結果，さらに発見は困難なものとなる．

リンパ節腫大のほか，リンパ腫患者においては「B症状」と呼ばれる全身症状がみられることがあり，これが診断のきっかけとなることも少なくない．「B症状」には発熱，寝汗，体重減少などの症状が含まれるが，これらの症状はいずれも妊娠中の代謝亢進に伴う症状とよく似ており，妊娠に伴う体重増加は体重減少をマスクする．したがって，過去のさまざまな報告において，妊娠期悪性リンパ腫の診断は遅れ，より進行した状態で発見されることが多いといわれている[5-10]．

組織診断

さまざまな臨床所見や検査所見により，悪性リンパ腫の存在を疑うこと自体は可能であるが，確定診断をするためには生検に基づく組織診断が必須である．したがって，妊娠期悪性リンパ腫が疑われる症例に対しては，針生検，リンパ節の切除生検，切開生検，骨髄生検などが必要となるが，これらの検査は妊娠週数にかかわらず，一般的に安全に実施可能と考えられる[11-14]．そのため，悪性リンパ腫が強く疑われる症例に対して，妊娠中であるという理由で生検を躊躇する理由はないと思われる．一方，どちらかといえば良性疾患を疑うリンパ節腫大をみた場合，生検すべきかどうか，難しい判断を迫られることになる．

例えば，若年女性の有痛性頸部リンパ節腫大の原因として，菊池-藤本病（亜急性壊死性リンパ節炎）の頻度は高く，非妊娠期の典型例では生検のリスクと傷痕を考慮して，必ずしも生検を行わずに経過観察されることもある．しかし，仮に悪性リンパ腫であった場合，後述するとおり妊娠継続のまま治療を行うためには時期の制約があることから，できるだけ早い段階で生検による診断を確定しておいたほうがよいと考えられるため，妊娠期ではむしろ生検を積極的に行ったほうがよい可能性がある．いずれにしても生検のリスク，得られる情報のメリット，診断が遅れることのデメリットなどを説明し，患者本人とよく話し合った上で決断すべきと思われる．

画像診断

❶ FDG-PET-CT検査

生検によって悪性リンパ腫の診断が確定した例に対しては，画像診断などによるステージングが必須であり，病期診断に基づいた治療選択が必要である．現在，リンパ腫患者のステージング目的には，FDG-PET-CT（fluorodeoxyglucose-positron emission tomography-computed tomography）検査を実施することが推奨されている[15]．しかし，PETの際に使用されるFDG-18は胎盤通過性があり，胎児に直接的な放射線被曝を生じさせるため[16]，そのリスクを考慮すると妊娠中のPET検査は避けるべきである．また，腹部〜骨盤のCT検査も胎児に20〜30 mGyの被曝を生じる[17]ため，妊娠初期では最も胎児への影響が懸念される．妊娠後期においても，10〜20 mGyの胎児被曝はのち

の小児期白血病発症のリスクを1.5〜2倍増加させるともいわれており[18]，被曝の危険性のない検査で代用することを検討する．

❷ 胸部単純X線検査

通常の胸部単純撮影(2方向)による胎児被曝量は0.0007 mGyと極めて低く[17]，得られる情報量と質を考慮すれば，十分許容可能と思われるが，繰り返し頻回に行われた場合は，その総線量の影響となるため注意を要する．

❸ 超音波検査

超音波検査は一般的に妊娠，胎児管理として広く使われている現状があり，基本的に胎児に対して安全であると考えてよい．

❹ MRI検査

MRI検査は放射線被曝を伴わないことから，CTなどによる画像診断が必要だが妊娠中のため放射線被曝を避ける必要がある場合には，代替手段としての使用が考慮される．ただし，MRI撮影に伴う胎児への悪影響は現時点で確認されていないものの，安全性が確立しているとはいえない[19,20]．したがって，可能であれば理論的に胎児へのリスクが少ない妊娠中期以降に実施することとし，妊娠初期に実施する場合には，胎児のリスクとそれを上回る母体の有益性について患者および家族に十分に説明し，同意を得た上で実施するべきである．

また，MRI撮影時に使用されるガドリニウムは胎盤通過性があり，動物実験により催奇形性が示されていることなどから，妊娠中は胎児のリスクを上回る母体の有益性がなければ，造影MRIは避けるべきである．実際，妊娠初期にガドリニウムによる造影MRI検査を受けた妊婦では胎児死亡を含む周産期有害事象のリスク上昇が観察されている[20]．

以上より，悪性リンパ腫のステージング目的に画像診断を行う場合，妊娠初期においては頸部，腹部，腋窩の超音波検査と胸部単純X線検査(撮影時下腹部を遮蔽)にて実施し，妊娠中期になるのを待ってからMRI検査を追加するというスケジュールが考えられる．ただし，患者の状態や進行のスピードにより，個々の患者におけるリスクとベネフィットのバランスは異なることから，個別の判断が必要である．

3 治療

一部の特殊な病型を除き，悪性リンパ腫の治療における外科手術の意義は限定的であり，化学療法と放射線療法が治療の主体となる．したがって，「第2章 妊娠期がんの総論」に記載されているとおり，妊娠初期(妊娠12週未満)においては妊娠を継続しながら治療を行うことは推奨できない．そのため，病変の広がりによる臓器圧迫症状がみられるなど，治療が待てない妊娠初期例では，妊娠中絶のあとに標準的治療を実施することが勧められる．また，バーキットリンパ腫などの高悪性度リンパ腫や，臨床的に急速に進行しているリンパ腫についても，治療を遅らせるデメリットが大きいため，妊娠中絶

表3-2 悪性リンパ腫に対して用いられる抗がん剤が引き起こしうる胎児への影響

薬剤（略語）	妊娠初期	妊娠中期・後期
シクロホスファミド（CPM）	中枢神経異常，骨奇形	早産，低出生体重，胎児発育不全
ブレオマイシン（BLM）	異常の報告なし	1例のみ胎児好中球減少の報告あり
ドキソルビシン（DXR）	四肢奇形	胎児発育不全，妊娠高血圧，出生時一過性血球減少
ビンクリスチン/ビンブラスチン（VCR/VBL）	心奇形，骨奇形，低出生体重	異常の報告なし
シタラビン（Ara-C）	四肢奇形	子宮内胎児死亡，出生時汎血球減少，胎児発育不全
メトトレキサート（MTX）	アミノプテリン症候群，自然流産	アミノプテリン症候群，胎児発育不全，低出生体重
エトポシド（VP-16）	妊婦に対する十分な使用経験なし	妊婦に対する十分な使用経験なし
リツキシマブ（R）	異常の報告なし	一過性B細胞減少，一過性好中球減少

（Amit O, et al: Drugs, 75（15）: 1725-1738, 2015/Cardonick E, et al: Lancet Oncol, 5（5）: 283-291, 2004/Rizack T, et al: Am J Hematol, 84（12）: 830-841, 2009 より筆者作成）

後速やかに治療を開始することを考慮すべきである[4]．

悪性リンパ腫治療に用いられる抗がん剤の妊婦に対する安全性

　一般的に殺細胞効果を有する抗悪性腫瘍薬は，妊娠初期には流産や催奇形性のリスクを高め，器官形成期を過ぎた中期以降では胎児発育不全や早産などの有害事象が増加すると考えられるが，そのリスクの大きさについては使用する薬剤の作用機序，投与量，胎盤通過性などの要因によって異なると考えられる．表3-2に悪性リンパ腫の治療で用いられる抗がん剤の妊婦への使用例において，確認されたリスクについてまとめた．ここで示されているとおり，子宮内胎児死亡や催奇形性のリスクに関しては，妊娠中期以降の投与であれば重大ではない．しかし，葉酸代謝拮抗薬であるメトトレキサートは例外であり，妊娠中期以降の投与であっても胎児への影響が大きく，多発奇形を伴うアミノプテリン症候群のほか，子宮内胎児死亡などの毒性がみられている．同様に，代謝拮抗薬であるシタラビン，フルダラビン，クラドリビンなどの抗がん剤も，原則として同様の危険を有するものと考えたほうがよい[4,21,22]．

　生物学的製剤であるリツキシマブについては，ヒトB細胞表面に発現するCD20タンパクに対するヒト化モノクローナル抗体製剤であり，その効果は直接的な殺細胞作用ではなく，補体や抗体依存性細胞傷害（antibody-dependent cell-mediated cytotoxicity；ADCC）を介した免疫学的機序によるものである．したがって，理論的に胎盤を通じて胎児に移行し，Bリンパ球の減少や低ガンマグロブリン血症を引き起こす可能性があるが，奇形や胎児発育不全を引き起こす可能性は低いと考えられる．実際，妊娠中にリツキシマブが使用された悪性腫瘍以外の患者を含む153例の妊婦から出生した90例の児の報告では，奇形が増えることはないが，11例の新生児において出生時に血液学的異常がみられたとの報告がある[23]．そのため，リツキシマブは出生時の血液学的な異常から新生児の感染症が増える可能性があるものの，その点に注意すれば妊娠中であっても比較的安全に使用できる薬剤であると思われる．

治療の各論

❶ ホジキンリンパ腫
●限局期ホジキンリンパ腫/進行期ホジキンリンパ腫

　ホジキンリンパ腫に対する標準的化学療法として，最も広く用いられているレジメンはABVD療法（DXR，BLM，VBL，DTIC）であり，妊娠中のホジキンリンパ腫に対する治療としてもABVD療法の実施例の報告が最も多い．ABVD療法では催奇形性のあるアルキル化剤（ダカルバジン）とアンスラサイクリン系抗生物質（ドキソルビシン）が含まれるレジメンであるため，妊娠初期での使用は避けるべきである．妊娠中期以降にABVD療法が実施された妊娠期ホジキンリンパ腫の過去の報告では，出生児の心機能障害や神経障害はみられず，安全に実施できたとされている[24-26]．したがって，妊娠中期以降に診断された妊娠期ホジキンリンパ腫の患者に対しては，4～6コースのABVD療法を分娩時期近くまで実施し，分娩後にPET-CTを実施し，その結果によりABVD療法の追加や放射線治療の追加を考慮するという治療戦略が考えられる．化学療法後の骨髄抑制期に分娩となることは避けたく，早産となる危険性などを考慮すると，化学療法は妊娠32～34週頃まででいったん終了するべきであろう．妊娠初期に診断されたケースでは，可能であれば無治療で妊娠中期まで治療を待つ方針とするが，進行期症例であり治療を待てない場合には，人工妊娠中絶のあとに化学療法を開始する選択肢のほか，安全性に関する十分なデータはないものの，ビンブラスチン単剤によるつなぎ治療（bridging therapy）を妊娠中期まで継続するという方法も提唱されている[8]．なお，頸部や腋窩などの上半身の限局期と診断された妊娠初期の症例に対しては，腹部骨盤を十分に遮蔽した上での局所放射線療法単独による治療も選択肢にあげている専門家もいるが[8]，胎児への影響が無視できないことや，画像診断に制約がある状況下で限局期であることの確証を得ることが困難であること，ならびにホジキンリンパ腫の治療としてすべての病期の患者に対して化学療法が推奨されている現状を考慮すると，筆者としては推奨できないと考える．

●再発ホジキンリンパ腫

　また，ホジキンリンパ腫は比較的若年者に多い悪性腫瘍であり，標準的治療であるABVD療法では，二次不妊を引き起こす可能性が低いため，治療歴のあるホジキンリンパ腫が妊娠中に再発することも想定される．この場合，非妊娠期であれば白金製剤やエトポシドなどの初回治療のABVD療法で使用した薬剤とは交差耐性を持たない薬剤を含む救援化学療法を実施し，奏効が得られれば自家末梢血幹細胞移植を併用した大量化学療法を実施するのが標準的である[27]．しかし，ここで用いられる白金製剤やエトポシドを妊娠中に使用した場合の安全性データは非常に限られており，妊娠継続のままこれらの薬剤を使用することには慎重な判断を要する．一方，ブレンツキシマブ ベドチンは再発，難治例のホジキンリンパ腫に対して単剤で治療効果を期待できる薬剤である．ブレンツキシマブ ベドチンはホジキンリンパ腫の腫瘍細胞表面に発現するCD30抗原を標的とする抗体にチューブリン阻害薬であるモノメチルアウリスタチンE（MMAE）を結合した抗体薬物複合体である．細胞表面のCD30に結合したあとに細胞内

に取り込まれ，細胞内で放出されたMMAEの効果によって腫瘍細胞にアポトーシスを誘導する．MMAEは分子量が大きく，胎盤通過性は低いものの，母体への投与により胎児に影響することは予想される．しかし，ブレンツキシマブ ベドチンを投与された患者血液中の，抗CD30抗体から外れた遊離MMAE濃度は極めて低いと考えられるため，理論的には妊婦であっても妊娠中期以降であれば比較的安全に使用可能な可能性がある．したがって，本薬剤のインタビューフォームにも「本剤の有用性を考えると，治療選択肢が非常に限られた患者群において，妊婦及び妊娠している可能性のある婦人に対しても，本剤による治療の提供が不可欠な場合があり，このような患者に対しては全般的なベネフィット/リスク評価は肯定的である」との判断のもと「妊婦又は妊娠している可能性のある婦人には，治療上の有益性が胎児への危険性を上回ると判断される場合にのみ投与すること．やむを得ず投与する場合は，本剤投与による胎児への危険性（流産又は胎児毒性）について患者に十分説明すること」と記載されている[28]．また，本薬剤は3週間に一度を1コースと，最大16コースまで投与できる．そのため，危険性について十分に説明した上で，妊娠中期以降にブレンツキシマブ ベドチンの投与を開始，継続し，分娩後必要に応じてその他の化学療法の追加や自家末梢血幹細胞移植を実施するといった治療のオプションが考えられる．

❷ 非ホジキンリンパ腫

非ホジキンリンパ腫の組織型は多岐にわたるが，おおむね無治療での予後が年単位で進行するインドレント（低悪性度）リンパ腫，月単位で進行するアグレッシブ（中悪性度）リンパ腫，週単位で進行する高度アグレッシブ（高悪性度）リンパ腫の3つに分類することができる．治療方針は組織型によって異なるが，この3つの分類の中ではおおむね同様の治療方針がとられるため，ここでもこの分類ごとの治療方針を記載する．

● アグレッシブリンパ腫

このグループにはびまん性大細胞型B細胞リンパ腫，マントル細胞リンパ腫，成熟T細胞およびNK細胞腫瘍などが含まれ，妊娠中に発見されるリンパ腫の大多数を占めている．比較的進行が急速であるため，診断後，比較的速やかな治療の開始を必要とし，妊娠後期に診断された限局期症例でない限り，分娩まで無治療経過観察するという治療選択は現実的ではない．このグループに対して最も高頻度に用いられる多剤併用化学療法レジメンはCHOP療法（CPA, DXR, VCR, PSL）であり，CD20抗原の発現のあるB細胞リンパ腫では，CHOP療法にリツキシマブ（R）を併用するR-CHOP療法が広く実施されている．妊娠初期の妊娠期悪性リンパ腫に対するCHOP療法の安全性データは極めて限られており，胎児毒性はみられなかったとする症例報告も存在するものの[24,29,30]，症例数が十分とはいえず，理論的にも安全でない可能性が高いことから，この時期にCHOP療法を含む多剤併用化学療法を実施する必要性がある患者に対しては，人工妊娠中絶を考慮すべきである．妊娠中期以降に実施される多剤併用化学療法の安全性について，Evensらは32例の非ホジキンリンパ腫に対して他剤併用化学療法を実施した32例の治療結果について報告している[24]．症例の内訳については表3-3に示す．全体として妊婦に対する化学療法の治療結果は，非妊娠期と比べて大きく劣ることはなく，早産が多くなる傾向にあるものの，児に対する影響としても死産や奇形の増加はみ

表3-3 悪性リンパ腫に対して用いられる多剤併用化学療法の安全性に関する報告

レジメン	症例数 妊娠中期	症例数 妊娠後期	主たる結論
CHOPまたはR-CHOP	14	8	次の先天奇形や死産の増加なし 有意に早産が増える傾向がある
Modified Hyper-CVAD	1	0	
EPOCH	1	0	
Modified CODOX-M/IVAC	1	1	

(Evens AM, et al: J Clin Oncol, 31 (32): 4132-4139, 2013より筆者作成)

られなかったと報告されている．表3-3に示したとおり，症例の多くがCHOP，またはR-CHOP療法を受けており，このレジメンについては，妊娠中期以降の妊婦に対する実施について，ある程度の安全性が確認されているものと考えられる．

● **高度アグレッシブリンパ腫**

このグループには(TまたはB)前駆細胞性リンパ腫/白血病，バーキットリンパ腫などが含まれる．進行が急速であることから，診断確定後は，仮にそれが妊娠初期であっても速やかに治療を開始する必要がある．また，CHOP療法のような通常量の化学療法で治癒を得ることは極めて困難であり，メトトレキサート大量療法を含む強力な化学療法を集中的に実施する必要がある．したがって，これらの情報を患者および家族によく説明した上で，現実的に妊娠継続とがん治療の両立は極めて難しいことを伝える．

● **インドレントリンパ腫**

このグループには濾胞性リンパ腫や慢性リンパ性白血病/小リンパ球性リンパ腫などが含まれる．高齢者に多く若年齢での発症はまれであるため，妊娠中の発症も極めてまれと思われる．限局期で発見された場合には，局所放射線治療により治癒の可能性もあるため早期治療が選択されることがある．進行期で診断された場合は，化学療法などで治癒を得ることが困難であることから，腫瘍量をもとに治療方針を決めることが多く，低腫瘍量の場合は，早期治療の対象とならず，何らかの症状が出現するまで治療を控える方針(watch and wait)がとられる．したがって，妊娠中にやむを得ず治療を必要とする例はまれであり，多くの妊娠期症例においては，何らかの症状が出現するまで，あるいは分娩まで治療を待つことが適切であると思われる．すでに治療が必要な何らかの症状が出現している例や，臓器圧迫症状がみられる例，あるいはその状態が切迫した例に対しては，状況に応じてリツキシマブ単剤療法やR-CHOP療法，R-COP療法などの化学療法を妊娠期アグレッシブリンパ腫に対する治療方針と同様の方針で実施可能であると思われる．なお，胃に限局したMALTリンパ腫においては，通常分娩まで治療を待つことが可能であると思われるが，*Helicobacter pylori*陽性例では除菌によりリンパ腫が寛解することが期待できる．*H. pylori*の一次除菌に使用されるアモキシシリン，クラリスロマイシン，プロトンポンプ阻害薬は妊娠中であっても比較的安全に使用できる薬剤であることから[31,32]，分娩を待たずに除菌療法を考慮してよいものと思われる．ただし，メトロニダゾールは催奇形性があり，胎児のリスクを上回る母体の有益性がなければ，これを用いる除菌レジメンは避けるべきである．

支持療法

 制吐薬などの支持療法薬については，別項（p.99「妊娠期がん治療における支持療法」）を参照されたい．ここではリンパ腫の治療の際に考慮される指示療法について，若干補足する．妊娠中に使用される抗菌薬についてはペニシリン，セフェム，マクロライドの安全性は確立しており[31]，抗菌薬を使用する場合には基本的にこれらの薬剤から選択すべきである．ニューモシスチス肺炎予防に用いられるST合剤はサルファ剤を含んでおり，催奇形性を有するため[31,33]妊娠期悪性リンパ腫患者に対する予防投与は推奨されない．一般的にCHOP療法にニューモシスチス肺炎を合併するリスクは極めて低く，予防投与は推奨されない．同様にキノロン系抗菌薬も，好中球減少時の予防投与が行われることがあるが，胎児に関節障害をきたす可能性があり，妊婦には使用しにくい[31]．CHOP療法により好中球減少が遷延するケースはまれであり，抗菌薬の予防投与は必要ないと考えられるが，好中球減少が高度かつ遷延する例では積極的にG-CSF製剤を使用し，発熱性好中球減少を生じた場合には，経口キノロン系抗菌薬の投与は避け，速やかに入院の上セフェムや広域ペニシリンの静注を実施すべきである．アゾール系抗真菌薬もヒトでの疫学研究はほとんどないため妊婦には使用しにくい[34,35]．一般的にリンパ腫に対する化学療法においては，抗真菌薬の予防投与は必要ないと考えられる．

4 妊娠中の悪性リンパ腫治療が胎児に与える影響

 Avilesらは妊娠中に造血器腫瘍（急性白血病29例，ホジキンリンパ腫26例，その他の悪性リンパ腫29例）に対して化学療法を実施された母体から出生した84児の長期フォローアップ（フォローアップ期間中央値18.7年）の結果を報告している[29]．この84例のうち，28例では妊娠初期において化学療法が実施されていた．これらの児の出生時体重は正常であり，学習能力の障害はみられず，先天性疾患や神経，精神疾患，がん，白血病の合併例もみられなかったとされている[29]．

〔森　慎一郎〕

•••-文　献-•••

1) Pavlidis NA: Coexistence of pregnancy and malignancy. Oncologist, 7(4): 279-287, 2002.
2) Pentheroudakis G, et al: Cancer and pregnancy: poena magna, not anymore. Eur J Cancer, 42(2): 126-140, 2006.
3) Lavi N, et al: An update on the management of hematologic malignancies in pregnancy. Womens Health (Lond), 10(3): 255-266, 2014.
4) Amit O, et al: Management of Hematologic Malignancies: Special Considerations in Pregnant Women. Drugs, 75(15): 1725-1738, 2015.
5) Kevric J, et al: Delayed recognition of a rare mediastinal lymphoma presenting as postpartum circulatory collapse. Case Rep Obstet Gynecol, 2014: 415352, 2014.
6) Lees CC, et al: T cell non-Hodgkin's lymphoma presenting in the first trimester of pregnancy. Postgrad Med J, 70(823): 371-372, 1994.
7) Avivi I, et al: Non-Hodgkin lymphomas in pregnancy: tackling therapeutic quandaries. Blood Rev, 28(5): 213-220, 2014.

8) Pereg D, et al: The treatment of Hodgkin's and non-Hodgkin's lymphoma in pregnancy. Haematologica, 92 (9): 1230-1237, 2007.
9) Weisz B, et al: Impact and treatment of cancer during pregnancy. Expert Rev Anticancer Ther, 4 (5): 889-902, 2004.
10) Mauch PM, et al: Patterns of presentation of Hodgkin disease. Implications for etiology and pathogenesis. Cancer, 71 (6): 2062-2071, 1993.
11) Crowhurst JA: Anaesthesia for non-obstetric surgery during pregnancy. Acta Anaesthesiol Belg, 53 (4): 295-297, 2002.
12) Van De Velde M, et al: Anesthesia for non-obstetric surgery in the pregnant patient. Minerva Anestesiol, 73 (4): 235-240, 2007.
13) Cohen-Kerem R, et al: Pregnancy outcome following non-obstetric surgical intervention. Am J Surg, 190 (3): 467-473, 2005.
14) Reedy MB, et al: Laparoscopy during pregnancy: a study of five fetal outcome parameters with use of the Swedish Health Registry. Am J Obstet Gynecol, 177 (3): 673-679, 1997.
15) Cheson BD, et al: Recommendations for initial evaluation, staging, and response assessment of Hodgkin and non-Hodgkin lymphoma: the Lugano classification. J Clin Oncol, 32 (27): 3059-3068, 2014.
16) Zanotti-Fregonara P, et al: Fetal Radiation Dose from 18F-FDG in Pregnant Patients Imaged with PET, PET/CT, and PET/MR. J Nucl Med, 56 (8): 1218-1222, 2015.
17) Kal HB, et al: Radiotherapy during pregnancy: fact and fiction. Lancet Oncol, 6 (5): 328-333, 2005.
18) Brent RL: The effect of embryonic and fetal exposure to x-ray, microwaves, and ultrasound: counseling the pregnant and nonpregnant patient about these risks. Semin Oncol, 16 (5): 347-368, 1989.
19) Shellock FG, et al: Policies, guidelines, and recommendations for MR imaging safety and patient management. SMRI Safety Committee. J Magn Reson Imaging, 1 (1): 97-101, 1991.
20) Ray JG, et al: Association Between MRI Exposure During Pregnancy and Fetal and Childhood Outcomes. JAMA, 316 (9): 952-961, 2016.
21) Cardonick E, et al: Use of chemotherapy during human pregnancy. Lancet Oncol, 5 (5): 283-291, 2004.
22) Rizack T, et al: Management of hematological malignancies during pregnancy. Am J Hematol, 84 (12): 830-841, 2009.
23) Chakravarty EF, et al: Pregnancy outcomes after maternal exposure to rituximab. Blood, 117 (5): 1499-1506, 2011.
24) Evens AM, et al: Lymphoma occurring during pregnancy: antenatal therapy, complications, and maternal survival in a multicenter analysis. J Clin Oncol, 31 (32): 4132-4139, 2013.
25) Pinnix CC, et al: Maternal and Fetal Outcomes After Therapy for Hodgkin or Non-Hodgkin Lymphoma Diagnosed During Pregnancy. JAMA Oncol, 2 (8): 1065-1069, 2016.
26) Eyre TA, et al: Management and controversies of classical Hodgkin lymphoma in pregnancy. Br J Haematol, 169 (5): 613-630, 2015.
27) 日本血液学会 編: 造血器腫瘍診療ガイドライン2013年版, 金原出版, 2013.
28) 武田薬品工業: 医薬品インタビューフォーム アドセトリス®点滴静注用50 mg, 2016年2月改訂版 (第3版).
29) Aviles A, et al: Hematological malignancies and pregnancy: a final report of 84 children who received chemotherapy in utero. Clin Lymphoma, 2 (3): 173-177, 2001.
30) Lishner M, et al: Non-Hodgkin's lymphoma and pregnancy. Leuk Lymphoma, 14 (5-6): 411-413, 1994.
31) Lynch CM, et al: Use of antibiotics during pregnancy. Am Fam Physician, 43 (4): 1365-1368, 1991.
32) Diav-Citrin O, et al: The safety of proton pump inhibitors in pregnancy: a multicentre prospective controlled study. Aliment Pharmacol Ther, 21 (3): 269-275, 2005.
33) Czeizel AE, et al: The teratogenic risk of trimethoprim-sulfonamides: a population based case-control study. Reprod Toxicol, 15 (6): 637-646, 2001.
34) Moudgal VV, et al: Antifungal drugs in pregnancy: a review. Expert Opin Drug Saf, 2 (5): 475-483, 2003.
35) Sobel JD: Use of antifungal drugs in pregnancy: a focus on safety. Drug Saf, 23 (1): 77-85, 2000.

5 妊娠期白血病

1 疫学

　わが国における妊娠中の白血病罹患割合に関するデータはないのが現状である．海外からの報告では，妊娠期に発症する悪性腫瘍の中で，白血病は，乳癌，子宮頸癌，悪性黒色腫および悪性リンパ腫に次いで多いとされる．しかし，妊娠中の白血病罹患割合は，推計で75,000〜100,000妊婦に1人と相対的にその割合は低い[1,2]．一方で，他がん種と同様に，高齢妊娠の増加に伴い増加する可能性が指摘されている．病型として妊娠中に発症する白血病の多くは，急性白血病であり，その2/3は急性骨髄性白血病（acute myeloid leukemia；AML），残りの1/3は，急性リンパ性白血病（acute lymphocytic leukemia；ALL）である．慢性白血病に関しては，慢性骨髄性白血病（chronic myeloid leukemia；CML）および慢性リンパ性白血病（chronic lymphocytic leukemia；CLL）は，両者ともに高齢者に多い疾患であり，妊娠中に罹患する割合は，極めて低い．妊娠期白血病の予後に関して，非妊娠期白血病と比較した十分なデータはない．

2 診断

症状

　妊娠期に罹患した白血病に特徴的な症状はない．急性白血病では，骨髄における急激な白血病細胞の増殖により正常造血能が障害され，進行性のさまざまな自覚症状を呈する．主な自覚症状として，息切れ，動悸，倦怠感および顔面蒼白などの貧血症状，下肢の点状出血，鼻出血，口腔粘膜出血および不正性器出血などの出血症状，正常白血球減少に伴う感染症や原因不明の発熱などがある．一方で上記症状の一部および貧血，白血球増多は，正常妊婦においても出現しうる妊娠に伴う症状，臨床検査値の変化でもあり，白血病を疑うことが重要である．また，慢性白血病においては無症状であることも多く，血液検査における白血球増多で偶然診断される場合や肝脾腫を契機に診断される場合もある．急性白血病の妊娠に対する影響については，少数例の解析ではあるが，流産，周産期死亡，胎児発育不全および早期産のリスクが高まる可能性が報告されている[3,4]．

検査・診断

　白血病を疑った際には，末梢血塗抹検査および骨髄穿刺・生検検査を実施する．骨髄穿刺・生検については，妊婦において安全に実施が可能であるが，施行部位・体位については配慮が必要である．急性白血病の診断は，骨髄および末梢血中の白血病細胞の形態学的診断が基本であり，病型分類や予後予測を目的として細胞表面抗原検査，染色体および遺伝子検査を合わせて実施する．CTを中心とする画像検査については，白血病の診断においては必須ではない．一方，感染症や髄外病変の評価などを目的としてCTを撮影する場合があるが，胎児への放射線被曝を考慮し，そのリスクを上回る母体の有益性がなければ実施すべきではない．

3 治療

　急性白血病に対する治療は，"total cell kill"の考え方に基づく強力化学療法が原則であり，AMLおよびALLともに，寛解導入療法および，血液学的寛解に到達した場合にはそれに引き続く寛解後療法を継続することが標準的治療法である．一般的に，妊娠初期（妊娠12週未満）における抗がん剤治療は，他がん種と同様に胎児奇形のリスクが10～20％と極めて高く[5]，避けるべきとされている．一方，妊娠中期および後期における抗がん剤治療は，相対的に安全とされている．妊娠期の急性白血病は，23％で妊娠初期，37％で妊娠中期および40％で妊娠後期に発症したとの報告があり[6]，抗がん剤治療の実施が可能な妊娠中期以降に発症する例が多い[4,7]と認識されている．しかし，症例報告に基づくデータであり，選択バイアス（selection bias）の可能性が指摘されている．急性白血病は，病状の進行が急激であり，たった数日間の治療開始の遅れが，播種性血管内凝固症候群（disseminated intravascular coagulation；DIC）の進展などにより母体にとって致命的となりうる疾患である．妊娠中期まで治療開始を待てない病状であれば，患者本人および家族への十分な説明とカウンセリングを行った上で中絶を考慮せざるを得ない[8]．

 急性骨髄性白血病（AML）に対する治療

　急性前骨髄球性白血病（acute promyelocytic leukemia；APL）を除くAMLに対する治療は，シタラビンとアンスラサイクリン系薬剤による寛解導入療法を実施し，血液学的寛解に到達した場合には，地固め療法を寛解後療法として複数コース実施する治療戦略が，標準的治療に位置づけられている[9,10]．非妊娠期のAMLに対する寛解導入療法として，シタラビンと併用されるアンスラサイクリン系薬剤は，イダマイシンまたはダウノルビシンが選択される．しかし，妊娠期AMLにおいて，イダマイシンは他のアンスラサイクリン系薬剤と比較して脂質親和性が高く胎盤を通過する可能性があるため，胎児への影響が懸念される．さらに，ダウノルビシンに関してもシタラビンと併用することにより，催奇形成のリスクが増強する可能性が報告されており，妊娠期AMLにおい

て避けるべきであると認識されつつある[11,12]．一方，AMLに対する有効性は知られているが[13]，非妊娠期AMLに対して標準的薬剤に位置づけられなくなったドキソルビシンは，乳癌をはじめとする妊娠期のがん種に対して検討されており，さらに，少数例の妊娠期AMLに対するデータではあるが，シタラビンとの併用で催奇形成のリスクは上昇しないとされている．以上のことから，妊娠継続を希望する妊娠中期以降の妊娠期AMLに対する寛解導入療法としてドキソルビシンとシタラビンの併用療法が，European Society for Medical Oncology (ESMO)ガイドラインにおいて推奨されている[8]．

一方，地固め療法については，非妊娠期においては，シタラビン大量療法やシタラビンとエトポシド，またはアンスラサイクリン系薬剤の併用療法が選択される．妊娠期AMLに対しては，シタラビンとアンスラサイクリン系薬剤の併用療法が好まれるが，妊娠期AMLに対する地固め療法のデータは極めて限定されている．さらに，再発・治療抵抗性AMLおよび予後不良染色体異常を有するAMLに対しては，非妊娠期であれば同種造血幹細胞移植を考慮するが，妊娠期AMLに対する同種造血幹細胞移植の安全性は確立していない．

急性前骨髄球性白血病（APL）に対する治療

APLは，AMLの10〜15％を占める病型であり，発症初期において重篤なDICを伴い，脳出血などの致命的な臓器出血を合併しやすい．APLは，15番と17番染色体長腕の相互転座を有しており，PML-RARα融合遺伝子が形成されることにより発症する．All-*trans* retinoic acid (ATRA)は，PML-RARα融合遺伝子に作用することで，APL細胞に対して分化誘導効果を発揮し，他のAMLと比較して高い治癒率が特徴である．一方，DICの合併は，妊娠継続および分娩管理を行う上で母体および胎児に対する重大なリスクとなるため，十分な注意が必要となる．妊娠初期におけるATRA投与は，高い催奇形成リスクが報告されており[14]，投与は避けるべきである．一方，妊娠中期以降におけるATRA投与に関しては，早産や可逆的心毒性が報告されているが[15]，妊娠期においておおむね安全に投与が可能であると認識されている．しかし，ATRA単剤による治療は，妊娠期および非妊娠期を問わずAPL分化症候群のリスクが高くなる可能性があり，注意が必要である．白血球増多症を伴う高リスクAPLに対しては，ATRAとアンスラサイクリン系薬剤の併用が，非妊娠期APLに対して推奨されている．妊娠期APLに対しては，AMLに対する治療と同様にアンスラサイクリン系薬剤としてドキソルビシンが推奨される[8]．非妊娠期APLに対する高い有効性および安全性が示されている亜ヒ酸は，催奇形性が報告されており，妊娠期間中の投与は禁忌である[7]．

急性リンパ性白血病（ALL）に対する治療

非妊娠期ALLに対する寛解導入療法は，ステロイド，ビンクリスチン，L-アスパラギナーゼを骨格として，アンスラサイクリン系薬剤およびシクロホスファミドが併用される．血液学的寛解到達後は，地固め療法として寛解導入療法に類似した多剤併用療法，シタラビン大量療法およびメトトレキサート大量療法などと，メトトレキサートの髄腔内投与を行うことで，ALL細胞のさらなる減少および中枢神経浸潤の予防を図る．

さらに，地固め療法終了後は，維持療法を行うという長期にわたる治療スケジュールが，標準的治療に位置づけられている．一方，妊娠期ALLに関しては，AMLと比較してさらに頻度が低く，治療法は確立していない．ALL治療における重要な薬剤の一つであるメトトレキサートは，催奇形成のリスクが高く，投与量によらず妊娠初期における投与は避けるべきである[7]．妊娠後期における妊娠期ALLに対しては，母体および胎児の状況に注意しながら，分娩スケジュールを考慮した上で，非妊娠期ALLと同様の治療が可能であると認識されている．一方，妊娠中期においてもメトトレキサートの安全性は十分に確立していないが，その他の薬剤の投与は可能であると考えられる[16]．在胎週数によっては妊娠後期に入るまでの病勢制御目的につなぎ治療（bridging therapy）を行うことも選択肢となる．また，L-アスパラギナーゼは，妊娠期においては血栓症のリスクを高める可能性があり注意を要する[17]．

慢性骨髄性白血病（CML）に対する治療

CMLは，9番と21番染色体長腕の相互転座によりBCR-ABL1融合遺伝子が形成され，正常ABL1より強力なキナーゼ活性を獲得し発症する．無治療の場合，数年の慢性期（CP），その後数ヵ月の移行期（AP），そして急性転化期（BC）に至る造血器腫瘍である．妊娠期においては，100,000妊婦に1人の発症であり，妊娠可能年齢に発症するCML患者は，全CML患者の1割程度とされている．イマチニブを代表とするABLチロシンキナーゼ阻害薬（TKI）の臨床導入により，その予後は劇的に改善を認めた．しかし，妊娠期においてはイマチニブを含めたTKIは，高い催奇形成のリスクが知られており，投与は避けるべきである[18]．イマチニブを含むTKIは，ABLチロシンキナーゼ以外のc-kitやplatelet-derived growth factor receptor（PDGFR）などのその他のチロシンキナーゼの阻害活性も有する．このoff-target効果によりPDGFR-αを阻害することが，催奇形成に関与すると考えられている[17]．一方，TKIの臨床導入以前にCMLに対する第一選択であったインターフェロンαは，分子量が大きく胎盤通過性はなく，動物実験レベルおよび症例報告においても，妊娠時期のいずれにおいても胎児への影響は報告されておらず，全妊娠期を通じて安全に投与可能な薬剤と考えられている[19-21]．さらに，CMLを含む骨髄増殖性腫瘍に対して血球数コントロール目的に用いられるハイドロキシウレアは，催奇形成のため妊娠初期における使用は避けるべきである．

現在，妊娠期に初めて診断されたCML-CPに対しては，白血球数100×10^9/Lまたは血小板数500×10^9/Lを超えるまでは，慎重な経過観察が第一に推奨される．白血球数100×10^9/Lまたは血小板数500×10^9/Lを超えた場合には，妊娠初期においては白血球および血小板除去療法を考慮し，血小板数が500×10^9/Lを超える場合には，低用量アスピリンや低分子ヘパリンによる血栓症予防が推奨される．妊娠中期以降においては，血球数により白血球除去療法またはインターフェロンαが選択肢となる[17,18]．一方，妊娠中期以降において，インターフェロンαによる血球コントロールが不良もしくはインターフェロンαの有害事象により継続困難な場合，ハイドロキシウレアの投与も選択肢となりえる．妊娠期にCML-BCで発症した場合には，急性白血病に準じて治療を行う必要がある．

TKIによる治療中の妊娠可能年齢のCML-CP患者は，適切な避妊を行うべきである．一方，TKI治療中のCML-CP患者が，挙児を希望した場合にはTKIの内服を中止する必要がある．これまで有効性が持続する限りTKIは内服し続ける必要があると認識されていたが，近年，TKIにより分子レベルで2年以上病勢が制御されている場合に，TKIの休薬が，約4割の患者で可能であったとする臨床試験の結果が報告された[22,23]．しかし，十分に病勢が制御される前にTKIを休薬することは，病勢の再燃・増悪および耐性獲得につながる可能性があり，妊娠を希望する患者に対しては，分子遺伝学的大奏効（major molecular response；MMR）以上の奏効に到達し，その効果が少なくとも2年以上持続するまでは，妊娠を待つように説明する必要がある．これまでの臨床試験の結果からMMRの喪失は，TKI中止後1年以内に起こることが大部分である．そのため，1年以上の治療不要寛解が維持された場合に，妊娠を許可することが望ましい．

支持療法

　急性白血病に対する抗がん剤治療は，固形腫瘍に対する抗がん剤治療と比較して，骨髄抑制期間が長期であり，細菌感染のみならず真菌感染のリスクも極めて高い．そのため，支持療法として予防または治療目的に抗真菌薬を投与する．特にアゾール系抗真菌薬は，カンジダ感染やアスペルギルス感染に対して用いられる．代表的なアゾール系抗真菌薬であるフルコナゾールは，アメリカFDAの指針では400 mg以上の投与量は催奇形成が報告されており，ヒトでの疫学研究もほとんどないため投与は避けるべきとされている．アスペルギルス感染症に対して用いられるボリコナゾールも催奇形成が報告されており，フルコナゾールと同様にヒトでの疫学研究もほとんどないため投与は避けるべきとされている．一方，アムホテリシンBリポソーム製剤は，動物実験レベルでは催奇形性のリスクは示されていないが，妊婦における安全性は確立していない．これらのデータから，妊娠期白血病治療において抗真菌薬の予防投与は，極力避けざるを得ない．しかし，急性白血病に対する治療中の真菌感染が制御できなければ，致命的となる可能性が高く，治療上の有益性がリスクを上回ると判断される場合には速やかに抗真菌薬を投与すべきである．

4　妊娠中の白血病治療が胎児に与える影響

　妊娠中期以降に白血病治療を行った場合，胎児発育不全や低出生体重児のリスクが高くなると報告されている[3,5]．造血器腫瘍に対して抗がん剤治療を実施した母体から生まれた54児の予後に関する後方視的検討では，18.5％と最も高頻度に低出生体重を認めたが，出生後10週以内に正常体重に戻っており，身体・精神および神経学的発達にも異常はなかったと報告された[24]．さらに，造血器腫瘍に対する抗がん剤治療を実施した母体から生まれた84児の長期フォローアップ（平均18.7歳，6～29歳）のデータにおいても，身体・精神・神経学的発達に加えて性機能の発達も問題ないことが示された．胎児期に抗がん剤に曝露されたことによる小児がん発症リスクの上昇も認めなかった[25]．

前述のように，白血病治療においてアンスラサイクリン系薬剤は重要な薬剤の一つであり，投与による胎児への心毒性が懸念されていた．しかし，造血器腫瘍に対しアンスラサイクリン系薬剤を含む治療を受けた母体から生まれた児の長期フォローアップデータでは，明らかな心機能低下は認めなかった[26,27]．分娩直前に抗がん剤投与を行った場合には，出生後の好中球減少・血小板減少を引き起こし，敗血症を発症したとする報告があり[4]，分娩予定の2～3週間前には抗がん剤治療を休止し，胎盤を通じ胎児から抗がん剤を排泄させ，骨髄回復を促す必要がある．妊娠期白血病自体がまれであり，児への影響については少数例の後方視的検討のみであるため，さらなるデータの蓄積が必要である．

(棟方　理)

••• 文　献 •••

1) Haas JF: Pregnancy in association with a newly diagnosed cancer: a population-based epidemiologic assessment. Int J Cancer, 34(2): 229-235, 1984.
2) Pavlidis NA: Coexistence of pregnancy and malignancy. Oncologist, 7(4): 279-287, 2002.
3) Cardonick E, et al: Use of chemotherapy during human pregnancy. Lancet Oncol, 5(5): 283-291, 2004.
4) Chelghoum Y, et al: Acute leukemia during pregnancy: a report on 37 patients and a review of the literature. Cancer, 104(1): 110-117, 2005.
5) Weisz B, et al: Impact and treatment of cancer during pregnancy. Expert Rev Anticancer Ther, 4(5): 889-902, 2004.
6) Caligiuri MA, et al: Pregnancy and leukemia. Semin Oncol, 16(5): 388-396, 1989.
7) Shapira T, et al: How I treat acute and chronic leukemia in pregnancy. Blood Rev, 22(5): 247-259, 2008.
8) Peccatori FA, et al: Cancer, pregnancy and fertility: ESMO Clinical Practice Guidelines for diagnosis, treatment and follow-up. Ann Oncol, 24 Suppl 6: vi160-170, 2013.
9) Ohtake S, et al: Randomized study of induction therapy comparing standard-dose idarubicin with high-dose daunorubicin in adult patients with previously untreated acute myeloid leukemia: the JALSG AML201 Study. Blood, 117(8): 2358-2365, 2011.
10) Miyawaki S, et al: A randomized comparison of 4 courses of standard-dose multiagent chemotherapy versus 3 courses of high-dose cytarabine alone in postremission therapy for acute myeloid leukemia in adults: the JALSG AML201 Study. Blood, 117(8): 2366-2372, 2011.
11) Azim HA Jr, et al: Treatment of the pregnant mother with cancer: a systematic review on the use of cytotoxic, endocrine, targeted agents and immunotherapy during pregnancy. Part II: Hematological tumors. Cancer Treat Rev, 36(2): 110-121, 2010.
12) Thomas X: Acute myeloid leukemia in the pregnant patient. Eur J Haematol, 95(2): 124-136, 2015.
13) No authors listed: A systematic collaborative overview of randomized trials comparing idarubicin with daunorubicin (or other anthracyclines) as induction therapy for acute myeloid leukaemia. AML Collaborative Group. Br J Haematol, 103(1): 100-109, 1998.
14) Valappil S, et al: Outcome of pregnancy in women treated with all-trans retinoic acid: a case report and review of literature. Hematology, 12(5): 415-418, 2007.
15) Brenner B, et al: Haematological cancers in pregnancy. Lancet, 379(9815): 580-587, 2012.
16) Ticku J, et al: Acute lymphoblastic leukemia in pregnancy: a case report with literature review. Ther Adv Hematol, 4(5): 313-319, 2013.
17) Lishner M, et al: Hematologic Malignancies in Pregnancy: Management Guidelines From an International Consensus Meeting. J Clin Oncol, 34(5): 501-508, 2016.
18) Palani R, et al: Managing pregnancy in chronic myeloid leukaemia. Ann Hematol, 94 Suppl 2: S167-176, 2015.
19) Griesshammer M, et al: Management of Philadelphia negative chronic myeloproliferative disorders in pregnancy. Blood Rev, 22(5): 235-245, 2008.
20) Harrison C: Pregnancy and its management in the Philadelphia negative myeloproliferative diseases. Br J Haematol, 129(3): 293-306, 2005.
21) Yazdani Brojeni P, et al: A systematic review of the fetal safety of interferon alpha. Reprod Toxicol, 33(3): 265-268, 2012.
22) Mahon FX, et al: Discontinuation of imatinib in patients with chronic myeloid leukaemia who have main-

tained complete molecular remission for at least 2 years: the prospective, multicentre Stop Imatinib (STIM) trial. Lancet Oncol, 11 (11): 1029-1035, 2010.

23) Ross DM, et al: Safety and efficacy of imatinib cessation for CML patients with stable undetectable minimal residual disease: results from the TWISTER study. Blood, 122 (4): 515-522, 2013.

24) Avilés A, et al: Hematological malignancies and pregnancy: treat or no treat during first trimester. Int J Cancer, 131 (11): 2678-2683, 2012.

25) Avilés A, et al: Hematological malignancies and pregnancy: a final report of 84 children who received chemotherapy in utero. Clin Lymphoma, 2 (3): 173-177, 2001.

26) Avilès A, et al: Speckle-Tracking Echocardiography to Detect Cardiac Toxicity in Children Who Received Anthracyclines During Pregnancy. Clin Lymphoma Myeloma Leuk, 16 (1): 1-4, 2016.

27) Avilés A, et al: Long-term evaluation of cardiac function in children who received anthracyclines during pregnancy. Ann Oncol, 17 (2): 286-288, 2006.

6 妊娠期甲状腺癌

1 疫学

　　甲状腺癌は男性に比べて女性に多く，わが国における2012年の推計罹患数は男性3,447人，女性10,549人(国立がん研究センターがん情報サービス)で，女性は男性の約3倍である．年齢別にみた女性の甲状腺癌罹患率は，30代から増加し，70代前半で最も高くなるが，生殖年齢の女性が罹患するがんの中では比較的多くみられ，乳癌，子宮頸癌に次いで多い．組織型は，分化癌(乳頭癌，濾胞癌)，髄様癌，低分化癌，未分化癌に分類されるが，わが国では乳頭癌が圧倒的に多く9割以上を占め，続いて濾胞癌，髄様癌，未分化癌，その他，の順となる．組織型別の年齢分布は，分化癌である乳頭癌，濾胞癌は50代がピークであり，生殖年齢の甲状腺癌はそのほとんどが分化癌で，予後良好である[1-3]．一方で予後不良である未分化癌は40歳未満には発生が極めてまれで，60歳以上の高齢者に多い[1]．髄様癌は若年者にも発生し，進行の遅いものから急速に進行するものまでさまざまである．

　　わが国における妊娠中の甲状腺癌の罹患率は不明であるが，海外の報告では10万出産中14人と報告されている[4]．妊娠中には甲状腺刺激ホルモン(thyroid stimulating hormone；TSH)様の作用を示すヒト絨毛性ゴナドトロピン(hCG)の分泌などにより甲状腺の生理的腫大，新出結節の出現が認められ[5,6]，甲状腺癌の進行も妊娠により促進される可能性が考えられるものの，妊娠期甲状腺癌の予後は，非妊娠期甲状腺癌と変わらないとされている[7-9]．

2 診断

症状

　　妊娠期甲状腺癌の典型的な症状やサインはない．非妊娠期と同様に，甲状腺癌の症状としては頸部の硬い腫瘤や反回神経麻痺による嗄声などがある．腫瘤には痛みはないため，初期のうちに自覚することは少なく，健康診断や他の疾患で医療機関を受診した際に指摘されることが多い．

超音波検査

甲状腺腫瘍の画像診断に第一選択で用いるのは超音波検査である．ほかにも甲状腺腫瘍の画像診断にはCT，MRI，シンチグラフィ，FDG-PETなどが用いられるが，良悪性診断の感度・特異度は超音波検査が最も高く，かつ非侵襲的であることから，超音波検査が最も有用である[10, 11]．妊娠期でも非妊娠期と同様に病変を評価することができ，安全かつ簡便に検査を行うことができる．

穿刺吸引細胞診

非妊娠期と同様，甲状腺腫瘍の良悪性診断には穿刺吸引細胞診が極めて有用である[10, 11]．超音波ガイド下で安全かつ簡便に検査を行うことができる．妊娠により細胞形態が変化することはなく，細胞診には標準的な診断基準が適応されるべきである[12]．

その他の画像診断

前述のとおり，甲状腺腫瘍の画像診断には超音波検査が最も有用である．ほかの検査法としてはCT，MRI，シンチグラフィ，FDG-PETなどがあげられるが，これらを甲状腺腫瘍の良悪性の鑑別に用いることは勧められない．

CT，MRIは甲状腺癌の気管，食道，反回神経，総頚動脈，内頚静脈などへの浸潤やリンパ節転移，遠隔転移などの評価に用いられるが，非妊娠期と同様に進行がん症例以外では必要性が低い．また放射線被曝，造影剤などによる胎児へのリスクを考慮すると，妊娠中は避けるべきである．

シンチグラフィには甲状腺結節の機能性を評価するための^{123}Iシンチグラフィ，^{99m}Tcシンチグラフィと，腫瘍シンチグラフィの^{201}Tlシンチグラフィ，^{67}Gaシンチグラフィなどがあるが，用いられる放射線同位元素によって半減期も異なり，その影響は異なる．詳細は別項（p.54「妊娠期がんの診断」）を参照のこと．

FDG-PETは，全身の画像診断によるがん検診の一つとして普及しているが，甲状腺腫瘍の良悪性診断には勧められない．進行甲状腺癌の遠隔転移の評価などには有用であると考えられるが，胎児への放射線被曝のリスクを考慮すると妊娠中は避けるべきである．

血液検査

❶ TSH

TSHは甲状腺分化癌の増殖因子であるが，腫瘍マーカーとしては確立されていない．また，妊娠初期はhCG分泌の影響でTSHが低下するため，測定値が正常値であるかどうかを判断するのは難しい．

❷ サイログロブリン

サイログロブリンは甲状腺全摘後の病勢判断のための腫瘍マーカーとして有用であるが，多くの甲状腺良性疾患でも上昇するため，甲状腺腫瘍の良悪性の鑑別には適さない．

❸ カルシトニン

カルシトニンは甲状腺癌全体のスクリーニングには適さないが，甲状腺髄様癌に関し

ては腫瘍マーカーとして確立されており，甲状腺髄様癌を疑う場合は測定することが推奨される．ただし，基準値を超えても異常高値でなければ直ちに甲状腺髄様癌と診断することはできない[11]．

病理学的特徴

妊娠期甲状腺癌に特徴的な病理組織所見は特になく，非妊娠期と同様である．妊娠期甲状腺癌が非妊娠期と比較して病理学的悪性度が高いかどうかについては確かな報告がないため不明であるが，妊娠により細胞形態は変化しないこと[12]，予後は非妊娠期と変わらないとされていることより，大きな差はないと考えられる．

遺伝性疾患

甲状腺髄様癌のうち，約30％が遺伝性の多発性内分泌腫瘍症2型(multiple endocrine neoplasia type 2；MEN2)に属する．MEN2はMEN2A，MEN2Bおよび家族性甲状腺髄様癌(familial medullary thyroid carcinoma；FMTC)の3病型に分類される．いずれの病型も常染色体優性遺伝疾患であり，RET遺伝子の生殖細胞系列変異を認める．MEN2に認められる3大病変は甲状腺髄様癌，褐色細胞腫，原発性甲状腺機能亢進症であり，甲状腺髄様癌の生涯浸透率はほぼ100％で，発症年齢は若年から高齢まで幅広い．褐色細胞腫がある場合，妊娠や分娩は母子ともに非常にリスクが高くなるため，MEN2の女性は妊娠前に褐色細胞腫のスクリーニングを行うことが重要である．MEN2と診断された場合は，本症の診療経験が豊富で，かつ遺伝子診断や遺伝カウンセリングを含めた包括的な診療体制が整備されている診療機関に患者を紹介するなどの配慮が望ましい[13,14]．

3 治療

外科治療

妊娠期甲状腺分化癌については，非妊娠期と同様に外科治療を考慮する．外科治療のタイミングについては，妊娠中期と出産後の2つがあげられる．妊娠中に外科治療を行う場合，妊娠初期では流産のリスク，妊娠後期では早産のリスクが高くなり，妊娠中期の24週までに行うのが望ましい[15]．術後は甲状腺機能低下症のリスクも考えられ，特に妊娠初期の胎児は母親由来の甲状腺ホルモンのみを利用するが，妊娠18週頃には胎児甲状腺ホルモンの分泌が始まるため，19週以降であれば甲状腺機能低下症の胎児への影響は少なくなると考えられる．妊娠中に外科治療を行う場合は，19〜24週の間に行うのが望ましい．

また，妊娠期甲状腺分化癌は出産後まで外科治療を延期しても予後には影響しないと報告されている[7,16,17]．Moosaらは61例の妊娠期甲状腺分化癌患者と年齢調整した528例の非妊娠期甲状腺分化癌患者を後ろ向きに比較検討し，妊娠期甲状腺分化癌患者と非妊娠期甲状腺分化癌患者の間で再発率，遠隔再発率，疾患特異的死亡率に差はなく，また

妊娠期甲状腺分化癌患者のうち妊娠中に外科治療を受けた群と出産後に外科治療を受けた群の予後に差はないと報告した[7]．さらに妊娠中の外科治療は合併症リスクやコストが高くなり入院期間も延長すると報告されている[18]．以上より，妊娠期甲状腺分化癌の外科治療は出産後まで延期することが可能であり，妊娠中に行うよりも出産後まで延期するほうが望ましい[8-10]．ただし，妊娠中は超音波検査での経過観察が勧められ，妊娠中に著明に増大する場合，または転移性リンパ節腫大が明らかである場合は妊娠中の外科治療を考慮する．

甲状腺分化癌以外の悪性腫瘍は悪性度と予後に応じ症例ごとに対応を検討する．

放射性ヨード内用療法（RAI）

甲状腺全摘術後に残存甲状腺組織を除去する目的で^{131}Iを用いたRAIを行う（アブレーション）ことがある．また甲状腺分化癌のリンパ節転移・遠隔転移に対しRAIを行うことがあるが，いずれも妊娠中のRAIは禁忌である．RAIを受ける出産年齢の女性は，RAI投与前に妊娠陰性のスクリーニングが必要である．またRAI後は6～12ヵ月間避妊すべきである[8,9]．

授乳中の女性もRAIは禁忌である．放射性ヨウ素は授乳中の乳腺組織に濃縮されるため[19]，授乳中の女性に投与してはならない[20]．RAIを行う場合は断乳後少なくとも3ヵ月以降とすべきである[9]．診断用の^{123}Iまたは低用量^{131}Iスキャンを使用し，乳腺への取り込みを評価してから治療時期を検討するという方法もある[21]．

チロシンキナーゼ阻害薬

わが国では，2014年6月にソラフェニブが「根治切除不能な分化型甲状腺癌」に対する効能追加を承認され，続いて2015年5月にレンバチニブが「根治切除不能な甲状腺癌」に，2015年11月にバンデタニブが「根治切除不能な甲状腺髄様癌」に対して薬価収載された．現在，RAI耐性の進行・再発甲状腺癌に対してこれらチロシンキナーゼ阻害薬が用いられるが，動物実験でヒトの臨床用量を下回る用量で胚・胎児毒性および催奇形作用が報告されており，妊娠中の投与は禁忌である．また，動物実験で乳汁中へ移行することが報告されており，授乳中の女性への投与も禁忌である．やむを得ず投与する場合には授乳を中止する必要がある．

再発治療

妊娠により甲状腺分化癌の再発リスクは増加しないとされている[8]．

妊娠中に局所再発やリンパ節転移を指摘された場合，外科治療を行うかどうかは症例に応じて検討する．甲状腺分化癌の場合は再発しても進行は緩徐であることが多く，妊娠期間中は無治療で経過をみれることも多い．妊娠中のRAI，チロシンキナーゼ阻害薬は禁忌である．したがって，RAI，TKI治療を行う場合は出産後に行う．一方，髄様癌，未分化癌，分化癌の未分化転化による再発の場合は進行速度が速く，妊娠継続とがん治療の両立は現実的に難しい．

（井口研子）

••• - 文 献 - •••

1) 岩崎博幸:甲状腺癌の疫学に関する最新のデータ.臨床外科,62(11):39-46,2007.
2) Mazzaferri EL, et al: Long-term impact of initial surgical and medical therapy on papillary and follicular thyroid cancer. Am J Med, 97(5): 418-428, 1994.
3) Ito Y, et al: Prognosis and growth activity depend on patient age in clinical and subclinical papillary thyroid carcinoma. Endocr J, 61(3): 205-213, 2014.
4) Smith LH, et al: Cancer associated with obstetric delivery: results of linkage with the California cancer registry. Am J Obstet Gynecol, 189(4): 1128-1135, 2003.
5) Glinoer D, et al: Pregnancy in patients with mild thyroid abnormalities: maternal and neonatal repercussions. J Clin Endocrinol Metab, 73(2): 421-427, 1991.
6) Kung AW, et al: The effect of pregnancy on thyroid nodule formation. J Clin Endocrinol Metab, 87(3): 1010-1014, 2002.
7) Moosa M, et al: Outcome of differentiated thyroid cancer diagnosed in pregnant women. J Clin Endocrinol Metab, 82(9): 2862-2866, 1997.
8) Alexander EK, et al: 2017 Guidelines of the American Thyroid Association for the Diagnosis and Management of Thyroid Disease During Pregnancy and the Postpartum. Thyroid, 27(3): 315-389, 2017.
9) Haugen BR, et al: 2015 American Thyroid Association Management Guidelines for Adult Patients with Thyroid Nodules and Differentiated Thyroid Cancer: The American Thyroid Association Guidelines Task Force on Thyroid Nodules and Differentiated Thyroid Cancer. Thyroid, 26(1): 1-133, 2016.
10) 日本甲状腺学会 編:甲状腺結節取扱い診療ガイドライン2013,南江堂,2013.
11) 日本内分泌外科学会・日本甲状腺外科学会 編:甲状腺腫瘍診療ガイドライン2010年版,金原出版,2010.
12) Marley EF, et al: Fine-needle aspiration of thyroid lesions in 57 pregnant and postpartum women. Diagn Cytopathol, 16(2): 122-125, 1997.
13) 内野眞也:【多発性内分泌腫瘍症診療ガイドブックを読み解く】多発性内分泌腫瘍症2型—疫学,診断,遺伝医療.日本内分泌・甲状腺外科学会雑誌,30(2):106-109,2013.
14) 多発性内分泌腫瘍症診療ガイドブック編集委員会 編:多発性内分泌腫瘍症診療ガイドブック,金原出版,2013.
15) Mestman JH, et al: Thyroid disorders of pregnancy. Endocrinol Metab Clin North Am, 24(1): 41-71, 1995.
16) Herzon FS, et al: Coexistent thyroid cancer and pregnancy. Arch Otolaryngol Head Neck Surg, 120(11): 1191-1193, 1994.
17) Yasmeen S, et al: Thyroid cancer in pregnancy. Int J Gynaecol Obstet. 91(1): 15-20, 2005.
18) Kuy S, et al: Outcomes following thyroid and parathyroid surgery in pregnant women. Arch Surg, 144(5): 399-406, 2009.
19) Bakheet SM, et al: Unilateral radioiodine breast uptake. Clin Nucl Med, 23(3): 170-171, 1998.
20) American Thyroid Association Taskforce On Radioiodine Safety; Sisson JC, et al: Radiation safety in the treatment of patients with thyroid diseases by radioiodine 131I : practice recommendations of the American Thyroid Association. Thyroid, 21(4): 335-346, 2011.
21) Van Nostrand D, et al: The utility of radioiodine scans prior to iodine 131 ablation in patients with well-differentiated thyroid cancer. Thyroid, 19(8): 849-855, 2009.

7 妊娠期悪性黒色腫

1 疫学

　悪性黒色腫はメラノサイト（母斑細胞）から発生する悪性腫瘍で主に皮膚原発であるが，腸管や眼球など粘膜からも発生する．皮膚腫瘍の中では最も悪性度が高い．妊娠期がんの中では乳癌，子宮頸癌やリンパ腫とともに悪性黒色腫の頻度が高いことが欧米からの報告で知られている．しかし，わが国では欧米に比較し罹患率が低く，比較的高齢での発症が多いために妊娠期における悪性黒色腫の発症例は散発的に報告がある程度である．欧米においては女性の悪性黒色腫患者の約1/3は妊娠可能年齢に診断されているとの報告がある[1]．

　アメリカの報告では53人に1人の女性が生涯で悪性黒色腫を発症するといわれており，男女を合わせると約74,000人が年間新たに診断され，約10,000人が悪性黒色腫で亡くなっている．罹患率は年々上昇傾向にあり，過去20年で3倍になっている．悪性黒色腫は皮膚悪性腫瘍の中でも死亡率が最も高く，全がんのうち1～2％を占めている．また，診断時年齢の中央値は50歳である．それに比して，わが国での罹患率は1年間で100万人あたり10～20人程度で，年齢別では60代から高齢になるにつれて高くなる傾向がある[2-4]．

　危険因子としては，環境因子と遺伝性因子があげられる．表在拡大型が大半を占める白人においては，家族歴やスキンタイプ，雀卵斑の密度，皮膚・眼・毛髪の色などの遺伝的要素が関連しており，日光（紫外線）曝露による悪性黒色腫の発生はよく知られているところである．日焼けの程度にもよるが，深部に達するやけどの状態のほうが危険であり，慢性的日焼けよりも散発的に重度の日焼けを起こすほうが発症リスクが高くなる．また，この点についても日本においては日光曝露の影響を受けにくい末端黒子型が多いため，紫外線遮蔽による予防効果は末端黒子型にはあまり期待できない．

　また，妊娠が悪性黒色腫の予後に影響するかについては，古くは妊娠期に母斑から悪性黒色腫への転化が増加したり，既存の悪性黒色腫の進行や転移が速められたりすると考えられていた．いくつかの観察研究によって女性ホルモンが悪性黒色腫の発生や進展へ関与することが示唆されているが，スウェーデンにおける集団研究でメラノーマと診断された妊娠可能年齢女性の妊娠女性と非妊娠女性を比較した予後調査では，2群間において予後の違いはないと報告されている[5]．

2　診　断

　悪性黒色腫の診断は，診察所見と切除標本の病理検査によって行われる．臨床所見として早期診断を目的に皮膚の色素沈着病変を評価するが，その評価法としてABCDE法がよく知られている．鑑別診断として脂漏性角化症，角化血管腫，色素性基底細胞癌，色素性日光角化症，皮膚線維腫などがあげられ，最終診断には切除標本による病理組織診断が必須である．臨床的診断としては皮膚原発巣の視診がまず最初の一歩である．また，他の固形腫瘍と異なり，ステージングにおいて画像検査が必須ではなく，病理組織診断を基に行われるところが特徴的である[6,7]．

症　状

　悪性黒色腫は主に皮膚を発生母地とするが，メラノサイトの存在するところであれば，粘膜や脈絡膜・結膜などさまざまな部位から発生しうる．発生部位によって症状や所見が異なるが，妊娠期に特有の発生部位があるわけではない．初期診断にはABCDE診断基準によるスクリーニングと臨床的診断が行われる（表3-4）．

　妊娠期における黒色腫は，診断が遅れることやホルモンによる影響から診断時の腫瘍が厚くなる傾向があるとの報告がある．ホルモン分泌の変化から妊娠期においては母斑の色調が濃く，また，大きくなる傾向があるため，臨床医，妊婦ともに診断の契機を遅らせるおそれがある．臨床医はこれらの妊婦における生理学的変化を考慮に入れて診察を行う必要がある．皮膚原発であれば，悪性度は腫瘍の厚さ（Breslow's thickness）と相関があるといわれているが，妊娠期女性と非妊娠期女性で差がなく，潰瘍形成や血管浸潤などにも差がないとの報告がある．臨床的には，表在拡大型，悪性黒子型，末端黒子型，結節型の4型に分けられる[1]．

❶ 表在拡大型

　母斑から発生すると考えられ，多くは体幹や四肢にみられる．欧米で多く，わが国では少ないが，近年増加傾向にある．比較的若年者に多く，BRAF変異と関連があるといわれている．

❷ 悪性黒子型

　高齢者に多くみられるタイプである．慢性的に日光曝露のある頭頸部や四肢遠位側にみられ，良性の日光関連皮膚疾患との鑑別が難しく，緩徐進行性であるために診断を確定するまでに生検を繰り返す傾向にある．またKIT変異と関連がある．

表3-4　ABCDE診断基準

A：asymmetry	病変の非対称性
B：border irregularity	辺縁の不整
C：color variegation	色調の不均一・多彩さ
D：diameter enlargement	6 mmを超える腫瘍径
E：evolving	形・大きさ・色調の変化

❸ 末端黒子型

白人では少なく，アジアやアフリカ系移民に多い．わが国でもこのタイプが最も多くみられる．手掌，足底，爪床に発症する．KIT変異と関連がある．

❹ 結節型

男性に多くみられ，正常皮膚から発生し急速に増大する隆起性病変のため色調もさまざまでABCDE基準が適用できない．また，多くは潰瘍形成を伴う．

組織診断

皮膚発生の悪性黒色腫の診断プロセスは，妊娠期女性と非妊娠期女性とで異なることはない．診察上，皮膚に疑わしい病変があれば，直ちに切除生検を行い，切除断端に取り残しがないように十分なマージンを取る必要がある．その際，局所麻酔薬としてリドカインは少量であれば，妊婦に問題なく使用できるとされており，血管収縮薬としてのアドレナリンも安全とされている．ただし，局所麻酔薬を大量に使用する場合は産科医に相談する必要がある[8,9]．

病理組織診断は，悪性黒色腫のタイプ，大きさ，切除断端評価，Breslow's thickness，Clark's level，潰瘍の有無，分裂係数，脈管・リンパ管浸潤，腫瘍浸潤リンパ球，増殖相（放射性あるいは垂直性），退行の有無などさまざまな病理組織学的項目を評価する．また，特に進行がんにおいては約半数の悪性黒色腫患者にBRAF遺伝子変異がみられており，治療選択肢としてBRAF阻害薬やMEK阻害薬の検討のためにBRAF遺伝子変異の検査は必須である．

Breslow's thicknessや潰瘍の有無，細胞分裂係数によってセンチネルリンパ節の評価が必要と判断した場合は，センチネルリンパ節検索法の選択と妊娠週数について注意を要する．センチネルリンパ節を同定する方法として，ブルー色素を使用する方法と放射線同位元素を使用する方法があるが，ブルー色素を使用する方法では約2%でアナフィラキシーショックを起こすといわれている．ESMO（European Society of Medical Oncology；ヨーロッパ臨床腫瘍学会）のガイドラインでは，これまで胎児に対する明確な安全性データがないが，いずれの方法も問題ないとされている．しかし，どの時期にセンチネルリンパ節生検を行うかは統一した見解が得られていない．麻酔方法として局所麻酔下で行えるセンチネルリンパ節生検であれば，妊娠期を考慮せずに行うが，全身麻酔を要するセンチネルリンパ節生検の場合は，分娩後まで遅らせる場合と，妊娠中期以降であれば，産科医，小児科医，麻酔科医との十分な検討の上，実施する場合とがある．施設における診療体制や経験によって判断が分かれるところである[10]．

病理学的特徴

妊娠期と非妊娠期において，病理組織学的サブタイプ，腫瘍の厚さ（Breslow's thickness），潰瘍形成，Clark's level，血管浸潤，細胞分裂係数など病理組織学的特徴に違いはみられていない．ただし，病理診断を行う際に注意すべき点は，原発巣の初期診断だけでなく，進行した患者においては分娩後の胎盤の病理学的検索を忘れずに行うことである．まれではあるが胎盤への転移を介し，胎児への転移が起こりうることが知ら

れている[11,12].

画像診断

　内臓器から発生する固形腫瘍と異なり，悪性黒色腫のステージングのために画像検査は必須ではないが，進行した悪性黒色腫の場合，腫瘍進展度の評価のために画像検査が必要となる．早期で腫瘍の厚さが薄い病変（T1病変）では，リンパ節や他臓器への転移はまれでCT検査やPET検査などの画像検査による転移検索は偽陽性率が高く，また，予後を改善するデータがないために必須ではない．ステージⅡB以上では転移検索目的の全身画像検査を行うが，胎児への影響を考慮すると適切な遮蔽下で胸部単純X線写真撮影や超音波検査，MRI検査（ガドリニウムなし）による検査となる．妊娠早期は胎児のリスクを上回る母体の有益性がなければ，X線や造影剤曝露，核医学検査（PETなど）は避けるべきである．

ステージング

　悪性黒色腫も他のがん種同様にTNM分類に則ってステージングを行う．悪性黒色腫のステージングで重要なことは，皮膚腫瘍であり，satellite病変やin-transit転移がみられるため，全身の皮膚診察，また，領域リンパ節を含めた身体診察を注意深く行うことである．他のがん種と異なり，腫瘍の大きさや表面の広がりではなく，厚さ，細胞分裂係数，潰瘍の有無に基づいてT分類が行われるので，病理組織診断が画像検査に優先される形で行われる．妊娠期における画像検査の選択の注意点を除き，非妊娠期と同様にステージングが行われる．ステージⅠ，Ⅱは局所に限局した病変で，ステージⅢは領域リンパ節および原発巣周囲に転移を認め，ステージⅣは領域リンパ節を越えた転移（肝臓，肺，脳など）を認める病変である．原発巣の評価においてT1〜T3病変は，いずれも潰瘍がみられるとステージが一段階進行したステージとなる．また，T1病変においては細胞分裂数≧1/mm^{2}でも一段階上のステージとなる．M分類においては，転移病巣が内臓器以外にあり，LDH値の上昇がみられる場合，M1cとみなされ，ステージⅣとされる．ステージⅠ，Ⅱが約80％，ステージⅢが15％，ステージⅣが5％を占める[6]．

　病変の広がりの評価をどのような検査で行うかは，原発巣による再発リスクから判断する．一般的には腫瘍の厚さが1mm未満で分裂細胞数が少なく潰瘍形成がない場合（ステージⅠあるいは低リスクのステージⅡ）は，原発巣以外の遠隔転移病変検索は行わない．しかし，臨床的に領域リンパ節転移を認める場合や腫瘍の厚さが4mm以上の場合（ステージⅡB以上）では遠隔転移検索目的の画像検査が推奨される．妊娠期でなければ，CT検査やPET/CT検査が検査としてあげられるが，妊娠期においてはこれらの検査は避けるべきである．前述のように遮蔽した上で胸部単純X線写真や放射線被曝のない超音波検査，MRI検査（非造影）による方法がとられる．また，病期分類には含まれないが，治療選択肢の検討のためにすべてのステージⅣ患者においてBRAF変異検査を行うべきである．

3 治療

　治療の基本は早期診断と原発巣の外科的切除である．悪性黒色腫において外科的切除は病理診断，ステージング，また適切な治療を組み立てるために重要である．切除範囲は腫瘍の厚さによる．通常，切除創を閉創できないほどの拡大切除の必要性はなく，閉創可能な範囲の切除で局所のコントロールや術後生存期間においても良好な結果が得られている．広範囲切除の目標は局所再発を最小限に抑えることと機能的・形容的に良好な結果を得ることである．

　領域リンパ節の評価は臨床的にリンパ節腫大を認めない場合，原発腫瘍の厚さによって対処を検討することになる．腫瘍の厚さが少なくとも1mmある場合は，センチネルリンパ節生検を考慮すべきである．1mm未満ではリンパ節転移が起きている確率は10％未満であり，他の危険因子（潰瘍形成，細胞分裂係数が高い，Clark's levelがⅣ以上）がない限り，センチネルリンパ節生検は行わない．リンパ節生検の結果でリンパ節転移が陽性の場合は，リンパ節郭清を行い，陰性の場合は郭清はしない．臨床的に明らかにリンパ節腫大を認め，遠隔転移がない場合は，転移を認める領域リンパ節の郭清を行う．リンパ節郭清のゴールは，良好な長期予後，再発抑制効果によって，治癒，もしくは，最善の局所領域コントロールを得ることである[8,13]．

　ステージⅠ，Ⅱの患者の治療の主体は外科切除である．術後補助療法は腫瘍の厚さが4mm以上であったり，リンパ節転移を有していたりする再発リスクが高い患者において検討される．補助療法の選択肢としては，わが国ではインターフェロンα-2bが使用され，欧米ではイピリムマブも使用される．インターフェロンα-2bは妊娠期における安全性は確立していないが，使用報告がある．イピリムマブについては胎盤を通過することが知られており，ヒトでの疫学研究もほとんどないため使用は推奨されていない．

　初期治療後は定期的に局所再発や遠隔転移の有無，二次原発悪性黒色腫の有無を経過観察し確認する必要がある．基本的には非妊娠期女性と同様に問診と診察が主体となる．特に領域リンパ節郭清が行われていない患者の場合，リンパ節触診は注意深く行うようにする．また，遠隔転移による症状や所見がないか注意する．患者教育も重要で，患者自身で月1回は皮膚の様子を観察するように指導する．一度悪性黒色腫を発症した患者は，二次原発がんの発症リスクがあるために生涯を通して皮膚科医による年次診察を行うべきである．しかし，ステージによる最適な経過観察・サーベイランス方法や期間が確立しているわけではない．

　再発し遠隔転移を有する場合やステージⅣでは全身療法が行われる．ただし，免疫チェックポイント阻害薬（イピリムマブ，ニボルマブ）や分子標的治療薬（ベムラフェニブ，ダブラフェニブ，トラメチニブ）は妊娠期における安全性が確立しておらず，使用は推奨されない．ダカルバジンは，妊娠初期を過ぎていれば使用可能である．妊娠中に投与を開始した場合，分娩予定の少なくとも3週間前に最終投与を終えていることが望ましく，妊娠32～34週以降の投与も避けるべきである[14]．

表3-5 マージンの推奨ライン

Breslow's thickness (mm)	切除マージン (cm)
In situ（上皮内癌）	0.5〜1.0
0〜1	1
1〜2	1
2〜4	2
>4	少なくとも2

(Thomas JM, et al: N Engle J Med, 350(8): 757-766, 2004)

局所治療

❶ 手 術

　悪性黒色腫における局所療法は切除が基本である．疑わしい病変がある場合，診断と治療を兼ねて切除生検として行われる．リンパ流に乗って転移が皮膚，皮下に起きるため，Breslow's thicknessに応じて切除マージンをどれくらい取るかが重要になってくる．マージンの推奨ラインを表3-5に示す[13]．

　また，広範切除を行う場合も生検と同じ注意を要する．多くの場合，局所麻酔下で切除可能であるが，全身麻酔が必要な場合は，麻酔科医，産科医，小児科医との綿密な相談が必須である．

　ステージによるアプローチが異なり，手術のみで根治が望めるステージⅠ，Ⅱでは，原発巣の広範切除を行い，Breslow's thicknessに合わせて切除マージンを確保する．また，腫瘍が厚く，領域リンパ節への転移を有するステージⅢでは，ステージⅠ，Ⅱと同様の原発巣切除を行い，さらに領域リンパ節完全郭清を行う．センチネルリンパ節生検で転移陽性であった患者における領域リンパ節郭清については局所リンパ節における再発抑制効果は認められるが，悪性黒色腫特異的な生存期間延長はみられていないために全例に勧められるわけではない．原発巣以外の遠隔転移を有するステージⅣにおいては，原発巣も含め，限局的な転移病巣であれば，転移巣の切除を検討する．また，同様に再発例においても皮膚転移や臓器転移も症例を注意深く選定し切除を行う．

❷ 放射線

　他のがん種に比べて放射線感受性が低い悪性黒色腫では根治的照射が行われることはまれだが，切除後の再発抑制目的に補助療法として行われることがある．術後補助療法としての放射線療法については積極的に支持するエビデンスは乏しいが，黒色腫のタイプ（悪性黒子型，結節型）や再発リスクによって放射線療法を腫瘍切除後局所やリンパ節郭清後領域に照射を行うことがある．粘膜悪性黒色腫においても不完全切除のケースや頭頸部，特に進行した副鼻腔原発悪性腫瘍において一次治療として放射線療法が行われる[15-17]．しかし，通常がん種を問わず，根治的照射療法は妊娠中は避けるべきであり，注意深く症例を選択し，分娩後に照射を行うことになる．薬物療法との併用は，BRAF阻害薬やインターフェロン，免疫チェックポイント阻害薬のいずれも併用において毒性が強くなるため通常行わない．

　脳や全身へ転移した場合には緩和目的（主に疼痛緩和目的）に照射が行われる．主に骨

転移や軟部組織転移による疼痛緩和や脊髄圧迫，脳転移が対象となる[18]．特に脳転移に対する放射線療法は非妊娠期と同じように治療が行われる．個数が少ない場合は定位脳照射（ガンマナイフやサイバーナイフ）による治療が行われ，個数が多い場合（4個以上）は全脳照射が適応となる．

全身治療

　全身治療すなわち薬物療法は，根治目的に再発リスクの高い局所限局性の腫瘍において一次治療である外科手術に加えて補助療法として，もしくは，進行がんにおける緩和・延命療法として行われる．使用される薬剤は多岐にわたる．殺細胞薬だけでなく，むしろ，免疫制御薬や免疫チェックポイント阻害薬，分子標的治療薬などが主に使用され，他の妊娠期に多いがん種に比べて特徴的な治療となっている．しかし，その多くは妊娠期間中の胎児に対する安全性が確立しておらず適応とならない．

❶ 補助療法

　悪性黒色腫における術後補助薬物療法の適応および選択薬剤については，全生存期間の延長が得られる確立した治療法がないのが実情である．通常ステージⅠやⅡの早期がんでは主たる治療は外科的切除であり，術後補助療法は行わず，その後経過観察となる．ただし，腫瘍の厚さが4 mm以上であったり，臨床的にリンパ節転移がみられたりするような再発リスクの高いステージ（ステージⅡB，Ⅲ）では術後補助療法が検討される．使用される薬剤としては，欧米では高用量インターフェロンα，イピリムマブ，または臨床試験が選択肢としてあげられる．イピリムマブは妊娠期における安全性が確立しておらず，妊娠期の治療としては状況に合わせインターフェロンαが使用される．

　わが国では従来ダカルバジン・ニムスチン・ビンクリスチン併用（DAV）療法にインターフェロンβ局注を加えたDAVFeron療法やインターフェロンβ局注が行われてきた．しかし，これらの治療も前向き比較試験が行われているわけでなく，また後方視研究でも有意な生命予後改善効果がみられておらず，海外と同じように術後に症例を注意深く検討した上で経過観察，もしくは，インターフェロンα投与が行われる．

❷ 進行性がんに対する治療

　多くの悪性黒色腫患者は切除可能な早期に診断されるが，切除後再発してきたり，診断時から遠隔転移を有していたりする場合がある．悪性黒色腫はさまざまな臓器に転移を起こすが，なかでも肺，皮膚，肝臓，脳に高頻度に転移をきたす．転移を有する悪性黒色腫患者の生存期間は中央値でおよそ9ヵ月である．転移を有する悪性黒色腫の治療は転移部位や進行状況による全身状態，併存症などを考慮して行う．単発や数の少ない転移巣であれば，外科的切除が行われる場合もある．転移のある悪性黒色腫患者は高率に脳転移がみられ，脳転移に対しては，その数と位置によって手術や放射線療法（全脳照射や定位照射）が行われる．

　高用量インターロイキン2療法は転移悪性黒色腫における初の根治可能な治療として報告されたが，その毒性のために全身状態によって適応が限定される治療である．全身治療としてインターロイキン，インターフェロンや殺細胞薬だけでなく，最近では免疫チェックポイント阻害薬や分子標的治療薬が使用されるようになってきている．実際，

殺細胞薬は単剤もしくは併用療法いずれにおいても生存期間の延長を示すものはなく，奏効率も20％未満である．現時点では抗PD-1抗体や抗CTLA-4抗体の免疫チェックポイント阻害薬，MAPK経路阻害の分子標的治療薬による治療が主流となっている．抗CTLA-4抗体であるイピリムマブは初めて第Ⅲ相ランダム化比較試験で進行性悪性黒色腫患者において予後改善効果を認めた薬剤であり，また，BRAF阻害薬であるベムラフェニブ，ダブラフェニブやMEK阻害薬であるトラメチニブも同様に生命予後改善効果を認めている[19,20]．これら治療薬の適切な組み合わせや逐次療法における順番については確立した方法があるわけではない．治療法の選択は全身的な状況，前治療やBRAF変異の有無や転移巣の広がりなどを考慮して選別される．悪性黒色腫において活性化BRAF変異の発現率はおよそ50％みられ，選択的分子標的治療薬の開発が行われている．BRAFはRAS-RAF経路において重要な働きをしているプロテインキナーゼで細胞外から細胞内・核へのシグナル伝達に欠かせない分子である．BRAF変異の80％はV600Eであり，すべての悪性黒色腫患者は治療可能因子検出目的にBRAF変異状況を検査すべきである．現在，BRAFを標的とした治療薬としてわが国ではベムラフェニブ，ダブラフェニブが臨床応用されている．

ただし，妊娠期における免疫チェックポイント阻害薬やBRAF阻害薬，MEK阻害薬の安全性は確立しておらず，また，高用量インターロイキン2もその毒性から妊娠期には適応とならない．これら治療薬の妊娠期における安全性の問題から，妊娠期における進行がんに対する薬物療法としてはダカルバジン，もしくは，インターフェロンαの使用が考えられる．また，病勢進行の状況と分娩のタイミングによっては，分娩後に免疫チェックポイント阻害薬やBRAF阻害薬，MEK阻害薬による治療を開始することになる．

4 悪性黒色腫の疾患・治療が分娩・胎児に与える影響

分娩への影響

分娩前後の注意点としては，進行がんにおいて化学療法を分娩前まで行っている場合，化学療法を中断するタイミングに気をつけるべきである．通常，がんに対する薬物療法は周期的継続的に投与されることになるが，妊娠32〜34週までに分娩前の最終投与は終了しておくべきである．また，最終投与から3週はあけて分娩を計画すべきである[10]．

胎児への影響

悪性黒色腫は胎児への転移が起こりうるがん種として知られているが，胎盤を通過して転移を起こすことはまれであり，多くは広範囲に転移を有する患者にのみみられる．しかし，悪性黒色腫患者の分娩後の胎盤の病理組織的検索は十分に行う必要があり，胎盤に転移がある場合，胎児への転移のリスクは約20％といわれている．胎盤転移を有する場合，生後1年は注意深く胎児における転移の有無を観察する必要がある[12]．

（山内照夫）

••• - 文 献 - •••

1) Lens M, et al: Melanoma in relation to reproductive and hormonal factors in women: Current review on controversial issues. Cancer Causes Control, 19 (5): 437-442, 2008.
2) Jemal A, et al: Cancer statistics, 2008. CA Cancer J Clin, 58 (2): 71-96, 2008.
3) Tamaki T, et al: The burden of rare cancer in Japan: application of the RARECARE definition. Cancer Epidemiol, 38 (5): 490-495, 2014.
4) Purdue MP, et al: Recent trends in incidence of cutaneous melanoma among US Caucasian young adults. J Invest Dermatol, 128 (12): 2905-2908, 2008.
5) Johansson AL, et al: Mortality in women with pregnancy-associated malignant melanoma. J Am Acad Dermatol, 71 (6): 1093-1101, 2014.
6) Balch CM, et al: Final version of 2009 AJCC melanoma staging and classification. J Clin Oncol, 27 (36): 6199-6206, 2009.
7) Balch CM, et al: Prognostic Factors Analysis of 17,600 Melanoma Patients: validation of the American Joint Committee on Cancer Melanoma Staging System. J Clin Oncol, 19 (16): 3622-3634, 2001.
8) Crisan D, et al: Surgical treatment of melanoma in pregnancy: a practical guideline. J Dtsch Dermatol Ges, 14 (6): 585-593, 2016.
9) Butler DC, et al: Safety of dermatologic medications in pregnancy and lactation: Part II. Lactation. J Am Acad Dermatol, 70 (3): 417.e1-10, 2014.
10) Peccatori FA, et al; ESMO Guidelines Working Group: Cancer, pregnancy and fertility: ESMO Clinical Practice Guidelines for diagnosis, treatment and follow-up. Ann Oncol, 24 (Suppl 6): vi160-170, 2013.
11) Fábián M, et al: Retrospective Analysis of Clinicopathological Characteristics of Pregnancy Associated Melanoma. Pathol Oncol Res, 21 (4): 1265-1271, 2015.
12) Altman JF, et al: Placental metastasis of maternal melanoma. J Am Acad Dermatol, 49 (6): 1150-1154, 2003.
13) Thomas JM, et al: Excision margins in high-risk malignant melanoma. N Engl J Med, 350 (8): 757-766, 2004.
14) Zagouri F, et al: Cancer in pregnancy: disentangling treatment modalities. ESMO Open, 1 (3): e000016, 2016.
15) Schmid-Wendtner MH, et al: Fractionated radiotherapy of lentigo maligna and lentigo maligna melanoma in 64 patients. J Am Acad Dermatol, 43 (3): 477-482, 2000.
16) Postow MA, et al: Mucosal melanoma: pathogenesis, clinical behavior, and management. Curr Oncol Rep, 14 (5): 441-448, 2012.
17) Henderson MA, et al: Adjuvant lymph-node field radiotherapy versus observation only in patients with melanoma at high risk of further lymph-node field relapse after lymphadenectomy (ANZMTG 01.02/TROG 02.01): 6-year follow-up of a phase 3, randomised controlled trial. Lancet Oncol, 16 (9): 1049-1060, 2015.
18) Schmidt-Ullrich RK, et al: Role of radiotherapy and hyperthermia in the management of malignant melanoma. Semin Surg Oncol, 12 (6): 407-415, 1996.
19) Weber JS, et al: Nivolumab versus chemotherapy in patients with advanced melanoma who progressed after anti-CTLA-4 treatment (CheckMate 037): a randomised, controlled, open-label, phase 3 trial. Lancet Oncol, 16 (4): 375-384, 2015.
20) Chapman PB, et al: Improved survival with vemurafenib in melanoma with BRAF V600E mutation. N Engl J Med, 364 (26): 2507-2516, 2011.

8 妊娠期骨軟部腫瘍

1 疫学

　現時点で，海外，わが国ともに，妊娠期悪性骨軟部腫瘍の正確な疫学は不明である．
　妊娠期のがんの罹患数に関したデータとして，わが国における具体的データがないため，ノルウェー，ギリシアやカナダの後方視的検討に基づくと，1,000～5,000妊娠に1人の頻度で，妊娠期にがんを合併しているとされる[1-3]．
　わが国の最新がん統計（がん情報サービス）[4]を参考にすると，10歳が40歳までにがんに罹患する割合は0.2％であり，妊娠期にがんに罹患する頻度が，取り立てて上昇または低下しているというデータではない上，一般に，妊娠中であることが，骨軟部肉腫を含めた特定のがん罹患のリスクとなるとはいわれていない．
　妊娠期に合併するがん種については，妊娠可能年齢の女性，特にAdolescent and young adult（AYA）世代に特徴的ながんの発症が多い．そのため，子宮頸癌，乳癌，悪性黒色腫，甲状腺癌，悪性リンパ腫，白血病，卵巣癌などが多く報告されているがん種である[2,5,6]．
　わが国の若年者に発症するがん種についての情報は，妊娠期のがん種を推し量る上で参考になると思われる．2007～2011年において登録された，地域がん登録全国推計値に基づくと，15～39歳までの女性に発症が多いがんとしては，乳癌，子宮頸癌，甲状腺癌，白血病，悪性リンパ腫などがあげられる[4]．
　成人骨軟部腫瘍の頻度としては，ヨーロッパの頻度をもとにすると，軟部肉腫が4～5例/10万人/年，骨腫瘍が0.7～0.8例/10万人/年〔骨肉腫が0.2～0.3例/10万人/年，ユーイング肉腫/PNET（primitive neuroectodermal tumor）が0.3例/10万人/年，軟骨肉腫は0.2例/10万人/年〕とされており[7,8]，希少がんに分類されている．
　上記をまとめると，骨軟部腫瘍については，海外の報告においても妊娠期のがんとして報告は少なく，さらに，わが国の上記若年者の罹患数からしても，非常に少ないと考えられる．
　あるnarrative reviewにおいては，1963～2014年までに，妊娠期の骨軟部腫瘍として英文で報告されている症例数は137報であったとされている[9]．さらに，Pubmedにおいて，2017年5月1日時点で次のキーワードを用いて検索し〔("sarcoma") AND ("pregnancy" OR "pregnant")〕，抄録または本文全文が確認可能な論文を追加した．その

表3-6 妊娠期に罹患が報告された骨軟部腫瘍207例の内訳（1963〜2017年）

	組織型	症例数	(%*)	報告期間
骨腫瘍	骨肉腫	55	27	1977〜2017
	ユーイング肉腫/PNET	27	13	1963〜2017
	軟骨肉腫	13	6	1989〜2015
	巨細胞腫	13	6	1984
	MFH/UPS	2	1	1984
	線維肉腫	2	1	1984〜2015
軟部肉腫	脂肪肉腫	18	9	1993〜2015
	平滑筋肉腫	17	8	1969〜2010
	横紋筋肉腫	14	7	1969〜2014
	滑膜肉腫	13	6	2007〜2017
	GIST	9	4	1996〜2014
	カポジ肉腫	8	4	1971〜2012
	血管肉腫	5	2	2004〜2013
	内膜間質肉腫	5	2	2002〜2014
	分類不能肉腫	3	1	2012
	心臓原発UPS	1	0	2006
	心臓原発内膜肉腫	1	0	2007
	ASPS	1	0	2008

PNET；primitive neuroectodermal tumor　MFH/UPS；malignant fibrous histiocytoma/undifferentiated pleomorphic sarcoma　ASPS；alveolar soft part sarcoma
＊：報告された207例に占める割合を示す．

　結果，ケースシリーズとして33例の骨原発腫瘍〔巨細胞腫13例，軟骨肉腫2例，ユーイング肉腫2例，リンパ腫2例，悪性線維性組織球腫/未分化肉腫（MFH/UPS）2例，線維肉腫1例，骨肉腫11例〕，18例の骨肉腫，5例の高悪性度肉腫（2例のユーイング/PNET，1例の骨肉腫，2例の高悪性度肉腫），8例（滑膜肉腫3例，ユーイング肉腫1例，明細胞肉腫1例，骨肉腫1例，脂肪肉腫1例，線維肉腫1例）を追加した．さらに，症例報告としてユーイング肉腫3例，分類不能肉腫1例，UPS 1例，ASPS 1例，滑膜肉腫1例，内膜肉腫1例が追加で見つかった[10-23]．

　表3-6に上記の症例207例の疾患の内訳をまとめた．

2　妊娠が骨軟部腫瘍に及ぼす影響

　妊娠に伴うホルモン動態の変化が，骨軟部腫瘍に影響する可能性もいわれているが，現時点では，はっきりとした影響は証明されていない．
　特にエストロゲン受容体やプロゲステロン受容体は，骨肉腫，巨細胞腫，軟骨肉腫，血管肉腫などに認められるものの，腫瘍増殖との関係は確立していない．
　1960〜1970年代の報告では，デスモイド腫瘍，隆起性皮膚線維肉腫（dermatofibrosarcoma protuberans；DFSP），悪性線維性組織球腫，脂肪肉腫などで，妊娠に伴って腫瘍増殖速

度が速まる可能性が報告されているものの，その後は同様の報告は認められない．

　乳癌などでは，妊娠そのものは予後因子ではなく，妊娠期乳癌であっても診断時ステージのほうが最もがんの予後に影響するという報告がある．骨軟部腫瘍においては，33例の妊娠期とそれ以外の骨軟部腫瘍の背景因子をそろえたコホート研究でも，妊娠は特に臨床的病勢増悪と関係していなかったとされており，やはり妊娠それ自体と臨床的な腫瘍の生物学的悪性度との関連は示されていない．

3 診 断

　妊娠期に骨軟部腫瘍を疑う徴候，さらにその後の検査において，通常の骨軟部腫瘍と異なって注意すべき点を概説する．

症 状

　丁寧な病歴聴取と身体診察は診療において不可欠である．背部痛や腰痛，下肢痛は一般的な妊婦や産褥期にはしばしば認められる症状であるため，骨軟部腫瘍の診断が遅れることにつながりやすい．夜間に特に自覚する深部の鈍い痛み，脊椎，骨盤や四肢の痛みについては，腫瘍増殖に伴って認められる古典的症状のため，詳しい検査を考える指標となる．そのほかに，急性発症で増悪する背部や四肢の痛み，腫脹，軟部の腫瘤，新規の神経症状，体重減少は追加検査を検討すべき症候である．

画像評価

❶ 放射線が胎児に与える影響

　放射線が胎児に与える影響を考える上では，線量と撮像領域がまず問題となる．そのほかに，胎児の放射線感受性は妊娠期によって異なるため，時期も重要である．特に妊娠初期（妊娠12週未満）については放射線感受性が最も高く，催奇形性に影響するため胎児のリスクを上回る母体の有益性がなければ可能な限り避ける．

　動物モデルとヒトを対象とした研究に基づく，妊娠週数と胎児への影響に関して表3-7にまとめる[24]．身長については，原子爆弾の生存者で200 mGyを超える被ばくをした患者ではそれ以下のものと比較して，2～3 cm背が低く，3 kg体重は少なく，頭囲1 cmが小さいことが報告されている．精神発育遅滞への影響では，最初の7週間か，25週以後は報告されていないこと，intelligence quotient（IQ）への影響としては，100 mGy以上の照射では，0.025 point/mGyずつIQが低下していくとされている．

❷ 診断における画像検査の推奨と放射線・MRI検査の安全性

　一般的に骨軟部腫瘍は，全身至るところに発生し，特に早期の病変においては，MRIが質的診断として有用である．ただし，単純X線やCTのような，通常のX線を用いた検査も，石灰化を伴う良性疾患との鑑別やCTでは全身を一括で評価できることなど，依然として有用である点が多い[8]．

　一般的には妊娠期の骨軟部腫瘍の画像評価としては，単純MRIと超音波が最も優先

表3-7 低線量の放射線曝露による胎児への影響

影響	最も影響受けやすい妊娠後（週）	閾値（mGy）動物での研究	閾値（mGy）ヒトを対象とした研究	絶対発生率（%）
出生前死亡	0～1	—	—	
着床前	—	50～100	ND	ND
着床後	—	250	ND	ND
成長障害	2～7	10	200	ND
内臓奇形	3～7	250	250	ND
頭囲が小さい	2～15	100	閾値なし	0.05～0.10
重度の精神発達遅滞	8～15	ND	100	0.04
IQ低下	8～15	ND	100	ND
小児がん	0～11（第1三半期）	閾値なし	閾値なし	0.017

ND ; no data　IQ ; intelligence quotient　　（McCollough CH, et al: Radiographics, 27（4）: 909-917, 2007を引用改変）

表3-8　診断検査と部位による想定される被曝量

診断検査	部位	胎児の被曝量（mGy）
X線検査	頸椎	<0.001
	胸椎	0.003
	腰椎	1
	四肢	<0.001
CT	胸部	0.2
	腹部	4
	腹部・骨盤	25
骨シンチグラフィ	全身	4～15
PETスキャン	全身	10～15

CT ; computed tomography　PET ; positron emission tomography
（Puvanesarajah V, et al: Surg Oncol, 25（3）: 212-222, 2016を引用改変）

され，必要に応じてX線を検討するが，CT検査は避けられることが多い．特に，骨盤部にシールドをして四肢のCTを撮影しても，散乱線による胎児の被曝は避けがたく，その影響が危惧されるためである．よって，過去の症例報告では，妊娠期の骨軟部腫瘍に対する画像評価は，可能な場合には分娩が終了してから行われている[25,26]．

しかし，診断においては，X線やCTを検討したい場合も多い．個々の症例で画像検査の必要性も異なることから，腫瘍内科医，放射線診断医，病理医，産婦人科医，麻酔科医，ソーシャルワーカー，精神科医など，多職種で患者に対する説明と検査の検討を行うべきとされている[25]．具体的な検査ごとの被曝線量については，表3-8にまとめる．四肢の腫瘍に対するX線の検査では，胎児の被曝線量は<0.001 mGyになり，骨盤や仙骨X線による胎児の被曝は1～3 mGyとされ，表3-7などの胎児への影響の研究データと重ねて考えると，安全に施行可能と考えられている．MRI検査については，検査によって発生する熱や検査の音が胎児に影響するのではないかという危惧もあるが，特にヒトによる研究でMRIの胎児への影響は確認されていない．

造影MRIで使用されるガドリニウムは胎盤通過性があることと，動物実験では催奇形性が報告されている．ヒトではガドリニウムによる直接の被害は報告されていないものの，胎盤を通過したガドリニウムが胎児の腎臓から排泄されて最終的には羊水中にとどまり，再吸収または排泄されるまでは胎児に曝露され続けると考えられている．そのため，2007年に発行されたアメリカ放射線学会からのMRI検査のガイダンスでは，妊婦に対する造影MRIはルーチンで行うべきではなく，症例ごとにリスクとベネフィットをよく勘案して，どうしても必要と判断する場合には妊婦に対して文書同意を得た上でガドリニウム使用をするなど，特に注意喚起がなされている[27]．

　妊娠中に造影MRIを実施された胎児の群397例と，MRI非実施群1,418,451例で，その後の疾患リスクを比較した研究が存在する．この研究によると，実施群2.4年，非実施群3.6年のフォロー中央値で，腎性全身性硬化症の発症頻度も変わりなかった．一方で，リウマチ性疾患，炎症性・浸潤性皮膚疾患のリスクを，補正ハザード比として1.36倍（95% CI 1.09-1.69）上昇させると報告されている[28]．

❸ 診断のための画像診断の推奨

　X線を用いた検査は，避けられる場合には避けたほうがよい．しかし，必要な場合，単純X線検査は許容される．単純MRI検査は最も有用であるが，ステージングのために使用する限りであれば肺のCTは許容されうる．PET検査は避けられるべきであるし，腹部・骨盤CTは必要性に応じて検討する．

　生検は，診断のために必須ではあるが，CTガイド下では胎児への被曝があるため，開放生検のほうが好まれる．ただし，限局性病変の切除可能性をなくさないよう，生検経路に沿った播種には十分注意する必要がある．

病理検査

　表3-6に示したように，妊娠可能年齢に発症しやすい骨軟部腫瘍が鑑別となる．骨軟部腫瘍の病理診断は専門性が高いことも多く，しばしば2週間以上の時間を要することがある．特に，年齢，発症部位と画像所見などから，臨床側の考える鑑別を依頼書へ記載すること，特に骨肉腫，ユーイング肉腫や横紋筋肉腫といった，マルチモダリティ併用の治療を早期に開始する必要がある腫瘍を疑っている場合には，それを伝える必要がある．

　もし，組織検体不十分による診断の遅れがある場合には治療にも影響しうるため，病理診断医と密に連絡を取って，必要に応じて追加生検も検討するなど，最短での診断を目指す．

4　治　療

　非妊娠期の通常の骨軟部腫瘍であれば，個別の治療が定まっている腫瘍（骨肉腫，ユーイング肉腫，横紋筋肉腫，GIST）などと，一般的な肉腫に分けられる．

　限局期で切除可能な病変の場合，根治を目指した治療は外科的切除が第一であるが，

個別の治療が定まっている腫瘍では，化学療法や放射線を含めた集学的治療を行う場合が多い．骨肉腫においては，術前化学療法のあとに，外科切除を行い，術後化学療法を行う方針がとられることが多い．転移性の場合には，緩和的に化学療法を検討することが多いが，限局期と同様のモダリティを併用した集学的治療により，長期病勢安定を得ることも多く，強力な治療が選択されることが多い．

一方で，一般的な肉腫に関しては，根治を目指した治療は外科的切除であるが，放射線や化学療法は周術期治療として確立はしていない．再発リスクに応じた個別の判断となる．切除不能な一般的な肉腫においては，緩和的に化学療法を選択することが多く，初回標準治療はドキソルビシン単剤が最も用いられる．

以下に，妊娠期骨軟部腫瘍で特に注意すべき点を含めて，治療モダリティごとに概説する．

外科切除

外科切除は，切除可能骨軟部悪性腫瘍における最も根治的な治療である．病変の診断と進展の速度に応じて，可能なら分娩後に手術を検討し，早急な悪性腫瘍の治療が必須となれば，妊娠中に外科手術を行うこともありうる．四肢の手術であれば，妊娠初期では流産のリスクは若干上昇するとされるが，基本的には安全に施行可能とされている．ただし，妊娠25週を超えるまでは，慎重な胎児のフォローが必要である[29]．腹部や骨盤の手術であると，胎児への影響がより強く考えられるため，症例ごとの多職種チームでの検討が必要となる．

整形外科的手術になるため，もともと深部静脈血栓症のリスクは高く，特に妊娠後期には凝固優位な凝固線溶系となっており，抗凝固療法は必要となる．特に未分画ヘパリンまたは低分子ヘパリンは，VTEの予防処置として安全性も評価されており，妊婦に用いられる[30]．

放射線治療

妊娠週数を経るにつれ，放射線治療が胎児へ与える影響は小さくなる．しかし，胎児自体も大きくなることで，放射線への曝露の危険性が上昇する．

放射線照射を行うとなれば，散乱線の胎児への影響を検討する必要がある．モンテカルロ法で，3，6，9ヵ月の妊娠週数に応じて，放射線の影響を見積もることが多い．

根治的治療として放射線単独を選択することは少なく，集学的治療の一つとするか，緩和的照射として用いられることが多い．

放射線治療に関して特にガイドラインは存在せず，妊娠期悪性腫瘍で頻度が高い乳癌では，放射線治療自体は推奨されない．しかし，四肢に発生しやすい骨軟部腫瘍では，照射部位と治療目標における放射線治療の必要性を加味して検討する必要がある．

化学療法

化学療法薬の胎盤通過性もあり，特に妊娠初期の胎児にとっては，流産の危険が1割を超え，奇形発生の可能性が1割を超える頻度で存在する．流産の日本の統計[31]からす

表3-9 化学療法薬への曝露と妊娠の転帰

化学療法薬		自然流産		死産		曝露時期と奇形頻度（％）	
		妊娠初期	妊娠中期・後期	妊娠初期	妊娠中期・後期	妊娠初期	妊娠中期・後期
DNA intercalating agents	ドキソルビシン	3%(1/39)	0.3%(1/386)	(0/38)	2%(6/385)	13%(5/39)	2%(6/383)
	エピルビシン	33%(2/6)	(0/60)	(0/4)	3%(2/60)	20%(1/5)	5%(3/58)
	アクチノマイシンD	No Data	(0/16)	No Data	(0/16)	No Data	6%(1/16)
DNA アルキル化薬	シスプラチン	(0/4)	1%(1/100)	(0/4)	1%(1/99)	20%(1/5)	4%(4/99)
	カルボプラチン	No Data	6%(1/17)	No Data	(0/16)	No Data	6%(1/17)
	シクロホスファミド	10%(4/43)	(0/367)	5%(2/39)	1%(4/367)	18%(7/40)	1%(5/366)
	イホスファミド	(0/1)	(0/10)	(0/1)	10%(1/10)	(0/1)	(0/9)
代謝拮抗薬	メトトレキサート	14%(4/28)	(0/57)			4%(1/24)	2%(1/58)
微小管阻害	パクリタキセル	No Data	(0/38)	No Data	(0/38)	No Data	3%(1/38)
	ドセタキセル	(0/2)	(0/19)	(0/2)	(0/19)	(0/2)	11%(2/19)
	ビンクリスチン	13%(6/48)	1%(1/164)	(0/42)	5%(8/163)	9%(4/44)	1%(1/159)
トポイソメラーゼⅡ阻害薬	エトポシド	(0/4)	(0/40)	(0/4)	5%(2/40)	(0/4)	5%(2/39)
マルチキナーゼ阻害薬	イマチニブ	17%(19/115)	(0/6)	1%(1/96)	(0/6)	12%(12/100)	(0/6)

(National Toxicology Program: NTP Monogr,(2): i-214, 2013を引用改変)

ると，必ずしも高い頻度とはいえないが，先天異常の頻度が3～5％とされるわが国においては[32]，化学療法症例での奇形発生は高い．妊娠初期の時期に化学療法を必要とする症例では，人工中絶も候補として検討するべきとされている[29,33]．仮に妊娠を継続しながら化学療法を検討する場合は，せめて妊娠中期・後期に開始時期を延期することが多い．表3-9に示すように，この時期の化学療法薬の報告では，流産や死産は数％，奇形は5％前後と，わが国の通常の症例での頻度と差を認めない．

さらに，最終化学療法から分娩までは，3週間以上あけることが推奨されている．これは，分娩期に骨髄抑制を避けるためである．

一般的な骨軟部腫瘍に対する化学療法は，周術期治療と，転移・再発治療に分けられる．周術期化学療法の一番の目的は再発予防であり，腫瘍縮小を期待して術前化学療法を行う場合もある．転移・再発症例での化学療法は，多くの場合，腫瘍縮小に伴う症状緩和や進行の抑制および延命を目的とした治療になる．

例外として，先に述べたように，個別の治療が定まっている骨軟部腫瘍が存在する．代表的な骨腫瘍である骨肉腫およびユーイング肉腫と，代表的軟部腫瘍である横紋筋肉腫について図3-4に治療の流れを示す．いずれの腫瘍も，たとえ診断時に画像診断上は限局病変であっても，手術単独治療では，8～9割が再発していた（根治割合は1～2割であった）．それが，近年の治療法の研究により，成人に対しては比較的投与量が多い化

● 骨肉腫

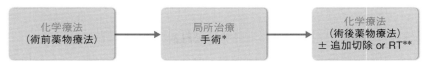

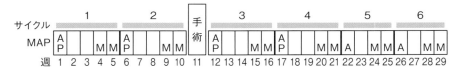

薬物療法は，DXR, CDDP, MTX の3剤を使うレジメンが標準的．現時点で，術前・術後薬物療法の実施と術後薬物療法のみに関しては優劣がわかっていない．

(Whelan JS, et al: Ann Oncol, 26 (2): 407-414, 2015)

● ユーイング肉腫
● VDC/IE 交替療法

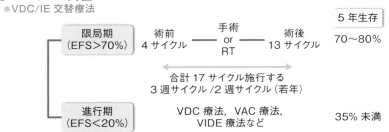

(Grier HE, et al: N Engl J Med, 348 (8): 694-701, 2003)

● VIDE 療法

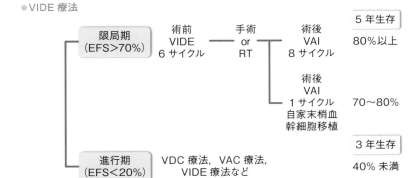

● 横紋筋肉腫

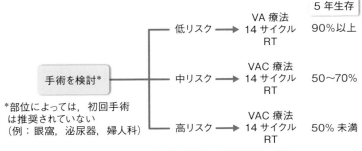

図 3-4 骨軟部腫瘍の治療のながれ

学療法を（横紋筋肉腫や，一部のユーイング肉腫では，さらに放射線治療も）併用することで，6～8割程度の根治割合に治療成績が向上している．外科，化学療法，放射線に精通した腫瘍治療医らが関わる集学的治療を必要としている．

またこれらの腫瘍は，転移・再発腫瘍であっても病勢進行の速さとその化学療法感受性の高さから，長期生存・延命を目的として治療強度が強い化学療法を併用し，限られた病変の場合は，積極的に局所療法を併用する方法がとられる．

いずれにせよ，これらの腫瘍に対する化学療法は，局所治療と並んで治療の中心にあり，かつ，成人にとっては治療強度が他のがん種に対する化学療法より，強い治療となる．具体的には，骨肉腫に対するMAP療法は，G-CSF製剤をルーチンに使用しても，Grade 3以上の血液毒性として血小板減少症は8割，貧血は1割に認められる．また，発熱性好中球減少症は小児を主に対象としたランダム化比較試験では数％との報告から，40歳以上の成人症例で実施された類似の化学療法を用いた報告では，3割程度の頻度であった[34, 35]．また，主に小児を対象とした横紋筋肉腫に対する化学療法の研究では，発熱性好中球減少症は85％，Grade 3以上の貧血は5割，血小板減少は5割に認められるとされる[36]．

同様に，ユーイング肉腫に対するVDC/IE交替療法では，3週間ごとの標準レジメンでは，G-CSF製剤をルーチンに使用して，発熱性好中球減少症は4.6％，2週間おきの強化療法では7.3％に認められ，さらに敗血症は3割程度に認められるという報告もある．Grade 3以上の血液毒性として，貧血は7割，血小板減少は6割程度に認められる[37, 38]．通常，これらのレジメンの治療強度は，アグレッシブリンパ腫を対象とした化学療法から，高アグレッシブリンパ腫の間に位置する有害事象の程度である．

妊娠期の固形腫瘍に対する化学療法の推奨は存在しないが，血液腫瘍に対する国際コンセンサスが存在する[39]．これを参考に，これらの個別の治療が存在する腫瘍の治療方針を考えた場合，妊娠初期から20週くらいまでは人工中絶の上，治療開始を検討する．20週以降であれば，可能な限り分娩後の開始を検討したり，安全性を考慮して局所治療のみで経過をみて，化学療法は実施しないことを選択肢として考えうる（腫瘍や病期によっては再発リスクが高いことを含めて患者と相談になる）ものの，非妊娠期と同様の標準治療を検討するというのが一つの選択肢となりうる．

過去の症例報告をみると，先に述べたように，ユーイング肉腫，骨肉腫，横紋筋肉腫では，妊娠を継続しながら化学療法を行ったという報告が認められる．ただし，早期の胎胞破綻のリスクや，胎児発育不全，早産や流産リスクは上昇する可能性がある[29]．

以上より，産婦人科やNICUなどの設備がある医療機関で，かつこれらまれな治療薬のがん薬物療法に習熟した医師が検討することが必要と考える．

上記のような化学療法に高感受性かつ，個別の治療法が定まっている以外の骨軟部腫瘍では，周術期化学療法の有用性は確立していない．過去のメタアナリシスでは，無再発生存や全生存期間への効果はあってもごくわずかとされている[40]．そのため，妊娠中の患者に対しては，通常は周術期化学療法は推奨されない．一方で，転移・再発病変の患者に対しての化学療法は，標準治療はドキソルビシン単剤である[41]．無治療に対する延命効果ははっきりしていないが，奏効割合は13％程度であり，病勢安定も含めると

60％程度で効果を得られる．無増悪生存期間の中央値は4.6ヵ月である．そのため，腫瘍と共存していく上での症状緩和の治療として，化学療法を行うかどうかという考え方になる．

通常，妊娠を継続することができるか否かは，病勢自体が規定してしまう可能性が高い．例えば，内臓の病変数が少ない場合は，化学療法の有無によらず，数ヵ月程度の安定は期待できると想定されるため，その間の娩出を検討するであろう．一方で，有症状で化学療法による症状緩和を期待すべき病勢であれば，そもそも出産まで安定している病状とは考えにくい．そのような状況で，妊娠を継続しながら抗がん剤を検討する場合には，発熱性好中球減少症は1割程度に認められ，Grade 3以上の貧血も4％程度に認められる治療であるため，治療が影響することでの流産，母体への命に関わる危険性を考慮の上，検討するかどうかという判断が必要である[41]．

以上より，仮に化学療法の実施を検討した場合も，産婦人科やNICUなどの設備がある医療機関で，かつこれらの治療薬のがん薬物療法に習熟した医師が検討することが必要である．

支持療法としては，D2受容体遮断薬であるメトクロプラミド，セロトニン受容体拮抗薬であるオンダンセトロンやステロイドは安全と考えられている．オランザピンの添付文書では，妊娠後期に抗精神病薬が投与されている場合，新生児に哺乳障害，傾眠，呼吸障害，振戦，筋緊張低下，易刺激性などの離脱症状や錐体外路症状が現れたとの報告がある．G-CSF製剤の予防投与はおそらく安全であり，個別治療のある骨軟部腫瘍では予防投与が必須とされるが，妊婦における安全性データには乏しい．輸血は安全に施行可能である．また，発熱性好中球減少症ではセファロスポリン系，ペニシリン系抗菌薬は，キノロン系と比較すると胎児に対する安全性データが多い[39]．

治療を行う上での留意点

先に述べたように，骨肉腫，ユーイング肉腫，横紋筋肉腫といった個別治療のある腫瘍での化学療法は，非妊娠期であったとしても患者自身に対する負担が大きく，母体での疾病根治にかかるリスクとベネフィットのバランス，また，胎児への影響としてのリスクとベネフィットの議論が不確実下で実施される．そのため，原則としては妊娠継続をしながらの化学療法施行は勧められず，可能な限り娩出後に実施することが望ましい．むしろ，化学療法を行わず手術単独治療も選択肢となる．一方で，仮に妊娠を継続しつつ実施しなくてはならない場合には，基本的には非妊娠期と同様の治療を検討する．ただし，患者とその夫や家族に，デメリット（有害事象，治療関連死亡）の非妊娠期における見積もりと，妊婦でさらに追加で起こりうる危険性について情報提供を行う必要がある．

具体的には，化学療法の血液毒性に伴って出血や流産などの妊娠継続に関わるトラブルの発生，血液学的状態によっては出血や貧血も母体の生命に関わること，さらには胎児への影響として，流産，奇形，胎児発育不全，重度貧血自体が生命に関わることなどを説明しておく必要がある．さらに，母体と胎児に生命の危険が及ぶ状況では，母体が最優先であることなどの優先順位の確認と，どういった状況までは胎児生命を尊重でき

るかといった，ある程度の個別事例のシミュレーションおよび生命倫理に関わる内容の検討を行っておく必要がある．例えば，胎盤早期剝離など，急な出血を化学療法中の血球減少期にきたせば，母体を優先して早期娩出を治療途中で考えることもあると想定される．

非妊娠期と異なり，妊婦の身体管理における特有の問題として，体液貯留傾向があり，多量の補液に対する心負荷が強く出ること，血栓症を起こしやすいことなどがあり，補液量の多いMAP療法やIE療法では，注意が必要である．また制吐薬については，胎児に安全性が確立していない薬剤が多く，例えば，アプレピタントやパロノセトロン，オランザピンもヒトでの疫学研究はほとんどなく，安全性は確立していない．いずれの治療レジメンも高度催吐性レジメンであるため，安全性データが多いレジメンを十分使用するほかにない．

さらに，長期的な胎児への影響は不明であるため，出産後も長期間にわたって小児をフォローする必要性を説明する．

5 妊娠期がん治療が分娩および胎児に与える影響

早期出生

転移性腫瘍の場合，全身治療による胎児への影響を考えると，早期娩出も一つの選択肢である．215例の悪性腫瘍を罹患した妊娠の後方視的解析では，がんを伴う妊娠において72%が36週未満で出生しているということであった[42]．さらに，75%はがん治療の必要性から，計画的に早期出生を選択されたということである．

妊娠期の骨軟部腫瘍は，もともとわかりづらい腫瘍であるという特性から，発見が遅れやすい．診断には胎児のリスクを上回る母体の有益性がなければX線を用いた検査は極力避け，非造影MRIを中心とした検査で疾患の評価をした上で，生検を行って診断確定をする．

限局期は極力切除を検討し，個別の治療が確立した骨軟部腫瘍においては，化学療法や放射線治療を，各科専門家の意見を踏まえながら検討する．また，化学療法は可能な限り妊娠週数を進めてから実施するほうがよいため，妊娠中期・後期に開始する．さらに，全身治療を行う場合には有害事象が起こりうることや，流産や死産の頻度が上昇することもあり，産婦人科やNICUへのコンサルテーションを密に行える環境下で検討する．

妊娠期の悪性骨軟部腫瘍は，特に非妊娠期と比較して腫瘍自体は予後不良ではなく，治療後に出生した胎児も予後は変わりない．

〔下井辰徳，米盛　勧〕

••• - 文 献 - •••

1) Stensheim H, et al: Cause-specific survival for women diagnosed with cancer during pregnancy or lactation: A registry-based cohort study. J Clin Oncol, 27 (1): 45-51, 2009.
2) Pereg D, et al: Cancer in pregnancy: Gaps, challenges and solutions. Cancer Treat Rev, 34 (4): 302-312, 2008.
3) Pentheroudakis G, et al: Cancer and pregnancy: Poena magna, not anymore. Eur J Cancer, 42 (2): 126-140, 2006.
4) がんの統計編集委員会：がんの統計2015，がん研究振興財団，2015.
5) Bleyer A, et al: Cancer in Young Adults 20 to 39 Years of Age: Overview. Semin Oncol, 36 (3): 194-206, 2009.
6) Sender L, et al: Adolescent and young adult patients with cancer: a milieu of unique features. Nat Rev Clin Oncol, 12 (8): 465-480, 2015.
7) Hogendoorn PCW, et al: Bone sarcomas: ESMO Clinical Practice Guidelines for diagnosis, treatment and follow-up. Ann Oncol, 21 Suppl 5: v204-213, 2010.
8) ESMO/European Sarcoma Network Working Group: Soft tissue and visceral sarcomas: ESMO clinical practice guidelines for diagnosis, treatment and follow-up. Ann Oncol, 25 Suppl3: iii102-iii112, 2014.
9) Zarkavelis G, et al: Bone and soft tissue sarcomas during pregnancy: A narrative review of the literature. J Adv Res, 7 (4): 581-587, 2016.
10) Ding Y, et al: Primary Ewing's Sarcoma/Primitive Neuroectodermal Tumor of Kidney with Caval Involvement in a Pregnant Woman. Urol Int, 97 (3): 365-368, 2016.
11) Pasta V, et al: Breast sarcoma in a pregnant patient A case report. Ann Ital Chir, 2012: 2012.
12) Son HS, et al: Intimal cardiac sarcoma in a pregnant woman. Asian Cardiovasc Thorac Ann, 15 (1): 66-68, 2007.
13) Adamesteanu MO, et al: Biphasic synovial sarcoma in a 19-year-old pregnant woman: a case report. Rom J Morphol Embryol, 56 (1): 289-294, 2015.
14) Cho GJ, et al: Primary cardiac sarcoma in pregnancy: a case report. J Korean Med Sci, 21 (5): 940-943, 2006.
15) Tapisiz OL, et al: An unusual case of lingual alveolar soft part sarcoma during pregnancy, 47 (2): 212-214, 2008.
16) Huvos AG, et al: Osteogenic sarcoma in pregnant women. Prognosis, therapeutic implications, and literature review. Cancer, 56 (9): 2326-2331, 1985.
17) Al Khawaja D, et al: Extra-skeletal Ewing sarcoma of the lumbosacral region in an adult pregnant patient: a case report. J Spine Surg, 3 (1): 102-107, 2017.
18) Simon MA, et al: Pregnancy and aggressive or malignant primary bone tumors. Cancer, 53 (11): 2564-2569, 1984.
19) Haerr RW, et al: Multiagent chemotherapy for sarcoma diagnosed during pregnancy. Cancer, 56 (5): 1028-1033, 1985.
20) Mir O, et al: Doxorubicin and ifosfamide for high-grade sarcoma during pregnancy. Cancer Chemother Pharmacol, 69 (2): 357-367, 2012.
21) Salamat SM, et al: Pulmonary artery sarcoma in a pregnant woman: report of a case. Obstet Gynecol, 84 (4 Pt 2): 668-669, 1994.
22) Gennatas CS, et al: Extraskeletal Ewing's sarcoma in a pregnant woman: a case report. Eur J Surg Oncol, 13 (2): 163-165, 1987.
23) Postl LK, et al: Management of musculoskeletal tumors during pregnancy: a retrospective study. BMC Womens Health, 15: 48, 2015.
24) McCollough CH, et al: Radiation Exposure and Pregnancy: When Should We Be Concerned? Radiographics, 27 (4): 909-917, 2007.
25) Molho RB, et al: The complexity of management of pregnancy-associated malignant soft tissue and bone tumors. Gynecol Obstet Invest, 65 (2): 89-95, 2008.
26) Puvanesarajah V, et al: Evaluation and management of the pregnant patient with suspected primary musculoskeletal tumor or metastatic carcinoma to bone. Surg Oncol, 25 (3): 212-222, 2016.
27) Kanal E, et al: ACR guidance document for safe MR practices: 2007. Am J Roentgenol, 188 (6): 1447-1474, 2007.
28) Ray JG, et al: Association Between MRI Exposure During Pregnancy and Fetal and Childhood Outcomes. JAMA, 316 (9): 952-961, 2016.
29) Zagouri F, et al: Cancer in pregnancy: disentangling treatment modalities. ESMO open, 1 (3): e000016, 2016.
30) James A, et al: Practice bulletin no. 123: thromboembolism in pregnancy. Obstet Gynecol, 118 (3): 718-729, 2011.

31) 日本産婦人科学会：流産・切迫流産．Available from: 〈http://www.jsog.or.jp/public/knowledge/ryuzan.html〉
32) 平原史樹：先天異常モニタリング：わが国と世界の取り組み．日産婦雑，59(9)：N246-250，2007．
33) Peccatori FA, et al; ESMO Guidelines Working Group: Cancer, pregnancy and fertility: ESMO Clinical Practice Guidelines for diagnosis, treatment and follow-up. Ann Oncol, 24 (Suppl 6): vi160-170, 2013.
34) Ferrari S, et al: A European Treatment Protocol for Bone-sarcoma in Patients Older Than 40 Years. J Clin Oncol, 27 (Suppl; abstr 10516): 15s, 2009.
35) Marina NM, et al: Comparison of MAPIE versus MAP in patients with a poor response to preoperative chemotherapy for newly diagnosed high-grade osteosarcoma (EURAMOS-1): an open-label, international, randomised controlled trial. Lancet Oncol, 17 (10): 1396-1408, 2016.
36) Crist WM, et al: Intergroup Rhabdomyosarcoma Study-IV: Results for patients with nonmetastatic disease. J Clin Oncol, 19 (12): 3091-3102, 2001.
37) Granowetter L, et al: Dose-intensified compared with standard chemotherapy for nonmetastatic Ewing sarcoma family of tumors: A Children's Oncology Group Study. J Clin Oncol, 27 (15): 2536-2541, 2009.
38) Womer RB, et al: Randomized controlled trial of interval-compressed chemotherapy for the treatment of localized Ewing sarcoma: A report from the Children's Oncology Group. J Clin Oncol, 30 (33): 4148-4154, 2012.
39) Lishner M, et al: Hematologic malignancies in pregnancy: Management guidelines from an international consensus meeting. J Clin Oncol, 34 (5): 501-508, 2016.
40) Pervaiz N, et al: A systematic meta-analysis of randomized controlled trials of adjuvant chemotherapy for localized resectable soft-tissue sarcoma. Cancer, 113 (3): 573-581, 2008.
41) Judson I, et al; European Organisation and Treatment of Cancer Soft Tissue and Bone Sarcoma Group: Doxorubicin alone versus intensified doxorubicin plus ifosfamide for first-line treatment of advanced or metastatic soft-tissue sarcoma: A randomised controlled phase 3 trial. Lancet Oncol, 15 (4): 415-423, 2014.
42) National Toxicology Program: NTP Monograph: Developmental Effects and Pregnancy Outcomes Associated with Cancer Chemotherapy use during Pregnancy. NTP Monogr, (2): i-214, 2013.

9 妊娠期消化管癌・泌尿器癌

1 疫学

　妊娠中に罹患した消化管癌・泌尿器癌は非常にまれであり，正確な頻度は不明である．社会の変化，不妊治療の進歩により妊娠・出産の高齢化が起きているため妊娠中に罹患したがんは今後増加すると見込まれる．50歳超や不妊治療によって妊娠し，その経過中に妊娠期がんを発症した症例が報告されている[1]．妊娠期がんの定義は，妊娠期に診断されたがんのみとする狭義のものから出産後1年以内に診断されたがんすべてを含めているものまで各論文さまざまである．また，単施設の後ろ向き研究や症例報告の合算がベースになっていることが多いため正確性にも乏しく，疫学データは参考程度と考えるべきである．

●消化管癌

　胃癌は単施設の報告で妊婦の0.01〜0.02％程度が罹患し[2]，胃癌患者のうち妊娠しているのは0.1％程度と報告されている[3]．妊娠期大腸癌の特徴として，直腸癌の割合が結腸癌よりも高いことがあげられる．結腸癌：直腸癌の罹患数の比は日本人女性全体では2.5：1であるが，40歳未満では1.2：1であり[4]，妊娠期となると0.6：1と逆転する[5]．過去のレビューで，日本では結腸癌75％，直腸癌20％とも報告されているが[6]，これが日本における特徴か，症例報告の偶然の偏りのためかは不明である．食道癌，小腸癌，肛門管癌は妊娠中に罹患した症例報告が10例未満であり頻度を推定することは困難である．

●泌尿器癌

　泌尿器癌の中では腎臓癌が妊娠期がんとしては最も頻度が高く，これまでに100例程度の症例報告がなされている．出産歴がある女性はない女性よりも腎臓癌のリスクが1.23倍になることから，妊娠によるホルモン変化が腎臓癌のリスクとしてあげられている[7]．妊娠期膀胱癌の症例報告は少なく，筋層浸潤（T2以上）が認められたのはそのうち20％に満たない[8]．妊娠期腎盂尿管癌の報告はなく，ごくまれであると考えられる．

2 発症

　腹部骨盤超音波を除き，妊娠期に定期画像検査が行われることがないため偶発的に消化管癌や泌尿器癌が発見される可能性は低い．

●消化管癌

　胃食道癌の典型的な症状である消化不良，胸やけ，軽度の上腹部痛，吐き気，食欲不振は妊娠中に非常によくみられる．進行がん症状の閉塞，貧血なども妊娠中に起こりうるため，完全閉塞や穿孔を起こしてから発見された胃癌症例も報告されている[9,10]．妊娠中期・後期の体重減少をきっかけに発見された症例が多いため，妊娠期胃癌の60%は診断時遠隔転移を有する[3]．直腸癌の代表的な症状は血便，貧血，腹痛である[11]．妊娠期の痔はよくみられる問題であるため診断が遅れた症例報告が多い．妊娠期の痔の精査として肛門鏡を50人の妊婦に行ったところ直腸癌が3例発見されたという報告もあり[12]，妊娠期の痔の精査は必要かもしれない．

●泌尿器癌

　膀胱癌の主症状は肉眼的血尿や頻尿である．不正出血精査の超音波を契機に発見された膀胱癌も報告されており，不正出血と血尿の混同があることに注意が必要である．妊娠期腎臓癌の症例報告で最も多い症状は腫瘍触知，側腹部痛，血尿である．妊娠中の高血圧，特に薬物治療でも難治性の高血圧を主訴とした腎臓癌の症例が報告されている[13,14]．

3 診断

確定診断

　胃食道癌・大腸癌の確定診断は上下部内視鏡であり，注意を払って行えば妊娠時期は問わず行えると報告されている[15-17]．肝転移巣からの生検も報告されているものの[18]，その必要性については検討が必要である．
　膀胱癌診断のための膀胱鏡と経尿道的膀胱腫瘍切除術（transurethral resection of bladder tumor；TURBT）の妊娠中の安全性データはないものの，症例報告では問題なく行われており，手技のリスクは高くないと推定できる．

画像診断・血液検査

　腹部画像は胎児を十分に放射線遮蔽することができないため，消化管癌・泌尿器癌のステージングで通常必要となるCTの使用は一般に推奨されていないと考えられている．しかし，2005年にアメリカで妊娠中のCT，MRI，造影剤使用に関して主要大学病院を対象に行ったアンケート調査では，CTを悪性腫瘍のステージングに使用する施設は妊娠初期で27%，妊娠後期で48%，ヨード造影剤使用をしている施設は31%に上り，

MRIのガドリニウム造影剤の使用は約1/3で行われていた[19]．CTの中でも胸部CT 1回で胎児への重篤な結果をもたらす可能性は低いが，膀胱癌や直腸癌で用いられる骨盤CTは胎児への被曝量（撮影方法や妊娠週数にもよるものの約50 mGy程度）が大きくなり，特に妊娠初期に用いられた場合に将来的な脳神経系の発達に影響を及ぼす可能性を否定できない．アメリカ産婦人科学会のガイドラインで，CTはMRIや超音波で代替が困難な場合に使用すべきと結論づけている[20]．大規模データベース解析によると，妊娠初期のMRI使用で催奇形性は認められなかったが，死産・新生児死亡が統計学的に有意でない範囲内で高い傾向にあった．また，ガドリニウム造影剤使用により死産・新生児死亡が統計学的に有意に上昇し，出生時のリウマチ疾患や皮膚疾患が高いという相関関係が報告されている[21]．アメリカ産婦人科学会ガイドラインでは，非造影MRIは超音波と同じく安全性が高い画像診断と結論づけていて，造影ガドリニウムの使用は基本的にすべきではないとしている．妊娠中のCT，MRIの使用に関しては病院のポリシーと撮影プロトコルを作成すること，リスクを明記した文書による同意を取得することが重要である．妊娠中のPET-CTの安全性に関するデータは非常に乏しく[22]，現時点での日常診療での使用は控えるべきであろう．

採血では腫瘍マーカーであるCEA，CA19-9は妊娠後期では軽度上昇するものの正常範囲内にとどまるため，妊娠中でもほぼ通常どおり使用ができる[23]．

病理学的・分子生物学的特徴

消化管癌・泌尿器癌の中で妊娠期がんに特徴的な病理学的所見というものは報告されていない．胃癌は低分化で印環細胞が認められるものが多くみられるが，若年胃癌では非妊娠でも同様の傾向が報告されている．

腎臓癌ではClear cell typeが非妊娠ケースと同様に最も多い．Xp11.2 translocations（TFE3 transcription factor gene fusions）を持つ腎臓癌は小児腎臓癌の約1/3を占めるものの，成人では比較的まれとされてきた．しかし，AYA世代の腎臓癌で一定頻度報告されており，妊娠期腎臓癌でも認められている[24,25]．

大腸癌では妊娠期がんを契機に発見された家族性大腸腺腫症（familial adenomatous polyposis；FAP）が報告され[26]，全大腸切除の適応となる．遺伝性非ポリポーシス大腸癌（hereditary nonpolyposis colorectal cancer；HNPCC）/リンチ症候群の診断となるマイクロサテライト不安定性検査（microsatellite instability；MSI）の適応基準であるAmsterdamもしくはBethesda criteriaのうち，後者は50歳未満を基本全例対象にしているため，妊娠期大腸癌でHNPCC/リンチ症候群と診断されることがある[27]．

4 治療

外科治療（表3-10参照）

❶総論

外科手術のタイミングに関しては個々のがんの病期，進行速度，妊娠時期に応じて対応が異なる．表在性膀胱癌が妊娠11週で診断され40週の出産時まで経過観察し，ほとんど進行しなかった症例も報告されている[28]．一方で，妊娠21週に診断時には3.4 cmであった腎臓癌が36週まで経過観察したところ9.3 cmに急速増大し，出産後3ヵ月で肺転移を起こし死に至ったというケースもある[29]．エビデンスに乏しくエキスパートによるレビュー記事を参考にすることもあるが，注意を払う必要がある．一つのレビューでは膀胱癌に対する膀胱全摘の際に妊娠初期の場合には中絶を推奨し，妊娠中期・後期の場合には28週での帝王切開と膀胱全摘を推奨している[30]．EPIPAGE studyは22～32週で出産された児の発達を追跡した大規模コホート研究であるが，29～32週出生児には軽度も含めると5歳時点において36％で神経発達障害が認められた（正期産では12％）[31]．児にとっての最大のリスクは早産であることは明らかであり，エキスパート推奨の治療法は必ずしも正しくない．最終的にはリスク・ベネフィットを天秤にかけての個別対応となる．

- **妊娠初期（12週未満）**

特に3～7週頃までは器官形成期にあたるため麻酔薬による奇形リスクが懸念されるが，妊娠初期の手術は禁忌ではなく表3-10にあるように報告もされている．妊娠初期の麻酔薬への曝露と胎児の神経管欠損や水頭症との関連の可能性が報告されているものの[32,33]，メタアナリシスでは奇形のリスクは一般とさほど変わらないとされている[34]．

- **妊娠中期（12～27週）**

かつて妊娠中期で診断された場合には28週まで手術を待って帝王切開と同時に行うべきであるとする論文もあったが[35]，近年は妊娠中期であってもリスクを説明の上でがん治療を遅らせるべきではないとする立場が多い[36]．表3-10にもあるようにさまざまな手術が妊娠中期にされていることを考えると，手術を遅らせる合理的根拠はなく速やかに手術を行うべきである．

- **妊娠後期（28週以降）**

この時期に発見されたがんに関しては，がんに対する手術と帝王切開を同時に行う報告が多いが，例えば32週出生児の神経発達障害の割合は26％と39～40週の12％よりも高く[31]，33週以降であれば安全という認識ではなく母体に必要な治療を遅滞なく行いつつ，基本的に正期産（37週以降）を目指すことが大切である．腎臓癌が高血圧を誘発し妊娠高血圧腎症（preeclampsia）を起こし児の胎内成長に悪影響を及ぼしていたため32週で帝王切開し，3週後に腎摘除術が行われた[37]．手術手技と周術期管理の進歩により妊娠後期での手術は増加傾向で30週以降の腹部手術の報告もされているが，その多くは虫垂切除や胆嚢切除など，がん手術と比較して短時間であることから，この成果を単純

表3-10　2000年以降の手術症例

部位	母年齢	診断時週数	TNM	術式	術時妊娠週数	化学療法	化学療法開始時妊娠週数	出産妊娠週数	分娩方式	児体重(g)	児フォロー(月)	児の最終状況	母体フォロー(月)	母体最終状況
直腸[56]	35	18	T3N1	Open LAR	19	5-FU	28	34	帝切	NA	12	良	12	無再発
直腸[57]	32	26	T3N+	Open HART	26			32	帝切	1,695	出生時	良	出産時	無再発
下行結腸[58]	31	22	T3N2a	Open 左半切除 HART	24	5-FU	29	39	N/A	N/A	出生時	良	出生時	N/A
S状結腸[59]	37	27	T1N0	Open Sig切除	28			28	帝切	950	33	良	33	無再発
胃[60]	37	12	T1aN0	Lap Dist Gastre	17			39	経腟	3,000	4	異所性尿管	4	無再発
胃[61]	29	6	T3N3	Open Gastre	14			32	帝切	1,750	出生時	N/A	14	無再発
胃[62]	32	29	N0	Open Gastre	30			30	帝切	1,274	2.5	良	3年	無再発
食道	26	27	T3N1	Open Esoph	28			32	経腟	N/A	出生時	良	16	無再発
腎[63]	30	8	T1bN0	Lap Neph	11			40	経腟	3,930	出生時	良	N/A	N/A
腎[64]	32	22	T2N0	Open Neph	28			28	帝切	1,065	9	良	9	無再発
腎[65]	34	14	T1bN0	Lap pNeph				36	帝切		22	良	22	無再発
腎[66]	33	24	T1bN0	pNeph	33			33	帝切	2,400	30	良	30	無再発
腎[24]	26	14	T1bN0	Open Neph	15			40	経腟	N/A	出生時	良	27	無再発
腎[13]	42	15	T2N0	Open Neph	17			39	経腟	3,450	出生時	良	36	無再発
腎[67]	41	16	T2N0	Open Neph	22			39	帝切	2,700	出生時	N/A	12	無再発
腎[14]	33	18	T2N0	Open Neph	26			26	帝切	600	7日	死	3年	無再発
腎[36]	24	18	T2N0	Open Neph	中			40	N/A	N/A	出生時	良	出産時	無再発
腎[36]	26	16	T2N0	Open Neph	中			38	N/A	N/A	出生時	良	出産時	無再発
腎[68]	28	14	T2N0	Open Neph	17			40	経腟	2,500	出生時	良	12	無再発
腎[68]	24	23	T2N0	Open Neph	25			40	帝切	3,300	出生時	N/A	5年	無再発
腎[69]	25	10	T2N0	Open Neph	11			40	経腟	3,190	出生時	N/A	24	無再発

Open：開腹術，LAR：定位前方切除術，Lap：腹腔鏡下
Neph：腎臓摘除術，pNeph：腎臓部分切除，Esoph：食道切除，Gastre：胃切除
N/A：not available，HART：ハルトマン，中：妊娠中期

表3-11 内視鏡的治療

部位	母年齢	診断時週数	術式	術時妊娠週数	出産妊娠週数	分娩方式	児体重(g)	児フォロー(月)	児の最終状況	母体フォロー(月)	母体最終状況
大腸[70]	39	22	ESD	26	40	経腟	2,802	出生時	良	出産時	良
大腸[71]	30	16	EMR	22	38	N/A	N/A	出生時	良	1	良

ESD：内視鏡的粘膜下層剥離術，EMR：内視鏡的粘膜切除術

に妊娠期がんの手術に当てはめることは難しい[38]．

❷ 術 式

これまで報告された妊娠期消化管癌・泌尿器癌の多くが開腹術である．腹腔鏡下虫垂切除は開腹と比較して胎児死亡が増加すると報告があり[39]，腹腔鏡の安全性に関しては議論が分かれる．比較的症例が多い婦人科がんのガイドラインでは，経験のある外科医が90分以内，気腹圧は10～13 mmHg，スコープ挿入はオープン法で行うこととしている[40]．28週以降では妊娠子宮のために操作が困難となるため基本的には妊娠中期までとされることが多いものの，妊娠32週で腹腔鏡が安全に施行できたという報告もあり，患者の状態と執刀医の経験に応じる[41]．

内視鏡的治療

妊娠中の内視鏡的治療（ESD，EMR）の報告例は非常に限られている（表3-11）．

放射線治療

現時点までデータはなく，放射線治療の安全性・有効性を評価することはできない．

化学療法，分子標的薬

消化管癌・泌尿器癌で使用される薬剤において500 g/mol未満の低分子の抗がん剤は1,000 g/mol以上の高分子の抗がん剤よりも胎盤移行性が高く，児への危険性が高いというのが理論的な考えであるが，実際には分子量と催奇形性や児死亡との明らかな相関性はない．また，表3-12にあるように消化管癌・泌尿器癌において多種多様な抗がん剤使用の報告があるが，多くの場合，抗がん剤投与は非常に短期間で妊娠において安全であるという評価ではない．妊娠期乳癌に対するドキソルビシン，シクロホスファミド，フルオロウラシル（いわゆるCAF療法）や子宮頸癌に対するシスプラチン＋パクリタキセルは一定の使用成績が残されている[42,43]が，それらでも長期的な児に対する影響は不明であり現時点での安全性を結論づけるものではない．悪影響が明らかであるもの以外に関しては，患者に未確定な安全性に関しての情報を十分に話し，インフォームドコンセントを得た上で医学的に適応であれば使用することが重要である．トラスツズマブは妊娠中期・後期で投与されると73%で羊水過少を引き起こし児の出生後半年以内の死亡率が25%に上る[44]．羊水過少はトラスツズマブ中断により回復することが報告されているものの，妊娠中期・後期の使用は禁忌である．

表3-12 代表的なレジメンの妊娠期使用

レジメン	抗がん剤の使用時期 初期	抗がん剤の使用時期 中期	抗がん剤の使用時期 後期	注意点	児のアウトカム
FOLFOX	Jeppesen JB, et al[72]	Anita Sultan, et al[27] Pacheco S, et al[61] Makoshi Z, et al[73] Dogan NU, et al[74]			35週で子癇とHELLPのために緊急帝切[27]
FOLFIRI		Cirillo M, et al[18] Taylor J, et al[75]			30週で緊急帝切[18]
5-FU＋ロイコボリン		Cift T, et al[76]			化学療法中に29週で経腟分娩
シスプラチン＋5-FU		Pacheco S, et al[61]			26週出産後15日で死亡
CapeOx	Cardonick E, et al[77]				
S-1＋パクリタキセル		Nishie H, et al[78] 潮田至央ほか[79]			
S-1＋ドセタキセル		加藤紀子ほか[80]			
S-1＋オキサリプラチン		近藤息吹ほか[81]			
S-1＋シスプラチン		中江 彩ほか[82] 西村一記ほか[83]			化学療法4日目に急速に分娩が進み分娩し，児は死亡[83]
カルボプラチン/パクリタキセル			Jain AP, et al[84]		
ベバシズマブ				静脈投与の報告なし．硝子体注射の症例報告のみ[85]	
ゲムシタビン/シスプラチン		Kim JH, et al[86]			
ゲムシタビン		Lubner S, et al[87] Gurumurthy M, et al[88]			
ミトマイシンC（膀胱内）			Shrotri KN, et al[89]		
BCG（膀胱内）		Wax JR, et al[90]	Wax JR, et al[90]		
エベロリムス	Carta P, et al[91]			腎移植に対して使用されたためおそらく低用量	

FOLFOX：5-FU＋ロイコボリン＋オキサリプラチン
FOLFIRI：5-FU＋ロイコボリン＋イリノテカン
CapeOx：オキサリプラチン＋カペシタビン

妊娠期がんに使用報告のない分子標的薬の適応があるシナリオが出た場合には，使用すべきか否かの判断を担当医だけで行うことは困難である．病院の倫理委員会との連携を行っていくことと，治療を行った場合には結果の良悪にかかわらず症例報告を行うことが重要である．

5 妊娠による治療やがんの自然経過への影響

　妊娠期のデータやマネジメントの知見が集積しつつある乳癌，子宮頸癌と異なり，いまだ妊娠中に罹患した消化管癌・泌尿器癌の診断治療は手探りである．そのため，外科，泌尿器科，小児科，産科，麻酔科，腫瘍内科の医師に加え，看護師，助産師，ソーシャルワーカーなど多職種を交えた合同チームが一例ごとにカスタマイズした対処が，安全な出産と効果的な治療を両立させるために必須である．アメリカのデータベースによると，妊娠による診断遅延を加味しなければ妊娠・非妊娠も大腸癌の生存は同等であると報告されている[45]．出産後短期間でがん死しているケースがある一方で[18]，速やかな中絶にもかかわらず急速にがんが進行して死亡した症例も報告されており[8]，中絶によって治療成績が改善する明確な根拠はない．しかしながら，直腸癌の根治的標準治療である術前放射線化学療法は，妊娠を継続した場合には行えない（厳密には現在進行中のPROSPECT study[46]の結果が出るまではStage II/IIIの直腸癌における最適な術前療法が化学療法のみか放射線化学療法か確定していないが，現時点での標準療法は放射線化学療法である）などの治療制限もあるため，妊娠継続の可能性を検討しつつも週数によっては中絶を考慮しなくてはいけない．妊娠を継続する場合でも母体に対する十分な治療を行うことで母体の安定を図ることが重要で，効果的でない治療によりがんの進行が起こると母体・児の両方をリスクにさらす可能性がある．抗がん剤治療中のStage IV大腸癌が進行して腸管穿孔を起こし，妊娠30週で緊急の横行結腸切除＋帝王切開術となった症例や[18]，妊娠26週のStage III膀胱癌に対して非標準的抗がん剤（ドキソルビシン＋カルボプラチン）を行い発熱性好中球減少症，敗血症を起こしICU入院の中で緊急帝王切開，その後，肺血栓塞栓症，心不全を起こし最適な治療を行うことなく死亡した症例[47]などの実例が参考にできる．

　一部のがんでは，妊娠ががんの自然経過に明らかに悪影響を及ぼした事例がある．転移腎臓癌が妊娠により急速に進行し，中絶後1週間で再度1/10まで自然退縮した症例では，組織はER/PRは陰性で黄体ホルモンレセプター（LHR）を強発現していた[48]．LHRはLHだけでなくhCGレセプターの役割もあるため，妊娠によって悪化する機序が説明できる．

予後

　妊娠期胃癌では，診断時に進行したケースが多く非常に予後不良である[3]．日本からの137例の症例レビューでは，近年は昔よりも切除が可能なケースが増えているものの，40％以上は切除不能であり，2年生存率は3年程度と低い[49]．妊娠中のクルケンベ

ルグ腫瘍のうち69％は胃癌原発，14％は大腸癌原発で，平均生存期間が6ヵ月と非常に予後が悪い[50]．

6 がん治療が分娩および胎児に与える影響

　母体が安定し妊娠の継続が可能であれば，児の安全と神経学的予後を考慮して正期産かそれに近い週数を目指すべきである．しかし，進行がんによって母体が不安定で安全な妊娠継続が困難であれば緊急帝王切開のあとに母体の治療を行う，もしくはがん治療を行って母体の安定を図る．妊娠15週で治療抵抗性の高血圧を契機に発見された腎臓癌患者は腎摘出後血圧が正常化し，正期産での分娩が行えた[13]．妊娠期大腸癌では早期産の割合が大腸癌を罹患していない症例よりも高く（OR 2.8）児への影響の可能性はある[45]．T3以上の直腸癌は経腟分娩の安全性の判断は難しい．妊娠期大腸癌ではステージにかかわらず帝王切開の割合が増加し（OR 1.9）[45]，過去の症例報告ではT3になると一部症例を除くと[51]，胎児発育不全なども多いため帝王切開（＋/－原発切除）が多い．抗がん剤治療は自然分娩の可能性を考慮して最長妊娠34週までであるが，初産婦では特に予定日よりも遅れることがあるため，帝王切開で分娩日を設定すると治療の予定を立てやすく，分娩後の治療再開遅延が起きにくいという利点がある．T3以上の膀胱癌でも経腟分娩の安全性に懸念があるが，症例報告がないため不明である．胃癌では経口摂取不良のために中心静脈栄養4週間後に胎児仮死，ビタミンK欠乏に伴う頭蓋内出血につながった症例や[52]，胎盤転移によって34週で早期胎盤剝離を起こし緊急帝王切開に至った報告もあり[53]，進行がんでは特に児への影響に注意が必要である．

　過去のがん治療が妊娠分娩に影響することもある．一般的に肛門管癌など骨盤内に根治的放射線化学療法を行った場合，永久的に妊孕性が失われると考えられている．しかし，25歳の肛門管癌患者が卵巣，子宮に30 Gy超照射されたにもかかわらず，治療終了後1年弱で自然妊娠したという報告があり[54]，避妊に関しては同様に注意が必要である．また，T4N2直腸癌に対して放射線化学療法3年後に妊娠したケースでは，放射線化学療法による子宮の癒着と線維化のために，帝王切開時に子宮から児を出すことができずに胎児が死に至ったという報告がなされており，放射線化学療法後の妊娠では出産時のリスクが高いことに注意すべきである[55]．

（扇田　信）

‥‥‐文　献‐‥‥

1) Stroup SP, et al: Retroperitoneoscopic radical nephrectomy for renal-cell carcinoma during twin pregnancy. J Endourol, 21(7): 735-737, 2007.
2) 中川国利：妊娠に伴った胃癌の4例．日本外科系連合学会誌, 25(6): 892-895, 2000.
3) Lee HJ, et al: Clinical characteristics of gastric cancer associated with pregnancy. Dig Surg, 26(1): 31-36, 2009.
4) Cancer Registry and Statistics: Cancer Information Service, National Cancer Center, Japan. Available from: 〈http://ganjoho.jp/〉
5) Bernstein MA, et al: Colon and rectal cancer in pregnancy. Dis Colon Rectum, 36(2): 172-178, 1993.

6) Kitoh T, et al: The Incidence of Colorectal Cancer During Pregnancy in Japan: Report of Two Cases and Review of Japanese Cases. Am J Perinatol, 15(3): 165-171, 1998.
7) Guan HB: Parity and Kidney Cancer Risk: Evidence from Epidemiologic Studies. Cancer Epidemiol Biomarkers Prev, 22(12): 2345-2353, 2013.
8) Spahn M, et al: Bladder Carcinoma during Pregnancy. Urol Int, 74(2): 153-159, 2005.
9) Yildirim Y, et al: Perforated gastric cancer complicating early postpartum period of pregnancy. Acta Chir Belg, 109(4): 534-537, 2009.
10) 安藤英也ほか：帝王切開術中に胃穿孔を認めた進行胃癌の1切除例．日本腹部救急医学会雑誌，27(5)：777-779，2007.
11) Aytac E, et al: Management of colorectal neoplasia during pregnancy and in the postpartum period. World J Gastrointest Oncol, 8(7): 550-554, 2016.
12) Gojnic M, et al: The significance of detailed examination of hemorrhoids during pregnancy. Clin Exp Obstet Gynecol, 32(3): 183-184, 2005.
13) Buda A, et al: Case report: renal cell carcinoma presenting as hypertension in pregnancy. Arch Gynecol Obstet, 277(3): 263-265, 2008.
14) Fynn J, et al: Renal cell carcinoma presenting as hypertension in pregnancy. J Obstet Gynaecol, 24(7): 821-822, 2004.
15) De Lima A, et al: Does lower gastrointestinal endoscopy during pregnancy pose a risk for mother and child?‐a systematic review. BMC Gastroenterol, 15: 15, 2015.
16) Savas N: Gastrointestinal endoscopy in pregnancy. World J Gastroenterol, 20(41): 15241-15252, 2014.
17) ASGE Standard of Practice Committee; Shergill AK, et al: Guidelines for endoscopy in pregnant and lactating women. Gastrointest Endosc, 76(1): 18-24, 2012.
18) Cirillo M, et al: Irinotecan during pregnancy in metastatic colon cancer. Tumori, 98(6): 155e-157e, 2012.
19) Jaffe TA, et al: Practice Patterns in Imaging of the Pregnant Patient with Abdominal Pain: A Survey of Academic Centers. AJR Am J Roentgenol, 189(5): 1128-1134, 2007.
20) American College of Obstetricians and Gynecologists' Committee on Obstetric Practice: Committee Opinion No. 656 Summary: Guidelines for Diagnostic Imaging During Pregnancy and Lactation. Obstet Gynecol, 127(2): 418, 2016.
21) Ray JG, et al: Association between MRI exposure during pregnancy and fetal and childhood outcomes. JAMA, 316(9): 952-961, 2016.
22) Takalkar AM, et al: 18F-FDG PET in pregnancy and fetal radiation dose estimates. J Nucl Med, 52(7): 1035-1040, 2011.
23) Ercan Ş, et al: Serum concentrations of CA 125, CA 15-3, CA 19-9 and CEA in normal pregnancy: a longitudinal study. Arch Gynecol Obstet, 285(3): 579-584, 2012.
24) Armah HB, et al: Xp11.2 translocation renal cell carcinoma occurring during pregnancy with a novel translocation involving chromosome 19: a case report with review of the literature. Diagn Pathol, 4: 15, 2009.
25) Bovio IM, et al: XpII.2 Translocation Renal Carcinoma With Placental Metastasis: A Case Report. Int J Surg Pathol, 19(1): 80-83, 2011.
26) Lolis ED, et al: Synchronous rectal and colon cancer caused by familial polyposis coli during pregnancy. J Obstet Gynaecol Res, 33(2): 199-202, 2007.
27) Anita Sultan, et al: Treatment of Metastatic Colorectal Cancer in a Pregnant Woman with Lynch Syndrome- A Case Report. J Integr Oncol, 5(3): 175, 2016.
28) Mitra S, et al: Bladder cancer in pregnancy. J Obstet Gynaecol, 23(4): 440-442, 2003.
29) Bettez M, et al: Fatal fast-growing renal cell carcinoma during pregnancy. J Obstet Gynaecol Can, 33(3): 258-261, 2011.
30) Khochikar MV: Management of urological cancers during pregnancy. Nat Rev Urol, 7(4): 195-205, 2010.
31) Larroque B, et al: Neurodevelopmental disabilities and special care of 5-year-old children born before 33 weeks of gestation (the EPIPAGE study): a longitudinal cohort study. Lancet, 371(9615): 813-820, 2008.
32) Sylvester GC, et al: First-trimester anesthesia exposure and the risk of central nervous system defects: a population-based case-control study. Am J Public Health, 84(11): 1757-1760, 1994.
33) Mazze RI, et al: Reproductive outcome after anesthesia and operation during pregnancy: a registry study of 5405 cases. Am J Obstet Gynecol, 161(5): 1178-1185, 1989.
34) Cohen-Kerem R, et al: Pregnancy outcome following non-obstetric surgical intervention. Am J Surg, 190(3): 467-473, 2005.
35) Loughlin KR: The management of urological malignancies during pregnancy. Br J Urol, 76(5): 639-644, 1995.
36) Gnessin E, et al: Renal cell carcinoma in pregnancy. Urology, 60(6): 1111, 2002.
37) Guven S, et al: Successful management of chromophobe type renal cell carcinoma in pregnancy. Aust N Z

J Obstet Gynaecol, 44 (4) : 362-363, 2004.
38) Upadhyay A, et al: Laparoscopic management of a nonobstetric emergency in the third trimester of pregnancy. Surg Endosc, 21 (8) : 1344-1348, 2007.
39) Wilasrusmee C, et al: Systematic review and meta-analysis of safety of laparoscopic versus open appendicectomy for suspected appendicitis in pregnancy. Br J Surg, 99 (11) : 1470-1478, 2012.
40) Amant F, et al: Gynecologic cancers in pregnancy: guidelines of a second international consensus meeting. Int J Gynecol Cancer, 24 (3) : 394-403, 2014.
41) Alouini S, et al: Cervical cancer complicating pregnancy: implications of laparoscopic lymphadenectomy. Gynecol Oncol, 108 (3) : 472-477, 2008.
42) Hahn KM, et al: Treatment of pregnant breast cancer patients and outcomes of children exposed to chemotherapy in utero. Cancer, 107 (6) : 1219-1226, 2006.
43) Zagouri F, et al: Platinum derivatives during pregnancy in cervical cancer: a systematic review and meta-analysis. Obstet Gynecol, 121 (2 Pt 1) : 337-343, 2013.
44) Zagouri F, et al: Trastuzumab administration during pregnancy: a systematic review and meta-analysis. Breast Cancer Res Treat, 137 (2) : 349-357, 2013.
45) Dahling MT, et al: Pregnancy-associated colon and rectal cancer: perinatal and cancer outcomes. J Matern Fetal Neonatal Med, 22 (3) : 204-211, 2009.
46) PROSPECT: Chemotherapy Alone or Chemotherapy Plus Radiation Therapy in Treating Patients With Locally Advanced Rectal Cancer Undergoing Surgery. Available from: 〈https://www.clinicaltrials.gov/ct2/show/NCT01515787?term=N1048＆rank=1〉
47) Kennedy SR, et al: A Case of Muscle Invasive Bladder Cancer Treated With Systemic Chemotherapy During Pregnancy. J Clin Gynecol Obstet, 1 (1) : 24-27, 2012.
48) Mangel L, et al: A case study on the potential angiogenic effect of human chorionic gonadotropin hormone in rapid progression and spontaneous regression of metastatic renal cell carcinoma during pregnancy and after surgical abortion. BMC Cancer, 15: 1013, 2015.
49) Sakamoto K, et al: Management of patients with pregnancy-associated gastric cancer in Japan: a mini-review. Int J Clin Oncol, 14 (5) : 392-396, 2009.
50) Kodama M, et al: Feto-maternal outcomes of pregnancy complicated by Krukenberg tumor: a systematic review of literature. Arch Gynecol Obstet, 294 (3) : 589-598, 2016.
51) Al-Ibrahim A, et al: Pregnancy and maternal outcomes in women with prior or current gastrointestinal malignancies. J Obstet Gynaecol Can, 36 (1) : 34-41, 2014.
52) 島袋 史ほか：ビタミンK欠乏により胎児頭蓋内出血を来した胃癌合併妊娠の1症例．日本産科婦人科学会雑誌，53 (3)：640-644，2001.
53) 上杉健哲：胎盤転移，早期剥離を示した母体進行性胃癌の一例．成田赤十字病院誌，9：19-27，2006.
54) Hürmüz P, et al: Successful spontaneous pregnancy after pelvic chemoradiotherapy for anal cancer. Clin Oncol (R Coll Radiol), 24 (6) : 455-457, 2012.
55) Wald K, et al: Spontaneous Twin Pregnancy After Oophoropexy and Pelvic Radiation for Rectal Cancer. Obstet Gynecol, 128 (4) : 792-794, 2016.
56) Bukhari Y, et al: Surgical management of rectal cancer in pregnancy. Int J Colorectal Dis, 28 (6) : 883-884, 2013.
57) Caforio L, et al: Rectal cancer in pregnancy: a new management based on blended anesthesia and monitoring of fetal well being. Eur J Obstet Gynecol Reprod Biol, 88 (1) : 71-74, 2000.
58) Kraljević M, et al: Obstructing adenocarcinoma of the descending colon in a 31-year-old pregnant woman. Int J Surg Case Rep, 5 (12) : 958-960, 2014.
59) Kocian P, et al: [Sigmoid colon cancer in pregnancy - a case report]. Rozhl Chir, 94 (4) : 170-173, 2015.
60) Alshahrani AS, et al: Gastric cancer in pregnancy: is laparoscopic gastrectomy with lymph node dissection feasible and safe? Ann Surg Treat Res, 92 (1) : 51-53, 2017.
61) Pacheco S, et al: The Rare and Challenging Presentation of Gastric Cancer during Pregnancy: A Report of Three Cases. J Gastric Cancer, 16 (4) : 271-276, 2016.
62) Yoshida M, et al: Successful treatment of gastric cancer in pregnancy. Taiwan J Obstet Gynecol, 48 (3) : 282-285, 2009.
63) Sainsbury DC, et al: Laparoscopic radical nephrectomy in first-trimester pregnancy. Urology, 64 (6) : 1231, e7-8, 2004.
64) Kobayashi T, et al: A case of renal cell carcinoma during pregnancy: simultaneous cesarean section and radical nephrectomy. J Urol, 163 (5) : 1515-1516, 2000.
65) Binbay M, et al: Laparoscopic Partial Nephrectomy for Renal-Cell Carcinoma During Pregnancy. J Endourol Case Rep, 2 (1) : 18-20, 2016.
66) Pertia A, et al: Treatment of renal cell carcinoma in pregnancy: simultaneous nephron-sparing surgery and Caesarian section (case report). Georgian Med News, (201) : 7-10, 2011.
67) Casella R, et al: Surgical management of renal cell carcinoma during the second trimester of pregnancy.

Urol Int, 76(2): 180-181, 2006.
68) Gladman MA, et al: Renal cell carcinoma in pregnancy. J R Soc Med, 95(4): 199-201, 2002.
69) Mancuso A, et al: Chromophobe renal cell carcinoma in pregnancy: case report and review of the literature. Acta Obstet Gynecol Scand, 80(10): 967-969, 2001.
70) 村上優子ほか：妊娠中に内視鏡治療を行い完全切除できた早期大腸癌合併妊娠の1例．日本産科婦人科学会雑誌，65(2)：637，2013．
71) 藤森芳史ほか：妊娠中に内視鏡的切除術を施行した大腸ポリポイド癌の1例．日本消化器内視鏡学会雑誌，34(2)：442-446，1992．
72) Jeppesen JB, et al: Successful twin pregnancy outcome after in utero exposure to FOLFOX for metastatic colon cancer: a case report and review of the literature. Clin Colorectal Cancer, 10(4): 348-352, 211.
73) Makoshi Z, et al: Chemotherapeutic treatment of colorectal cancer in pregnancy: case report. J Med Case Rep, 9(1): 140, 2015.
74) Dogan NU, et al: Rectal cancer in pregnancy: a case report and review of the literature. J Gastrointest Cancer, 44(3): 354-356, 2013.
75) Taylor J, et al: Irinotecan use during pregnancy. Obstet Gynecol, 114(2 Pt 2): 451-452, 2009.
76) Cift T, et al: Case Report: Gastric Carcinoma Diagnosed at the Second Trimester of Pregnancy. Case Rep Obstet Gynecol, 2011: 532854, 2011.
77) Cardonick E, et al: Perinatal Outcomes of a Pregnancy Complicated by Cancer, Including Neonatal Follow-Up After in Utero Exposure to Chemotherapy: Results of an International Registry. Am J Clin Oncol, 33(3): 221-228, 2010.
78) Nishie H, et al: Chemotherapy treatment of a pregnant woman with progressive gastric cancer. Intern Med, 54(10): 1207-1212, 2015.
79) 潮田至央ほか：妊娠中に手術および化学療法を施行した胃癌合併妊娠の一例．現代産婦人科，60(Suppl)：5027-5027，2011．
80) 加藤紀子ほか：進行胃癌（Krukenberg腫瘍）合併妊娠の1例．日本婦人科腫瘍学会雑誌，26(1)：75-79，2008．
81) 近藤息吹ほか：再発胃癌合併妊娠に対し妊娠中に化学療法を施行し生児を得た一例．日本周産期・新生児医学会雑誌，52(2)：579，2016．
82) 中江 彩ほか：妊娠25週と30週にS-1/CDDP化学療法を施行した進行胃癌合併妊娠の1症例．産婦人科の進歩，67(4)：400-404，2015．
83) 西村一記ほか：進行胃癌に対し化学療法を施行された母体より出生した超低出生体重児の一例．日本未熟児新生児学会雑誌，20(3)：571，2008．
84) Jain AP, et al: Esophageal carcinoma in pregnancy. J Obstet Gynaecol India, 64(Suppl 1): 53-54, 2014.
85) Tarantola RM, et al: Intravitreal bevacizumab during pregnancy. Retina, 30(9): 1405-1411, 2010.
86) Kim JH, et al: Docetaxel, gemcitabine, and cisplatin administered for non-small cell lung cancer during the first and second trimester of an unrecognized pregnancy. Lung Cancer, 59(2): 270-273, 2008.
87) Lubner S, et al: A 37 year-old pregnant woman with pancreatic adeno-carcinoma treated with surgery and adjuvant chemotherapy: A case report and literature review. J Gastrointest Oncol, 2(4): 258-261, 2011.
88) Gurumurthy M, et al: Metastatic non-small-cell lung cancer and the use of gemcitabine during pregnancy. J Perinatol, 29(1): 63-65, 2009.
89) Shrotri KN, et al: Bladder carcinoma presenting during twin pregnancy. J Obstet Gynaecol, 28(7): 750-751, 2008.
90) Wax JR, et al: Nonbilharzial bladder carcinoma complicating pregnancy—Treatment with bacille Calmette-Guérin. Am J Obstet Gynecol, 187(1): 239-240, 2002.
91) Carta P, et al: Pregnancy and Everolimus. A Case Report: 457. Transplantation, 94(10S): 770, 2012.

10 妊娠期肝癌・胆癌・膵癌

　妊娠期肝癌・胆癌・膵癌は極めてまれで，限られた症例報告しか存在しない．したがって，医学的根拠は十分とはいえないものの，実際に妊娠期肝癌・胆癌・膵癌の患者の診療を行う際は，がんの進行度や妊娠週数に配慮して治療計画を立てる必要がある．特に，がんの進行度が速い場合も多いため，妊娠継続とがん治療の両立を目標とする場合は注意を要する．

　妊娠中の胆癌罹患例の報告は文献検索上，認められなかったため，ここでは，妊娠中の肝癌，膵癌の特徴，治療を記す．

1　妊娠期肝細胞癌

疫学

　肝細胞癌（hepatocellular carcinoma；HCC）は肝臓原発の悪性腫瘍であり，通常慢性肝疾患，特にB型肝炎，C型肝炎が背景にあることが多い．肝細胞癌は，日本人女性の55人に1人が罹患するといわれているが，罹患数，死亡数ともに近年減少傾向である[1]．

　発症年齢は，男性では40代後半から増加し始めるが，女性では50代後半から増加し始めるため，妊娠可能年齢での発症は極めてまれである．近年では，抗肝炎ウイルス薬の開発により，肝炎が治癒することも増え，わが国における年齢調整罹患率および年齢調整死亡率は減少傾向である．

　妊娠期肝細胞癌に関するわが国からの報告はこれまでになく，現在報告されている症例は，いずれもB型肝炎の感染率が欧米に比べて高い韓国や中国などのアジア諸国のものが多い．Kangらは，日本からの報告がない背景として，日本の肝細胞癌の原因の多くがHCV感染であり，母子の垂直感染が少ないこと，感染から発がんまでの経過に10年以上を要することから，生殖可能年齢期での発症が少ないことが関連しているのではないかと言及している[2]．

　実際，これまでに報告されている妊娠期肝細胞癌ではHBs抗原陽性例が過半数以上を占めている．また，希少がんの一種で，生殖可能年齢期に発症する肝細胞癌の特殊型の一つであるFibrolamellar carcinomaの妊娠中の罹患についての報告も散見される[2-4]．

臨床像

❶ 症 状

　肝細胞癌は一般的に無症候性のため，検査値異常で見つかることが多い．症状が出るのは腫瘍が増大した場合で，右季肋部痛，心窩部痛，食欲不振，全身倦怠感，黄疸が認められることもある．したがって，診断時には進行しており治療法が限られてしまうことがある．また，慢性肝障害をきたしている症例では，それに伴う症状である腹水，倦怠感，浮腫などが合併している場合がある．

　肝細胞癌は血流豊富な腫瘍であり，増大すると腫瘍出血をきたす可能性がある．そのため，まれではあるが腹腔内出血で見つかる症例もある．

　妊娠期肝細胞癌の過去の報告によると，典型的な症状がきっかけで診断された割合は約57％と高く，多くが右季肋部痛および腫瘤を主訴としていた[2]．

❷ 診 断

　画像検査として，一般的に超音波，CT（造影剤を急速に静注し，複数の異なる時相で撮影するdynamic study），MRIが用いられる．また，腫瘍マーカーではAFP，PIVKA-Ⅱ，AFP-L3分画の3種類が用いられる．確定診断は，画像検査，腫瘍マーカーの推移，臨床的背景から，肝細胞癌に典型的な所見であれば必ずしも腫瘍生検は必須ではない．肝硬変や慢性肝疾患を伴わないなどの非典型的例では，腫瘍生検での確定診断が必要となる．

　肝細胞癌の腫瘍マーカーとして代表的なAFPは妊娠そのものの影響で上昇することがわかっており，週数や母体の体重，人種，年齢，糖尿病の有無などにより10～614 ng/mLの範囲で変動するといわれている[5,6]．AFPは妊娠32週までは上昇し，その後低下する．また，HBs抗原陽性例ではそれだけでもAFP上昇を認めるため，AFPの上昇だけで，妊娠中に肝細胞癌と診断することはできない．

　しかし，妊娠中に肝細胞癌を罹患したこれまでの症例の多くは，AFPの異常高値を示しており，3,200 ng/mL以上を示す症例が全体の4割近くいたという報告もある[2]．したがって，妊娠中のAFP異常高値は肝細胞癌の診断の一助となると考えられている．

病 期

　肝細胞癌の多くは，慢性肝疾患や肝硬変などが背景にあるため，治療方針の決定には，がんの進行度だけでなく，肝予備能に大きく左右される．肝予備能に関しては，Child-Pugh分類（表3-13）が用いられることが多く，腫瘍進行度に関しては日本肝癌研究会による進行度分類や，TNM分類が用いられる．

　妊娠期肝細胞癌は非妊娠期に比べて進行例が多いと報告する論文もあるが[7]，1995年以前に妊娠期肝細胞癌と診断された症例と，それ以降に診断された症例を比較した報告では，遠隔転移を伴った状況で診断された症例の割合は1995年以前が35.3％であったのに対し，1995年以降は8.7％と減少していた．

表3-13 Child-Pugh分類

項目	ポイント		
	1点	2点	3点
脳症	ない	軽度	ときどき昏睡
腹水	ない	少量	中等量
血清ビリルビン値 (mg/dL)	2.0未満	2.0〜3.0	3.0超
血清アルブミン値 (g/dL)	3.5超	2.8〜3.5	2.8未満
プロトロンビン活性値 (%)	70超	40〜70	40未満

各項目のポイントを加算しその合計点で分類する.
Child-Pugh分類　A：5〜6点　B：7〜9点　C：10〜15点

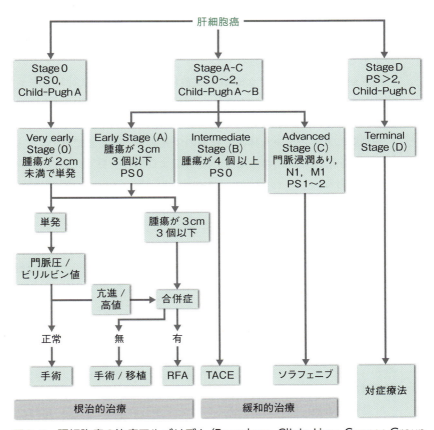

図3-5　肝細胞癌の治療アルゴリズム (Barcelona-Clinic Liver Cancer Group による分類と方針) (Hepatology 2011；53：1020より改変)

（国立がん研究センター内科レジデント 編：がん診療レジデントマニュアル 第7版, p.149, 医学書院, 2016より改変）

治療

　非妊娠期の肝細胞癌の治療法の選択には，腫瘍側因子と肝予備能の両者を考慮し決定する (図3-5)．妊娠中に一般的な肝細胞癌の治療法が可能かどうかについては，それぞれの治療法のメリット・デメリットに加え，妊娠週数を配慮し決めていく．

❶ 肝切除

腫瘍側因子としては病変数が3個以下で門脈本幹に腫瘍栓がない場合に適応となり，肝予備能と予定肝切除量のバランスで個々の適応が決定される．確実な局所コントロールができる反面，侵襲が高いことから肝予備能の不良な患者には不適である．

妊娠期肝細胞癌においても，手術可能であれば肝切除を行うことが推奨される．妊娠中に肝切除を行った場合も，母体および児のアウトカムは良好であったと報告されている[8,9]．

❷ ラジオ波熱凝固療法（RFA）

高周波電流による誘電加熱を利用して，腫瘍を凝固壊死させる方法である．原則，腫瘍径3cm以下かつ病変数が3個以下で，超音波で描出ができ，出血傾向や穿刺経路に腹水を伴わない場合に適応となる．手術に比べて低侵襲で比較的肝予備能が不良な症例も治療可能であるが，腫瘍側因子で適応に限りがあること，治療効果が不十分になる場合があるといった短所がある．

妊娠期肝細胞癌に対するRFAの実施は肝切除不能例に対し治療オプションになる可能性があるが，これまでに実施された例は報告されていない．

❸ 肝動脈化学塞栓療法（TACE）

肝動脈にカテーテルを挿入し腫瘍の栄養血管の近くまで進めて，抗悪性腫瘍薬〔油性造影剤と混濁させて投与する場合が多い〕および塞栓物質（ゼラチンスポンジなど）を注入する方法である．

肝予備能が比較的保たれている（Child-Pugh A・B）手術不能例で，かつRFAの適応にならない多発性の肝細胞癌が対象となる．肝予備能不良例（Child-Pugh C），門脈本幹に腫瘍栓を有する例，高度の動脈-門脈シャントまたは動脈-静脈シャントを有する場合は禁忌である．

多発例でも実施可能で，繰り返し実施できるというメリットがあるが，肝切除やRFAと比べると局所制御率は低くなる．

妊娠期肝細胞癌では，手技上，造影剤を使用する点，透視下で行うという点から，妊娠中の実施は推奨されない．肝切除不能例に対して，分娩後に実施されたという報告はある[2]．

❹ 肝動注化学療法（TAI）

肝動脈造影後に間欠的に，あるいはあらかじめ留置されていた動注リザーバーカテーテルを通じて抗がん剤（シスプラチンや5-FUなど）を投与する方法である．予後延長効果については現時点では証明されていない．遠隔転移はないが，肝予備能が悪くTACE不能な場合や，高度の門脈腫瘍栓を伴う場合に行われている．

妊娠期肝細胞癌ではTACEと同様に，手技上，造影剤を使用する点，透視下で行うという点から推奨されない．

❺ 全身化学療法

手術，RFA，TACEの適応のない進行例に適応となる．抗VGEF阻害薬あるソラフェニブは複数のランダム化比較試験でChild-Pugh Aの肝癌に対する生存期間の延長が証明された[10]．Child-Pugh Bでの安全性・有効性に関するデータは十分ではなく，

使用には注意を要する．Child-Pugh Cの肝予備能不良例での適応はない．

妊娠期中のソラフェニブの投与に関する報告はなく，胎児奇形のリスクから避けるべきとされている．また，授乳中の内服も乳汁移行性があるため避けるべきとされている．

❻ 肝移植

非代償性肝硬変を伴い，他の治療法がない肝癌に対し考慮される．現時点ではMilan基準（腫瘍は単発で5 cm以下もしくは3 cm以下，3個以下，血管浸潤を伴わない，遠隔転移を伴わない）を用いて適応を決めている．妊娠期肝細胞癌に対する肝移植例の報告はない．

❼ 放射線療法

門脈腫瘍塞栓例や切除不能例などに対し，三次元原体照射や体幹部定位放射線治療，粒子線治療は治療選択肢の一つであるが，ランダム化比較試験での検証はされておらず，標準治療としては確立していない．妊娠期肝細胞癌では胎児の被曝の影響から，胎児のリスクを上回る母体の有益性がなければ妊娠中は実施すべきではない．

予 後

❶ 母体の予後

妊娠期肝細胞癌は，かつては非妊娠期肝細胞癌に比べ，進行が速く予後不良といわれてきた[7]．しかし，1995年以前に妊娠期肝細胞癌と診断された症例と，それ以降に診断された症例を比較した報告では，罹患率および死亡率ともに改善していることがわかった．その理由として，1995年以前の症例に比べ，早期診断ができるようになったこと，手術を含む何らかの治療が妊娠中に行われていることがあげられている．実際の全生存期間は，1995年以前が18ヵ月であったのに対し，1995年以降は25.5ヵ月と有意（$p < 0.001$）に1995年以降の罹患者で延長を認めていた．

❷ 児の出生，発育

Kangらの報告[2]では妊娠中に肝細胞癌を合併した妊婦46人中，27人（58.7％）が生児を出産していたと報告している．一方で，2児が分娩後に死亡し，5児が子宮内死亡，9児は人工妊娠中絶をしていた．子宮内胎児死亡，人工妊娠中絶を選択した症例の中には，経過中に腫瘍破裂をきたし，腹腔内出血を合併した症例が含まれていた．

分娩方法に関しては分娩に至った29人中（分娩後に児が死亡した2例を含む），経腟分娩と帝王切開の割合は約半々と報告されている．

児の長期発育については，現時点では報告されていない．

妊娠期肝細胞癌のまとめ

妊娠期肝細胞癌自体は極めてまれであるが，欧米諸国に比べてB型肝炎の罹患率の高いアジア諸国では遭遇する可能性のある病態である．

肝切除可能な症例は，妊娠中であっても非妊娠期と同様に肝切除術を実施することが推奨される．肝切除不能例に対しては妊娠継続を断念し，母体のがんの進行度に応じたがん治療を行うか，出産可能週数までがん治療の開始を待てそうな症例では，出産後にがん治療を行うという選択肢がある．一方で，出産可能週数までがん治療の開始を待てないような症例では，報告はないものの，被曝量を最小限に抑える工夫をしながら

TACEを実施する，あるいはRFAを行うという選択肢も考慮されうる．ただし，切除不能例ではがんの根治が難しいことを前提とした，患者との十分な話し合いの上での意思決定が前提となる．肝細胞癌は腫瘍破裂のリスクもあることから，もし無治療で出産まで待つ場合は，そのリスクについて患者に十分説明するとともに，腫瘍増大のスピードを適切にモニタリングする必要がある．

2 妊娠期膵癌

疫学

膵癌の罹患数は年々上昇傾向にあり，日本人女性45人に1人の割合で罹患するといわれている．発症年齢はおおよそ65歳前後である．発症の危険因子（リスクファクター）としては，家族歴（膵癌の家族歴），遺伝性腫瘍症候群（家族性大腸腺腫症，遺伝性乳癌卵巣癌症候群，Peutz-Jeghers症候群）や糖尿病，肥満，慢性膵炎，喫煙，飲酒などがあげられている．生殖可能年齢期での罹患率は低く，妊娠期膵癌の論文報告は極めて少ない．

臨床像
❶ 症状

膵癌の早期発見に対するスクリーニング法は確立されていない．多くは腹痛を契機に診断され，次いで黄疸，腰背部痛，体重減少，消化不良症状などがみられる．また，糖尿病の増悪や，新規発症時に膵癌が合併している場合もある．

妊娠中に膵癌と診断された過去の症例では，主な症状は嘔気，腹痛，体重減少であり，これらが妊娠に伴う悪阻と類似していることから，診断が難渋したと報告している[11]．

❷ 画像診断

腹部超音波がスクリーニングとして用いられるが，膵尾部や膵鉤部の病変は描出が難しく，腫瘍検出率は高いとはいえない．一般的には腹部超音波に加え，CTやMRI（MRCP），内視鏡的逆行性胆管膵管造影（ERCP），超音波内視鏡（EUS），FDG-PETが用いられる．ただし，妊娠中の画像検査の第一選択は腹部超音波になる．

妊娠中に膵癌と診断された過去の症例では，腹部超音波検査で胆泥および総胆管拡張を認め，その後，妊娠中にERCPを実施し，十二指腸粘膜生検の結果から膵癌（invasive adenocarcinoma）と診断されていた[11]．

❸ 検体検査

膵癌の腫瘍マーカーとして代表的なものはCA19-9である．感度は70〜90％，特異度は68〜91％といわれている．ただし，早期発見には有用でなく，診断やフォローアップ時に補助的に使用される．その他，Span-1，Dupan-2，SLXなども補助的に用いられる．

また，腫瘍により膵管が閉塞された場合は，閉塞性膵炎をきたし，血中膵酵素（膵型アミラーゼ，リパーゼ，エラスターゼ1，トリプシンなど）の上昇をきたす場合があり，診

断の補助的役割を果たす．

❹ 病理学的診断

　原発巣に対する超音波内視鏡下吸引細胞診・組織診，超音波ガイド下穿刺吸引細胞診・組織診，CTガイド下穿刺吸引細胞診・組織診，ERCP下膵炎・胆汁細胞診，ERCP下膵管・胆管擦過細胞診が行われる．また遠隔転移例では，転移巣からの組織生検，腹水・胸水細胞診で診断をつける場合もある．

病期

　膵癌の80％が浸潤性膵管癌であり，組織型は90％が腺癌である．病期診断にはUICC-TNM分類が用いられる．

治療

　膵癌の治療は「切除可能」と「切除不能（局所進行例，遠隔転移例）」に分類して治療方針を決定する．

❶ 切除可能膵癌（Ⅰ～ⅡB期）

●**手術療法**

　腫瘍の局在により術式は異なる．膵頭十二指腸切除術（PD），幽門輪温存膵頭十二指腸切除術（PPPD），亜全胃温存膵頭十二指腸切除術（SSPPD），膵体尾部切除術（DP），膵全摘術（TP）を行う．

　妊娠期膵癌においても，手術可能症例であれば原則的に適切なタイミングでの手術が望ましい．娩出可能週数（妊娠28週以降の胎児肺形成後）に近い時期に膵癌の診断がついた場合は，娩出後に手術を行う．娩出可能週数がまだ先の場合，膵癌は進行が速いことから妊娠中の手術を考慮する．

　過去に妊娠中に膵癌と診断された症例では，妊娠28週に児を帝王切開で分娩し，その後，根治的手術を行った症例や，妊娠中に膵切除を行った症例が報告されている[11]．いずれも健康な児を出産している．

●**術後化学療法**

　切除可能膵癌に対しては術後補助化学療法の有効性が報告されている．術後にゲムシタビン単独療法を追加することで，手術単独に比べて無再発生存期間（RFS），生存期間（OS）を延長させることが示され，世界的な標準治療となっている（RFS中央値：ゲムシタビン単剤投与追加13.4ヵ月 vs 手術単独6.7ヵ月）[12,13]．

　また，ゲムシタビンに対するS-1の優越性を検証したわが国の検討では，RFS，OSともにS-1の優越性が示されている（RFS中央値：S-1投与23.2ヵ月 vs ゲムシタビン11.2ヵ月）[14]．

　過去に妊娠中に膵癌と診断された症例では，帝王切開による分娩後，根治切除を行い，その後，術後化学療法を実施していた[11]．

❷ 切除不能膵癌

　遠隔転移があるもの，あるいは遠隔転移がなくても主要血管への浸潤を伴っている場合は切除不能と判断し，根治を目指すことは難しい．治療の主体は症状緩和・生存期間

の延長を目的とした全身化学療法が基本となる．

全身化学療法としてはゲムシタビン単剤療法，ゲムシタビン＋エルロチニブ療法，S-1療法，FOLFIRINOX療法，ゲムシタビン＋ナブパクリタキセル療法などが一次化学療法として選択される場合が多い．高齢者やパフォーマンスステータス（performance status；PS）不良な患者ではゲムシタビンやS-1の単剤療法が選択されるが，PS良好例ではFOLFIRINOX療法，ゲムシタビン＋ナブパクリタキセル療法，ゲムシタビン＋エルロチニブ療法が選択される．

妊娠中のゲムシタビン投与に関する報告は少数例ながら存在するが，その中でも肺癌症例では妊娠経過中に母体が重症肺炎を発症し人工呼吸器管理が必要となったものの，それ以外では，胎児の奇形は生じていなかったと報告されている[15,16]．妊娠中のS-1およびエルロチニブ投与に関する報告はない．また，FOLFIRINOX療法はオキサリプラチン，イリノテカン，ロイコボリン，5-FUを用いた治療法で，ゲムシタビン単剤療法よりも生存期間の延長が期待できる治療法であるが[17]，好中球減少症や血小板減少症，発熱性好中球減少症などの血液毒性が強く，妊娠中の積極的な投与は勧められない．ナブパクリタキセルは微小管阻害薬であるパクリタキセルを人血清アルブミンでミセル化した製剤である．パクリタキセルの妊娠中の投与に関しては，近年，乳癌や婦人科系がんからの報告が蓄積され，胎児奇形には関連しないとされている[18]．ただし，長期フォローアップに関するデータは少ない．また，ナブパクリタキセルの妊娠中の投与に関する報告はない．

がん自体の切除ができない場合も，経口摂取を目的とした胃・小腸バイパス術や，減黄を目的とした胆管空腸吻合バイパス術などが行われる場合がある．

妊娠中に膵癌と診断された過去の症例では，このような切除不能例で見つかる場合が多く報告されている．そのような症例では根治的手術は実施できなくても，妊娠中に前述した緩和的手術が実施されている[11]．

妊娠期膵癌の予後および児の成長

膵癌は切除可能例でも予後不良で，Ⅰ期であっても3年生存率は約50％程度である．Ⅱ期の3年生存率は16〜30％で，切除不能例の場合，ほぼ3年生存は望めず（Ⅲ期7％，Ⅳ期3％），1年生存率がⅢ期で45％，Ⅳ期で28％程度である．

妊娠中に膵癌と診断された過去に報告のある症例は，いずれも児を分娩したケースであるが，これには報告バイアスも含まれていると考える．妊娠期膵癌の多くが分娩後1年以内には死亡している．児の長期アウトカムに関する報告はこれまでにない．

妊娠期膵癌のまとめ

生殖可能年齢期での膵癌発症の頻度は低く，妊娠期膵癌は極めてまれな病態である．膵癌自体の予後が不良であり，よほど早期で見つかった場合以外は，長期予後は望めない．患者が妊娠継続とがん治療の両立を望む場合は，その点について十分な話し合いを設ける必要がある．

妊娠継続とがん治療の両立を希望した場合，切除可能例であれば，手術療法が基本と

なる．手術自体は妊娠中に実施されている症例も過去には報告されているが，手術侵襲や周術期管理を考慮すると，娩出可能週数が近い症例では分娩後に手術を実施するほうが安全であろう．切除不能例の場合は，治療の目的は生存期間の延長と症状緩和になる．この場合も，母体の状況に応じ，早めの分娩を考慮する必要があるだろう．過去の報告では，妊娠中に緩和的手術を実施されている症例もあった．娩出可能な妊娠28週以前に全身治療の必要性がある場合は，ゲムシタビン単剤治療であれば選択肢の一つになりうると考えられる．

（北野敦子）

文献

1) 国立がん研究センターがん情報サービス：がん登録・統計 最新がん統計（2014年）．Available at: 〈http://ganjoho.jp/reg_stat/statistics/stat/summary.html〉
2) Choi KK, et al: Hepatocellular carcinoma during pregnancy: is hepatocellular carcinoma more aggressive in pregnant patients? J Hepatobiliary Pancreat Sci, 18(3): 422-431, 2011.
3) Kroll D, et al: Fibrolamellar carcinoma of the liver in pregnancy. A case report. J Reprod Med, 36(11): 823-827, 1991.
4) Louie-Johnsun MW, et al: Fibrolamellar hepatocellular carcinoma in pregnancy. HPB(Oxford), 5(3): 191-193, 2003.
5) Caballero C, et al: Serum alpha-fetoprotein in adults, in women during pregnancy, in children at birth, and during the first week of life: a sex difference. Am J Obstet Gynecol, 127(4): 384-389, 1977.
6) Mizejewski GJ: Levels of alpha-fetoprotein during pregnancy and early infancy in normal and disease states. Obstet Gynecol Surv, 58(12): 804-826, 2003.
7) Lau WY, et al: Hepatocellular carcinoma during pregnancy and its comparison with other pregnancy-associated malignancies. Cancer, 75(11): 2669-2676, 1995.
8) Li AJ, et al: Surgery for pregnancy-associated primary hepatocellular carcinoma: Report of four cases. Int J Surg Case Rep, 5(11): 882-885, 2014.
9) Russell P, et al: Hepatocellular carcinoma during pregnancy: case report and review of the literature. N Z Med J, 125(1353): 141-145, 2012.
10) Llovet JM, et al: Sorafenib in advanced hepatocellular carcinoma. N Engl J Med, 359(4): 378-390, 2008.
11) Kakoza RM, et al: Pancreatic adenocarcinoma in the pregnant patient: a case report and literature review. J Gastrointest Surg, 13(3): 535-541, 2009.
12) Oettle H, et al: Adjuvant chemotherapy with gemcitabine vs observation in patients undergoing curative-intent resection of pancreatic cancer: a randomized controlled trial. JAMA, 297(3): 267-277, 2007.
13) Oettle H, et al: Adjuvant chemotherapy with gemcitabine and long-term outcomes among patients with resected pancreatic cancer: the CONKO-001 randomized trial. JAMA, 310(14): 1473-1481, 2013.
14) Uesaka K, et al: Adjuvant chemotherapy of S-1 versus gemcitabine for resected pancreatic cancer: a phase 3, open-label, randomised, non-inferiority trial (JASPAC 01). Lancet, 388(10041): 248-257, 2016.
15) Wiesweg M, et al: Administration of Gemcitabine for Metastatic Adenocarcinoma during Pregnancy: A Case Report and Review of the Literature. AJP Rep, 4(1): 17-22, 2014.
16) Boyd CA, et al: Pancreatic neoplasms in pregnancy: diagnosis, complications, and management. J Gastrointest Surg, 16(5): 1064-1071, 2012.
17) Conroy T, et al: FOLFIRINOX versus gemcitabine for metastatic pancreatic cancer. N Engl J Med, 364(19): 1817-1825, 2011.
18) Mir O, et al: Taxanes for breast cancer during pregnancy: a systematic review. Ann Oncol, 21(2): 425-426, 2010.

11 妊娠期肺癌

1 疫学

　女性に発症する肺癌は増えているものの，妊娠期の肺癌はまれである．英文で報告されている患者数は1953〜2000年には14人であったが，2008年には44人，2016年には70人程度となっている[1]．発症年齢の中央値は36歳（17〜45歳）であり，妊娠27.3〜38週で見つかっている．97％が進行期で見つかっているが，出版バイアスの可能性もある．また，妊娠期に画像検査が行われにくいことから診断が遅れ，がんが進行してから見つかっている可能性もある．

　肺癌は喫煙が最大の発症リスクであるが，妊娠期の肺癌患者における喫煙率は50％程度である．喫煙と関係のないEGFR（上皮細胞増殖因子受容体）遺伝子変異やALK（受容体型チロシンキナーゼ）融合遺伝子による肺癌が若年女性に発症しやすいために喫煙している患者が肺癌全体と比べると低い．

2 診断

症状

　肺癌は無症状で健診や他疾患のフォロー中に発見される場合と，呼吸困難や咳などの症状を呈してから検査にて発見される場合がある．妊娠をする若年女性の場合は，他疾患でフォローされていることも少なく，健診などもせいぜいX線検査をするだけであろうと考えられるために，無症状で早期に発見される場合は少ないと考えられる．

　妊娠期肺癌特有の症状は報告されていない．妊娠に伴う腹部の圧迫感により呼吸困難感を自覚する女性も多いが，そのことで肺癌の症状がマスクされる可能性は低いと予想される．咳などの他の臨床症状を長期にわたって有する場合には注意が必要である．

組織診断

　肺癌の治療には組織診断が必須である．喀痰検査（扁平上皮癌などが見つかることがあるが，最近ではかなりまれ），生検検査（気管支鏡検査，CTガイド下生検，胸腔鏡検査）など

がある．早期がんの場合は，手術治療の可否は画像で判断する方法もある．

気管支鏡検査やCTガイド下生検は，画像検査で肺癌が強く疑われたときに実施することになる．気管支鏡検査で行うX線透視のリスクは，検査時間などにも依存するが，胸部への照射であることを考えると，後述のようにリスクが低いことが予想される．

画像診断

肺癌を完治させるためには画像検査で早期に肺癌を診断して，手術治療や放射線治療を施行することである．放射線被曝は胎児への影響が生物学的な視点から懸念されるために，妊娠前〜妊娠中には画像検査が行われにくい．しかしながら，胸部X線検査はもちろんのこと，単回のCTやMRI検査でも実際のリスクの上昇は示されていない[2]．特に妊娠中期・後期の検査はかなり安全であると予想されており，胸部の検査での影響はさらに低いと考えられる[3]．X線検査においては，早熟の新生児が毎日のように受けていることを考えるとその安全性は自明であろう．生物学的なリスクを強調するあまり，完治の可能性が残されている早期の肺癌を見逃すことは，絶対に避けるべきである．CTのヨード造影剤は胎盤は通過するものの一過性であり，胎児への影響は報告されていない．一方でMRIのガドリニウム造影剤は胎盤を通過し羊水中に排泄されるために安全性が確立していないので注意が必要である．

肺癌と診断されたあとの病期の確認では，無駄な被曝を避けるために腹部超音波の代用は理論的にも可能と思われる．MRIも1.5 Tでは子宮の検査でも安全とされている．3 Tなどについては研究が不十分であるために注意する．

骨シンチグラフィやPET検査は，放射性物質が胎児へも移行するために必要度に応じて個々に検討する必要がある．

病理学的特徴

過去の報告では約80％が非小細胞肺癌である．EGFRやALKなどのドライバー遺伝子変異による肺癌も頻度が多いことが予想される[4]．ホルモンなどの影響があるとの説もあるが，過去の報告では予後などに大きな差はない．

3 治 療

局所治療

❶ 外科治療

非小細胞肺癌ではⅠ期〜Ⅲ期の一部が手術の対象である．根治的治療であるために，妊娠中であっても実施することが望ましいであろう．

妊娠中に肺癌の外科手術を行ったという報告は少ない．根治的治療であることを考えると，切除可能であれば麻酔などによる周術期管理に問題ない限り，可及的速やかに手術治療をすることが望ましいであろう．

❷ 放射線治療

　一般には手術不能のⅠ期も放射線治療による根治的手術の適応である．しかし，妊娠期肺癌患者で手術不能な患者は少なく，放射線治療の適応となる患者は限られているであろう．Ⅲ期では，放射線と抗がん剤による治療が，標準治療である．リンパ節への転移パターンによっては，手術治療＋抗がん剤治療でも同等の効果が得られる可能性も示唆されているために，総合的な判断が必要である．

　放射線照射については胸部や脳への照射では胎児への影響は低い．Ⅲ期の放射線化学療法については放射線治療より抗がん剤治療のほうが妊娠に関わることが予想される．

　緩和照射の場合は，腹部臓器などで他のがん種と同じようにリスクが発生する．

全身治療

❶ 治療のタイミング

　全身治療は，術後化学療法，放射線化学療法，進行期の化学療法に大別される．術後化学療法については，手術後3ヵ月以内を目安に実施することになっているために，出産との調節を図れるケースもあるであろう．また病期によるが，5年生存率を5〜15％改善する程度の効果であることから，実施の有無についても十分に検討する必要がある．放射線化学療法はⅢ期を中心に実施されるが，根治的であるために，可能な限り実施をすることが望ましい．放射線化学療法は，妊娠中に最も問題となる根治的治療となる抗がん剤治療である．抗がん剤のレジメンはいくつか候補があるが，後述のようにシスプラチン，ビノレルビン，パクリタキセルなどが比較的安全に使用できることは留意すべきである．進行期肺癌については，完治することはほとんどないものの，EGFR，ALK，ROS1などの遺伝子の変化がある場合はその特異的阻害薬によって数年の生存期間も期待できる．また昨今の免疫療法（抗PD-1抗体，抗PD-L1抗体）は10％弱の患者ではあるが，数年以上の生存期間が得られている．これらの治療薬は喫煙などの因子がある場合，有効である可能性は高まるが，残念ながら，妊娠期に発症するような肺癌は，そのような因子が少ないことが考えられる．安全性についても，現段階ではまったく未知であるが，治験の段階から妊娠を許容しているものもあるために，今後とも注意を払う必要がある．

　これらの治療については，妊娠を継続するかどうかや，社会的環境，価値観などが大きく関与する．十分な情報提供に基づいて，患者が判断するのが望ましい．

❷ レジメン選択

　小細胞肺癌は手術や放射線治療が不可能な場合には進展期に分類され，抗がん剤治療が最善の治療法である．小細胞肺癌は喫煙と関係しているために妊娠期の報告はほとんどない．レジメンとしてはシスプラチンやカルボプラチンの白金製剤に，エトポシドまたはイリノテカンを使用するのが標準的である．再発時にはこれらの治療薬を組み合わせるほか，アムルビシンなども使用される．いずれも妊娠期の小細胞肺癌に対する使用例の報告はないが，他がん種では妊娠期での使用報告があるものもある．

　非小細胞肺癌は，EGFR，ALK，ROS1といったドライバー遺伝子（がん化に大きな影響を与えている遺伝子）の変化がある場合には，それらを標的とした特異的阻害薬が最も

有効である．EGFRやALKではそれぞれの特異的阻害薬であるゲフィチニブ，エルロチニブやクリゾチニブでの治療例が報告されているものの，妊娠中に使うことの安全性は不明である．EGFR阻害薬は，阻害部位からも妊娠期に使うことは勧められない．動物モデルでも高用量では母体だけでなく胎児への影響も報告されている．一方で，妊娠に気づく前にEGFR阻害薬を使用していた母親から生まれた4人の児には異常は認められていない[5,6]．ALK阻害薬であるクリゾチニブを使用した2例でも，母児への影響がなかったが，動物実験では催奇形性などが報告されている薬剤もあり，どの時点で開始するかの判断は病状と併せて考えるほかにない[4]．

　ドライバー遺伝子変異のない患者に対する標準治療は白金製剤併用化学療法である．非扁平上皮癌と扁平上皮癌では白金製剤以外の薬剤の選択が異なる．非扁平上皮癌にはペメトレキセド，扁平上皮癌ではパクリタキセル，ゲムシタビンなどが頻用されている．それぞれの治療の安全性は他のがん種と違いはない．パクリタキセルやビノレルビンは比較的安全であることが予想される．

　ベバシズマブは血管新生阻害薬であることからも，生物学的には胎児へのリスクが高いことが予想される．

　抗PD-1抗体，抗PD-L1抗体である免疫チェックポイント阻害薬は，PD-L1が発現する腫瘍細胞の割合（TPS）によって有効性をある程度予測することができる．TPS≧50%の場合には一次治療からペムブロリズマブを使用することの有効性が報告されている．それ以外の患者では二次治療以後で対象となるが，TPS＝0％の場合には他の抗がん剤のほうが有効である可能性が高いために，優先して使用することが行政指導されている．肺癌でも2015年以後に承認された薬剤であり，安全性情報については今後収集されていくのを待つしかない．

❸ 妊娠中断による予後への影響

　進行肺癌の予後は非常に厳しいものの，妊娠中断によって予後が延長するという報告はない．

4　妊娠中の肺癌治療が分娩および胎児に与える影響

分娩への影響

　分娩に与える影響は報告されていない．

胎児への影響

　進行期肺癌患者では，胎児への転移（脳頭蓋骨・腹部臓器）が報告されている[7]．その頻度は，他のがん種と変わりない．正産後も，悪性黒色腫で推奨されているような定期的なスクリーニングが行われてもよいであろう[8]．

（後藤　悌）

••• - 文 献 - •••

1) Mitrou S, et al: Lung cancer during pregnancy: A narrative review. J Adv Res, 7(4): 571-574, 2016.
2) Patel SJ, et al: Imaging the pregnant patient for nonobstetric conditions: algorithms and radiation dose considerations. Radiographics, 27(6): 1705-1722, 2007.
3) Lowdermilk C, et al: Screening helical CT for evaluation of blunt traumatic injury in the pregnant patient. Radiographics, Spec No: S243-255; discussion S256-258, 1999.
4) Dagogo-Jack I, et al: Clinicopathologic Features of NSCLC Diagnosed During Pregnancy or the Peripartum Period in the Era of Molecular Genotyping. J Thorac Oncol, 11(9): 1522-1528, 2016.
5) Zambelli A, et al: Erlotinib administration for advanced non-small cell lung cancer during the first 2 months of unrecognized pregnancy. Lung Cancer, 60(3): 455-457, 2008.
6) Gil S, et al: Efficacy and safety of gefitinib during pregnancy: case report and literature review. Lung Cancer, 85(3): 481-484, 2014.
7) Azim HA Jr, et al: Lung cancer in the pregnant woman: to treat or not to treat, that is the question. Lung Cancer, 67(3): 251-256, 2010.
8) Alexander A, et al: Metastatic melanoma in pregnancy: risk of transplacental metastases in the infant. J Clin Oncol, 21(11): 2179-2186, 2003.

12 妊娠期頭頸部癌

　一口に頭頸部癌といっても，その発生部位・組織型は多岐にわたる．口唇・口腔癌（舌癌を含む），鼻腔・副鼻腔癌，上咽頭癌，中咽頭癌，下咽頭癌，喉頭癌，唾液腺癌，甲状腺癌が代表的である．甲状腺癌は他項で解説されているため，ここでは頭頸部領域に発生する悪性腫瘍の主たる組織型である頭頸部扁平上皮癌を対象に解説していく．

1 疫学

　頭頸部癌は全悪性腫瘍死亡の2.2％，罹患数の約2.4％を占める．罹患数の男女比は約3：1で男性に多い．頭頸部癌発症の危険因子としては，喫煙，飲酒が代表的であり，頭頸部癌全体の80％に関与しているといわれている．一方，中咽頭癌はHPV（ヒトパピローマウイルス）感染が発生機序に関与しているとされている．また，上咽頭癌は中国や東南アジア地区の伝統食材である塩蔵魚によってリスクが高まることが報告されており，近年ではEBV（Epstein-Barr virus）感染との関連も指摘されている．このように頭頸部癌は総じて喫煙，飲酒の機会が多い高齢男性に多く発症する疾患ではあるが，まれに妊娠可能年齢（リプロダクティブエイジ）でも発症する場合がある．妊娠期頭頸部扁平上皮癌に関するわが国のデータは存在せず，参考になるものとしては少数の症例報告のみである．舌癌を含む口腔癌に関しては，一定数の妊娠可能な若年者層での発症が知られており，妊娠期がんにおいて口腔癌が占める割合は2％未満という報告がある[1]．

2 診断の注意点

　一般的に頭頸部癌の存在診断は，CT，MRI，鼻咽腔/喉頭ファイバーなどを用い，確定診断には組織診断が必須である．一般的に妊娠期がんではCT評価が放射線被曝の問題から避けられるが，頭頸部のみの撮像であれば妊娠週数を配慮すれば腹部遮蔽の下で実施可能である．ただし，MRIのほうが病変の深達度評価には有用であり，妊娠中は優先される．また，造影剤の使用はCT，MRIともに胎盤通過性を考慮して慎重に行うべきである．頭頸部癌では，食道癌を合併している頻度が高いため，上部内視鏡検査も行うことが推奨される．

205

3 治療

　頭頸部癌の治療には，手術療法，放射線療法，化学放射線療法，化学療法がある．治療選択にあたっては，上咽頭癌と，上咽頭癌以外で異なる．上咽頭癌では局所治療のみで根治可能なのはStage Iまでで，Stage II～IVは基本的には化学放射線療法の適応となる．一方，上咽頭癌以外の頭頸部癌では，Stage I～IIは外科治療または放射線治療で根治可能であり，Stage III，IVは化学放射線治療が基本となる．

外科治療

　頭頸部扁平上皮癌の外科手技においても，妊娠期頭頸部扁平上皮癌で特段必要な対応はない．外科治療の際には全身麻酔管理が必要となるため，その適応は「胎児の安全性を担保しながらの全身麻酔管理が可能かどうか」につきる．全身麻酔管理が困難と判断される週数の場合，原病の進行度を基に，医師-患者・家族間の十分な協議をもって，「全身麻酔管理可能な週数までの待機」か「選択的中絶」の判断が必要となる．

放射線治療

　一般的に，妊娠期の放射線治療は胎児被曝の観点から回避すべきである．過去の報告によると乳房領域への50 Gyの外照射を行った場合の胎児への照射線量は，第1三半期で0.04～0.15 Gy，第3三半期で2 Gy程度とされる[2-4]．先天奇形のリスクとなる照射線量の閾値として確立されたものは存在しないが，妊娠16週未満で0.1～0.2 Gy，妊娠16週以降では0.5～0.7 Gy，というのが多くの専門家によるコンセンサスとなっている[5]．
　頭頸部扁平上皮癌に対する照射線量は66～70 Gyが一般的であり，上記データを踏まえると，妊娠期頭頸部扁平上皮癌への放射線治療による胎児の先天奇形のリスクは高いといえる．

化学放射線療法

　局所進行例の頭頸部癌には化学放射線療法（化学療法と放射線治療を同時に行う）が用いられる場合が多い．併用される化学療法としてはシスプラチン単剤治療（100 mg/m^2）が標準治療である．
　ただし，妊娠期頭頸部癌の場合では放射線治療は避けるべきであり，化学放射線療法が必要な症例では，① 妊娠の中断，② 胎外生活可能週数まで待機し，産後に化学放射線療法を実施する，③ 妊娠中に化学療法のみを行い，産後に放射線治療を併用する，といった3つの選択肢があげられる．いずれも最適治療とはいえないため，がん種や進行度に応じ，リスクとベネフィットについて十分説明を行ったのち選択することが望ましい．ただし，③の妊娠中に化学療法のみを行う場合のレジメンとして推奨できるものはない．

化学療法

　遠隔転移再発例や，放射線治療後の局所再発例では化学療法が標準治療である．わが国で薬事承認され，頭頸部扁平上皮癌の化学療法に用いられているkey drugとしては，白金製剤，フルオロウラシル（5-FU），タキサン系薬剤，セツキシマブ，ニボルマブがあげられる．初回治療はシスプラチン＋5-FU＋セツキシマブが標準治療であり，二次治療以降の治療としてニボルマブ，タキサン系薬剤が用いられる．

❶ 白金製剤

　シスプラチンは，頭頸部扁平上皮癌に頻用される細胞傷害性抗がん剤である．プラチナ製剤は，DNAの結合およびDNAの架橋を引き起こすことによって，DNA合成を妨害し，最終的に細胞のアポトーシスを引き起こす．妊娠期におけるシスプラチン，カルボプラチンの使用は，57例（それぞれ49例，8例）報告されている．いずれの症例においても投与時期は第2および第3三半期であり，第2三半期に脳室肥大症を起こした1例が報告されている[6]．また，第1三半期にDartmouthレジメン（タモキシフェン，ダカルバジン，カルムスチン，シスプラチン）を投与した悪性黒色腫の1例では，小眼球症が報告されている[7]．

　白金製剤の胎盤移行率については，ヒトを対象としたシスプラチン投与例の検討において，臍帯血内に母体血中の31～65％のシスプラチンが検出されたと報告されている[8]．またカルボプラチンについては，動物実験における胎盤移行率は57.5％と報告されており[9]，マウスを用いた実験では母体の血漿濃度より高い血漿濃度が胎児において検出されたと報告されている[10]．

　このことから白金製剤は，胎盤移行率の高い薬剤であると考えられる．第2および第3三半期に白金製剤の使用が可能であるという主張も存在するが[11]，妊娠期の白金製剤の使用について安全性の検証は十分とはいえず，特に出生後の成長や高次機能の発達に関する十分な安全性データは存在しない．白金製剤の妊娠期投与については，上記の点を理解した上で，医師−患者・家族間での十分な討議を経て判断されるべきである．

❷ フルオロウラシル（5-FU）

　5-FUは代謝拮抗薬で，DNAまたはRNA合成反応に必要な偽基質として作用することによって細胞代謝物を阻害する．S期の細胞周期特異的薬剤である[12]．5-FUを第1三半期に投与した際の胎児奇形が報告されている[13]．また第2および第3三半期において，5-FUとシクロホスファミドおよびメトトレキサートとの併用療法により，胎児発育不全および子宮内胎児死亡をきたした事例が報告されている[14]．

　以上より，白金製剤と同様に妊娠期投与の安全性の検証が十分な薬剤とはいえず，出生後の成長や高次機能の発達に関しても十分なデータは存在しないため，その妊娠期投与については十分な議論が求められる．

❸ タキサン系薬剤

　タキサン系薬剤は，微小管の分解を阻害し，細胞周期のG2/M期に作用する薬剤である．タキサン系薬剤は胎盤への移行が低いとされている[15]が，第2・第3三半期にパクリタセルを投与し，幽門狭窄症が出現した1例が報告されている[16]．また，タキサン系

薬剤の代謝酵素の一つであるCYP3A4は，胎児の肝臓では発現していないことから[17,18]，胎児への毒性が懸念される．

妊娠期にタキサン系薬剤を投与しても，胎児または母体の合併症の増加は認められないとする報告もあるが[19]，妊娠期におけるタキサン系薬剤の使用経験は限られていることから，投与の安全性の検証が十分な薬剤とはいえず，その妊娠期投与については十分な議論が求められる．

❹ セツキシマブ

セツキシマブはヒト上皮細胞増殖因子受容体の一つであるEGFRに結合するIgG_1モノクローナル抗体である．化学療法（5-FU＋白金製剤）や放射線治療との併用による，頭頸部扁平上皮癌への有効性が示されている[20,21]．

一般的に，分子量が500 kDaを超える大きな化合物は，胎盤の通過は不完全であるとされる[22]．しかし，分子量が約160 kDaの免疫グロブリンG（IgG）は胎盤を通過することが示されている[23]ことから，IgG_1モノクローナル抗体であるセツキシマブは胎盤を通過しうる薬剤であり，胎児発育の構成要素である上皮細胞増殖因子（EGF）を阻害することによる胎児への悪影響が懸念される．

リツキシマブやトラスツズマブなどのモノクローナル抗体に関しては，妊娠期に投与された報告があるものの[24-27]，セツキシマブについては胎児が受ける潜在的な影響を含め，その投与の安全性に関するデータは存在しない．よって，現時点ではセツキシマブの妊娠期投与は推奨されない．

❺ ニボルマブ

ニボルマブは，完全ヒト免疫グロブリンG4（IgG_4）モノクローナル抗体で，PD-1とそのリガンドであるPD-L1およびPD-L2との結合を阻害し，がん抗原特異的なT細胞の増殖，活性化および細胞傷害性の増強などにより腫瘍増殖を抑制する．

動物実験では，抗PD1/PD-L1抗体の投与は自然流産のリスクを上昇させることが報告されている[28,29]．ニボルマブはIgG抗体であるため，セツキシマブ同様に胎盤を通過しうる薬剤であり胎児への悪影響が懸念される．実地臨床における薬事承認がなされてから間もない薬剤であり，その使用経験も存在しないことから，現時点では妊娠期投与は推奨されない．

（工藤　彰，本間義崇）

••••- 文　献 -••••

1) Layton SA, et al: Oral carcinoma in pregnancy. Br J Oral Maxillofac Surg, 30 (3) : 161-164, 1992.
2) Petrek JA: Breast cancer during pregnancy. Cancer, 74 (1 Suppl) : 518-527, 1994.
3) Antypas C, et al: Fetal dose evaluation during breast cancer radiotherapy. Int J Radiat Oncol Biol Phys, 40 (4) : 995-999, 1998.
4) Gemignani ML, et al: Breast cancer and pregnancy. Surg Clin North Am, 79 (5) : 1157-1169, 1999.
5) Litton JK: Gestational breast cancer: Treatment. UpToDate. (Accessed on Nov 20, 2015)
6) Bazarbashi MS, et al: Successful management of Ph chromosome chronic myelogenous leukemia with leukapheresis during pregnancy. Am J Hematol, 38 (3) : 235-237, 1991.
7) Li RH, et al: Microphthalmos associated with Dartmouth combination chemotherapy in pregnancy: a case report. J Reprod Med, 52 (6) : 575-576, 2007.
8) Marnitz S, et al: Cisplatin application in pregnancy: first in vivo analysis of 7 patients. Oncology, 79 (1-2) :

72-77, 2010.
9) Calsteren KV, et al: Transplacental transfer of paclitaxel, docetaxel, carboplatin, and trastuzumab in a baboon model. Int J Gynecol Cancer, 20 (9): 1456-1464, 2010.
10) Van Calsteren K, et al: Substantial variation in transplacental transfer of chemotherapeutic agents in a mouse model. Reprod Sci, 18 (1): 57-63, 2011.
11) Peccatori FA, et al: Cancer, pregnancy and fertility: ESMO Clinical Practice Guidelines for diagnosis, treatment and follow-up. Ann Oncol, 24 (Suppl 6): vi160-170, 2013.
12) Wiebe VJ, et al: Pharmacology of antineoplastic agents in pregnancy. Crit Rev Oncol Hematol, 16 (2): 75-112, 1994.
13) Pavlidis NA: Coexistence of pregnancy and malignancy. Oncologist, 7 (4): 279-287, 2002.
14) Peres RM, et al: Assessment of fetal risk associated with exposure to cancer chemotherapy during pregnancy: a multicenter study. Braz J Med Biol Res, 34 (12): 1551-1559, 2001.
15) Calsteren KV, et al: Transplacental transfer of paclitaxel, docetaxel, carboplatin, and trastuzumab in a baboon model. Int J Gynecol Cancer, 20 (9): 1456-1464, 2010.
16) Cardonick E, et al: Perinatal outcomes of a pregnancy complicated by cancer, including neonatal follow-up after in utero exposure to chemotherapy: results of an international registry. Am J Clin Oncol, 33 (3): 221-228, 2010.
17) Johnson TN, et al: Prediction of the clearance of eleven drugs and associated variability in neonates, infants and children. Clin Pharmacokinet, 45 (9): 931-956, 2006.
18) Johnson TN, et al: Development of CYP2D6 and CYP3A4 in the first year of life. Clin Pharmacol Ther, 83 (5): 670-671, 2008.
19) Cardonick E, et al: Maternal and fetal outcomes of taxane chemotherapy in breast and ovarian cancer during pregnancy: case series and review of the literature. Ann Oncol, 23 (12): 3016-3023, 2012.
20) Bonner JA, et al: Radiotherapy plus cetuximab for squamous-cell carcinoma of the head and neck. N Engl J Med, 354 (6): 567-578, 2006.
21) Vermorken JB, et al: Platinum-based chemotherapy plus cetuximab in head and neck cancer. N Engl J Med, 359 (11): 1116-1127, 2008.
22) Myllynen P, et al: The fate and effects of xenobiotics in human placenta. Expert Opin Drug Metab Toxicol, 3 (3): 331-346, 2007.
23) Saji F, et al: Dynamics of immunoglobulins at the fetomaternal interface. Rev Reprod, 4 (2): 81-89, 1999.
24) Azim HA Jr, et al: Treatment of cancer during pregnancy with monoclonal antibodies: a real challenge. Expert Rev Clin Immunol, 6 (6): 821-826, 2010.
25) Zagouri F, et al: Trastuzumab administration during pregnancy: a systematic review and meta-analysis. Breast Cancer Res Treat, 137 (2): 349-357, 2013.
26) Chakravarty EF, et al: Pregnancy outcomes following maternal exposure to rituximab. Blood, 117 (5): 1499-1506, 2011.
27) Azim HA Jr, et al: Treatment of the pregnant mother with cancer: a systematic review on the use of cytotoxic, endocrine, targeted agents and immunotherapy during pregnancy. Part I: solid tumors. Cancer Treat Rev, 36 (2): 101-109, 2010.
28) D'Addio F, et al: The link between the PDL1 costimulatory pathway and Th17 in fetomaternal tolerance. J Immunol, 187 (9): 4530-4541, 2011.
29) Poulet FM, et al: An evaluation of the impact of PD-1 pathway blockade on reproductive safety of therapeutic PD-1 inhibitors. Birth Defects Res B Dev Reprod Toxicol, 107 (2): 108-119, 2016.

第4章

妊娠期がんの症例検討

1 妊娠期乳癌
―妊娠初期診断症例―

症例
30歳，1経妊0経産．妊娠8週．既往歴なし，家族歴なし．
半年ほど前に右乳房のしこりを自覚していたが，良性腫瘤だろうと思い医療機関は受診していなかった．その後，自然妊娠が成立した．右乳房のしこりが以前より少し増大していることを産婦人科で相談したところ，乳腺科を受診するよう勧められ受診した．
妊娠8週に当院を受診．右乳房に2.5 cm大の腫瘤を認め，針生検で浸潤性乳管癌 (invasive ductal carcinoma) であった．核異形度3，エストロゲンレセプター陰性，プロゲステロンレセプター陰性，HER2陰性のトリプルネガティブ乳癌であった．腋窩リンパ節には超音波上，2つの腫大リンパ節を認め，腋窩細胞診はclass Vであった．臨床病期はcT2N1M0 Stage ⅡBと判断した．

【初診時身体所見】
PS 0, 身長162 cm, 体重54 kg．右乳房に2.5 cm大の腫瘤を触知

【初診時検査所見】
マンモグラフィ：右上外側に高濃度腫瘤あり．周囲に明らかな石灰化を認めない
乳房超音波：右乳房C領域2.5 cmの境界明瞭腫瘤，血流豊富．右腋窩に腫大リンパ節を
　　　　　　2つ認める
腹部超音波検査：異常所見なし
胸部X線撮影 (腹部遮蔽にて撮影)：異常所見なし
病理組織診断 (乳房)：Invasive ductal carcinoma, NG 3, ER 0, PgR 0, HER2 0, Ki67 48%
細胞診 (腋窩)：Class Ⅴ, Adenocarcinoma

【臨床病期】　cT2N1M0 Stage ⅡB

【妊娠経過】　受診時の胎児発育は正常
　　　　　　　　初産であること以外に特記すべき産科的合併症なし

治療方針決定までの思考プロセス！
非妊娠期と同じような治療（optimal therapy）ができるか？

　本症例は腋窩リンパ節転移を有するトリプルネガティブタイプの乳癌であることから，非妊娠期乳癌の場合は術前化学療法を先行し，その後に手術，放射線療法が計画される場合が多い．術前化学療法のレジメンとしては，アンスラサイクリン系薬剤とタキサン系薬剤の逐次療法が用いられる〔例：AC療法（ドキソルビシン60 mg/m^2，エンドキサン600 mg/m^2）3週ごと投与を4サイクル→パクリタキセル療法（80 mg/m^2）毎週投与を12サイクル〕．トリプルネガティブ乳癌の場合は進行が速い可能性があるため，可能な限り速やかな治療導入，そして治療強度（dose intensity）を保つことが推奨される．妊娠中のアンスラサイクリン系薬剤の投与については，これまでの報告から安全性データが蓄積されてきているが，妊娠中のタキサン系薬剤の投与についてはデータが蓄積されてきてはいるものの，まだ十分に安全とは言い切れず，妊娠中の投与に関しては例外的な状況でのみ考慮すべきである．

　本症例が妊娠を継続しながら術前化学療法を選択した場合，アンスラサイクリン系薬剤の最終投与後に分娩を計画し，その後にタキサン系薬剤を投与することになる．アンスラサイクリン系薬剤とタキサン系薬剤の間に，分娩，産褥期をはさむことから，十分な化学療法の治療強度（dose intensity）は保てない．また，分娩・産褥期間中に腫瘍が増大するリスクがある．これらから，術前化学療法を選択するよりも，手術を先行し，その後に術後化学療法を行うほうが腫瘍学的な安全性が高いと考えられる．

　本症例に対する乳房の術式は乳房全摘術と，乳房部分切除術のどちらも候補にあがる．腋窩リンパ節にすでに転移があることがわかっているので，乳房の手術と同時に腋窩郭清術も行う．これらは非妊娠期と妊娠期とで方針変更はない．

　麻酔方法は，非妊娠期がんであれば全身麻酔が推奨される．一方，妊娠初期症例に対する全身麻酔下の手術による児への長期的な影響については，まだ不明な点もあることは説明をする必要がある．進行度によっては局所麻酔が選択される場合もあるが，本症例では腋窩リンパ節転移を有する進行症例のため，根治性を高めるためにも全身麻酔のほうが適していると思われる．

　分娩方法は，乳癌が合併していない場合は通常の自然分娩が選択される．しかしながら，本症例では前述したように，アンスラサイクリン系薬剤の投与とタキサン系薬剤の投与の間に分娩が予定されていることから，タキサン系薬剤の投与開始が非妊娠期より遅れるというデメリットがある．その遅れを可能な限り短くする目的で，37週1日が過ぎた時点で，誘発分娩を計画した．一般的に誘発分娩のリスクとして，陣痛促進薬（オキシトシン，プロスタグランジンなど）による副作用や，頻度は低いものの誘発不成功となり帝王切開に移行することがあげられ，この点は自然分娩との違いになる．

患者さんに必ず説明すること

　本症例は初診時に妊娠8週であり，比較的安全に手術を施行できる妊娠14週まで待つという点で，非妊娠期がんに比べ治療開始が遅れるというデメリットがある．また，ト

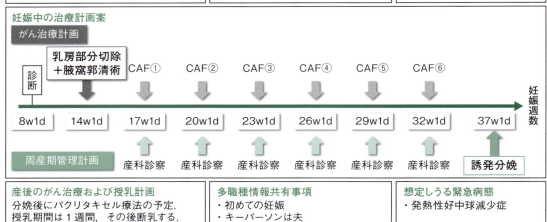

図4-1 妊娠期乳癌アセスメントシート（妊娠初期診断症例）

　トリプルネガティブ乳癌であり，進行が速い可能性があるため，治療開始を待っている間に増大するリスクについては患者に説明する必要がある．

　在胎期に抗がん剤治療に曝露された児の長期経過が不明であることは，薬物療法を計画した時点で適切に説明が必要である．さらに，前述したように非妊娠期がんではアンスラサイクリン系薬剤の投与終了後，3週後からタキサン系薬剤の投与を開始するのに対し，本症例ではアンスラサイクリン系薬剤とタキサン系薬剤の間に，分娩・産褥期をはさむため，治療強度が十分に保てない可能性についても説明する必要がある．

　また，誘発分娩による陣痛促進薬の副作用や，帝王切開移行のリスクについても事前の説明が必要である．

　これらの治療計画を提案した上で，改めて妊娠継続の意思を確認する必要があり，人工妊娠中絶の選択についても話し合いを設ける．

治療・分娩計画

　本人，ご家族ともに妊娠継続の強い希望があったため，妊娠継続の方針となった．
　多職種合同カンファレンスにて，図4-1の投薬スケジュールと分娩計画を予定した．
　妊娠中の抗がん剤治療を行う場合は妊娠32～34週以内に治療が終了していることが望ましいことから，可能な限り治療強度を保つために，化学療法のレジメンはCAF療法を選択した（AC療法の場合は，ドキソルビシンの投与上限量の問題から妊娠26週の投与で治療が終了してしまうため）．

その後の経過

妊娠14週1日目に右乳房部分切除術および腋窩郭清術を行った．術後の病理診断はinvasive ductal carcinoma，腫瘍径2.5 cm，リンパ節転移あり（15個郭清中3つに転移を同定），NG 3，ER 0，PgR 0，HER2 0，Ki67 46％で，最終病期はpT2N1M0と診断した．

妊娠17週よりCAF療法を開始し，6サイクル施行したのち，妊娠37週に誘発分娩にて出産した．化学療法中は発熱性好中球減少症などの有害事象は発生せず，産科的経過も異常を認めなかった．分娩時，母体に分娩合併症はなく，児にも明らかな奇形は認めなかった．

産後，授乳期間を1週間設けたのち，カベルゴリンの内服をして断乳し，産褥2週目よりパクリタキセル療法を開始した．パクリタキセル療法を12サイクル実施したのち，残存乳房に対し，全乳房照射を行った．現在は無再発経過観察中である．

解 説

本症例は妊娠初期に診断のついたトリプルネガティブ乳癌，IIB期の症例である．

本症例のように妊娠の早い段階で診断がつき，かつがん自体の悪性度が高い場合は，妊娠中の抗がん剤治療を選択することを考慮する．かつては，妊娠中の抗がん剤治療の母体および胎児への影響が不明であり，産後を待ってから化学療法を行う場合もあったが，乳癌にかかわらず，妊娠中の抗がん剤治療は早産率をやや高めるものの，胎児奇形やその後の発育に影響を与えないという報告が蓄積されており，可能な限り非妊娠期がんと同じ方法，スケジュールでのがん治療を計画することが望ましい．また，仮に本症例と同じ病期，トリプルネガティブの状況で妊娠中期に診断がついた場合も，妊娠中に手術，抗がん剤治療を行うことが望ましいだろう．

妊娠期乳癌に対する妊娠中の薬物療法としては，アンスラサイクリン含有レジメン（AC，CAF療法）が第一選択となる．妊娠中期以降に術前・術後化学療法としてCAF療法を行った57例の前方視的研究では，ダウン症が1例，奇形（内反足，先天性両側尿管逆流症）が2例との報告がされている．さらに2例で就学時に特殊教育が必要になったが，それ以外の発育に関しては重篤な合併症を認めなかったとされている[1]．

また，在胎期に母体がAC療法を受けた児に対し，約2年間胎児の心機能をモニタリングした研究では，2年間の経過中に明らかな心機能障害は認められなかったと報告している[2]．一方，アンスラサイクリン系薬剤ほどではないものの，妊娠中にタキサン系薬剤を投与した際の安全性に関する報告も蓄積されてきている[3]．ただし，妊娠中にタキサン系薬剤を投与した児の長期フォローアップデータは限られており，適応に関してはアンスラサイクリン既治例や不応例，進行例に対し慎重に行うのが望ましいだろう．

薬物治療中の授乳は，乳汁移行性による乳児への影響を考慮して避けるべきである．しかし，産後の授乳は新生児の免疫機能，母体の母性獲得の面でも重要であり，初乳の期間は授乳を行うことが望ましい．本症例のように，術後に薬物療法を予定している場合は，授乳する期間について話し合いを設け，理解を得ておくことが必要である．断乳

がうまくいかない場合，抗がん剤治療中に乳腺炎を合併するリスクもあり，助産師，産科医らとともに乳房ケアについても留意する必要がある．

本症例のポイント

- 妊娠初期に乳癌と診断された症例では，病期や腫瘍の悪性度により，妊娠中の抗がん剤治療を考慮する．
- アンスラサイクリン系薬剤とタキサン系薬剤の間に分娩をはさむような場合は，抗がん剤治療の治療強度を保つために手術を先行するほうが望ましい．
- 妊娠中の術前化学療法は切除困難例において治療選択肢の一つとなりうる．
- 治療計画を立てる際は，「母体に最善のがん治療を行いつつ，胎児への不利益を最小限にする」という原則に基づき，チームで十分に協議した上で，治療に関わるすべての医療者で治療計画を共有する．

（北野敦子）

・・・-文 献-・・・

1) Hahn KM, et al: Treatment of pregnant breast cancer patients and outcomes of children exposed to chemotherapy in utero. Cancer, 107 (6): 1219-1226, 2006.
2) Meyer-Wittkopf M, et al: Fetal cardiac effects of doxorubicin therapy for carcinoma of the breast during pregnancy: case report and review of the literature. Ultrasound Obstet Gynecol, 18 (1): 62-66, 2001.
3) Mir O, et al: Taxanes for breast cancer during pregnancy: a systematic review. Ann Oncol, 21 (2): 425-426, 2010.

Column 患者さんの体験記①

　ある日，ふと胸にしこりを感じ，それと同じ時期に妊娠が判明しました．しこりは妊娠に伴う乳腺の変化だろうと思い，普段どおりの生活をしていました．しかし，次第にしこりが大きくなっていき痛みを感じるほどになりました．その後，受診した健康診断で要精密検査となり乳癌と判明．医師からは「妊娠中は抗がん剤治療ができない．産後に治療を開始した場合，がんが進行し転移している確率が高く，子どもの成長をご自身の目で見られないかもしれない．妊娠の継続をあきらめて治療に専念することを勧める」と説明を受けました．妊娠中に治療することが本当に不可能なのかどうか，治療の道を一緒に探してくれない医師に対して，いら立ちと不信感を抱きました．一縷の望みを託してセカンドオピニオンを受診．その病院の医師からは，意外にも「妊娠おめでとうございます！これから一緒に治療を頑張っていきましょう」という力強い言葉をかけられ，その一言で救われたような気持ちになりました．

　その後，抗がん剤治療を開始し，診察では主治医がいつも出産後の育児などの前向きな話題を提供してくれて，不安も次第に軽くなっていきました．腫瘍も縮小し胎児の発育も順調で，帝王切開と乳癌切除の合同手術で無事出産することができました．

　がんの治療を終えたこと．それは，日々の生活を営めることのありがたさにあらためて気づかせてくれたのと同時に，家族と人生を歩むことの幸せなど，たくさんのかけがえのないものを与えてくれました．

（彩田ゆう子さん）

2 妊娠期乳癌
―妊娠中期：周産期合併症による予定治療変更症例―

症例

41歳，1経妊0経産．妊娠16週．既往歴なし，家族歴なし．
約1年半の不妊治療の末，生殖補助医療を用いて妊娠した．妊娠後より左乳房の硬結に気づき，産婦人科で相談したところ，乳腺科を受診するよう勧められ受診した．
妊娠16週に当院を受診．左乳房に0.8 cm大の腫瘤を認め，針生検で浸潤性乳管癌（invasive ductal carcinoma）であった．核異形度3，エストロゲンレセプター強陽性，プロゲステロンレセプター強陽性，HER2陽性であった．左腋窩リンパ節には明らかな腫大を認めなかった．臨床病期はcT1bN0M0 StageⅠと判断した．最終的な臨床診断がついたときには，妊娠18週5日だった．

【初診時身体所見】
PS 0, 身長155 cm, 体重48 kg．左乳房に0.8 cm大の腫瘤を触知

【初診時検査所見】
マンモグラフィ：左乳房12時方向に高濃度腫瘤あり．周囲に不明瞭石灰化を区域性に認める．石灰化の範囲は乳頭方向に約4 cmある
乳房超音波：左乳房AC領域に0.8 cmの不整形腫瘤あり，血流豊富．腫瘍周囲には左腋窩には明らかな腫大リンパ節はない
腹部超音波検査：異常所見なし
胸部X線撮影（腹部遮蔽にて撮影）：異常所見なし
病理組織診断（乳房）：Invasive ductal carcinoma, NG 3, ER 8, PgR 6, HER2 3+, Ki67 23%

【臨床病期】　cT1bN0M0 StageⅠ

【妊娠経過】　受診時の胎児発育は正常
　　　　　　初産，高齢妊娠

治療方針決定までの思考プロセス！
非妊娠期と同じような治療 (optimal therapy) ができるか？

乳癌におけるHER2陽性は予後不良因子の一つである．本症例はHER2陽性かつ臨床病期がIC期であることから，非妊娠期乳癌の場合は手術に加え，術前または術後化学療法が必要となるケースである．化学療法のレジメンとしては，アンスラサイクリン含有レジメン (AC, EC, FEC, CAF) を主体とし，リスクに応じてタキサン系薬剤を追加する方針がとられる．また，タキサン系薬剤を追加する場合はそれと同時に，トラスツズマブの投与を開始する．タキサン系薬剤を使用しない場合は，アンスラサイクリン投与終了後にトラスツズマブの投与を1年間行うことが標準とされている．

本症例ではすでに妊娠中期に入っているため，手術，抗がん剤治療のいずれも実施可能な週数である．したがって，妊娠中に手術およびアンスラサイクリン系薬剤の投与を行うことで，非妊娠期乳癌とほぼ同様の治療が実施可能である．

本症例ではマンモグラフィの所見から，広範な乳管内進展の存在が疑われる．非妊娠期乳癌であれば超音波に加え，造影MRIにて広がり診断を行い，乳房部分切除が可能かどうかを判断するが，妊娠期乳癌ではMRI造影剤は慎重に行うべきであり，十分な広がり診断が行えないことから術式選択に影響を与える．

また，本症例は高齢妊娠のため，妊娠高血圧症候群などの周産期リスクは高まり，妊娠中にがん治療を行う場合は，それらリスクの再上昇について考慮が必要となる．

患者さんに必ず説明すること

すでに妊娠中期に入っており，非妊娠期乳癌と同様の治療内容ができることを説明する．妊娠中の抗がん剤治療により，早産率が高まることはすでに報告されており，高齢である本症例ではさらにリスクが上がることについては十分な説明が必要である．また，妊娠中は造影MRIの撮影が難しいため，広がり診断が不十分になる可能性については十分説明し，術式選択を行う．乳房全摘を選択した場合，一期的乳房再建は感染のリスクが高くなるため，二期再建が望ましいということを説明する．

治療・分娩計画

不妊治療によってようやく授かったということもあり，本人，ご家族ともに妊娠継続を希望した．

多職種合同カンファレンスにて図4-2の投薬スケジュールと分娩計画を予定した．

AC療法4サイクルの終了日は妊娠34週6日に相当する．妊娠34週以降だと分娩時に骨髄抑制の時期が重なる可能性があり，本症例では早産のリスクが高いことから，それまでの経過の中で早産兆候や抗がん剤による血液毒性が強い傾向があれば，AC療法3サイクル目で終了する方向で計画を立てた．抗がん剤の最終投与は妊娠32～34週までに終えていることが望ましい．

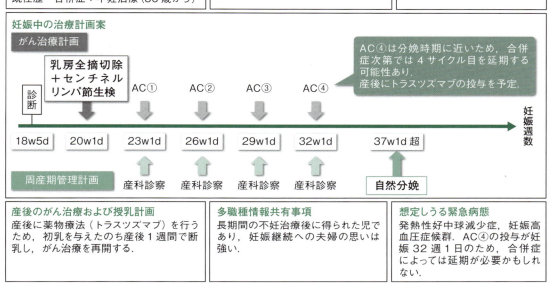

図4-2　妊娠期乳癌アセスメントシート（妊娠中期症例）

その後の経過

　妊娠20週に予定どおり，左乳房全摘術およびセンチネルリンパ節生検を行った．センチネルリンパ節には転移を認めず，最終的な病理診断はinvasive ductal carcinoma, NG 3, ER 8, PgR 6, HER2 3+, Ki67 25％，腫瘍径0.8 cmで，腫瘍周囲に約4 cmの範囲で乳管内進展を認めた．最終病期はpT1cN0M0 StageⅠと診断した．

　術後化学療法のレジメンとしてはAC療法4サイクルの後，トラスツズマブ1年およびホルモン療法5年を計画した．

　AC療法3サイクルが終了した時点で，胎児の発育状況は正常であったが，子宮頸管長の短縮が認められた．本症例は高齢妊娠でもあり，ベースの早産リスクも高いことから，AC療法4サイクル目を予定どおり行った場合，nadirの時期での分娩のリスクが高くなると判断した．したがって，AC療法4サイクル目の投与は産後に延期することにした．

　妊娠35週2日に陣痛が発来し，自然分娩にて2,510 gの女児を出産した．児に明らかな奇形は認めなかった．

　授乳および産褥期の療養期間を1週間設け，カベルゴリンの内服をして断乳し，産後2週目にAC療法の4サイクル目を実施した（AC療法3サイクル目投与から約9週後）．AC療法終了後，トラスツズマブおよびホルモン療法を開始した．現在，無再発経過観察中

で，本人は二期的な乳房再建を検討中である．

解説

　本症例は妊娠中期に診断がついたHER2陽性ホルモン陽性乳癌，IC期の症例である．

　本症例のように妊娠中期以降に診断がついた場合は，妊娠中の外科治療，抗がん剤治療は実施可能であるため，ベースの乳癌の悪性度が高い症例では，可能な限り非妊娠期乳癌に近づけた治療計画を立てることが望ましい．

　前項でも紹介したように，妊娠期乳癌に対する妊娠中の薬物療法としては，アンスラサイクリン含有レジメン（AC, CAF療法）が第一選択で，これらはHER2陽性乳癌の標準治療レジメンでもある．HER2陽性乳癌ではトラスツズマブもKey drugの一つであるが，羊水過小症の合併症があることから，妊娠中の投与には慎重な判断が求められる[1]．

　本症例では，AC療法4サイクル目を妊娠中に投与するかどうかが，臨床的に最も悩ましいポイントであった．妊娠中の抗がん剤治療により，早産リスクが上がることは既知であり[2]，40歳という高齢妊娠の状況を考慮すると，本症例での早産リスクは担癌状態でない同年齢の妊婦に比べ高いことが予想される．本症例ではAC療法3サイクル終了後に子宮頸管長の短縮が認められたことから，AC療法4サイクル目の投与は延期にしたが，早産兆候の有無にかかわらず，最終投与が妊娠32～34週に重なる場合は，腫瘍側のリスク，産科側のリスクを天秤にかけ，抗がん剤投与の適応を慎重に判断すべきである．

　本症例ではAC療法4サイクル目を産後3週目（AC療法3サイクル目投与から約9週後）に投与した．治療強度（dose intensity）を保つという点では，原則的に化学療法はスケジュールどおり（AC療法であれば3週間隔）に実施することが望ましい．本症例では最終投与から9週の投与遅滞が生じており，AC療法4サイクル目の追加投与の意義については不明である．ただし，逆に乳癌の術後化学療法としてAC療法3サイクル投与の効果が4サイクル投与と同等という確証はないため，本患者においては産後に4サイクル目の投与を行った．

　本症例では，術式決定についても妊娠期特有の判断が求められた．本症例ではマンモグラフィで広範な石灰化を認め，腫瘍周囲の乳管内進展が疑われ，非妊娠期乳癌であれば造影MRIを用いた広がり診断を実施すべき症例であった．しかしながら，妊娠中は胎児への影響を考慮して造影MRIを用いなかったため，過小診断になる可能性があることから，乳房全摘術を選択した．妊娠中の一期的乳房再建術は感染のリスクがあり，妊娠中に投与可能な抗菌薬の種類が限られていることから，推奨されない．

本症例のポイント

- 妊娠中期以降に診断がついた場合は，妊娠中の外科治療，抗がん剤治療は実施可能であり，ベースの乳癌の悪性度が高い症例では，可能な限り非妊娠期乳癌に近づけた治療計画を立てることが望ましい．
- 妊娠34週以降は分娩時に骨髄抑制の時期が重なる可能性があるため，最終投与が妊娠32〜34週にかかる場合は，腫瘍側のリスク，産科側のリスクを天秤にかけ，抗がん剤投与の適応を慎重に判断すべきである．
- 妊娠中の造影MRI検査は難しく，十分な病変の広がり評価ができないことから過小診断になる可能性がある．術式選定の際は，その点に考慮した選択が求められる．

（北野敦子）

・・・― 文　献 ―・・・

1) Lambertini M, et al: Targeted agents for cancer treatment during pregnancy. Cancer Treat Rev, 41 (4): 301-309, 2015.
2) Reichman O, et al: Pediatric Outcome after Maternal Cancer Diagnosed during Pregnancy. N Engl J Med, 374 (7): 692-693, 2016.

Column 患者さんの体験記②

　乳癌告知を受け，抗がん剤治療を始めようとしていたときに妊娠がわかりました．病院では何度聞いても「中絶しかない」と厳しい顔で言われるばかりでした．お腹の子を失ってしまうなんて考えられず，なんとか助ける方法はないか必死に情報を探しました．そんなとき，日本乳癌学会の患者向けガイドラインに「妊娠の継続や出産・授乳が，がんの進行や再発に影響を与えることはない」と記載されているのを読み，「中絶しかない」という医師の言葉に疑問を感じました．地方に住んでいましたが，思い切って妊娠期乳癌の症例を多く扱っている東京の病院に意見を聞きに行きました．不安でいっぱいでしたが「抗がん剤をしながら妊娠を継続すれば予後は変わりません．お子さんにもおそらく影響は出ないでしょう」との言葉に心から安心し，先生の前で涙が止まりませんでした．

　それから出産までの半年間，東京に住み，抗がん剤治療を受けました．見知らぬ土地で妊娠・治療中の身での一人暮らし．高額な生活費もかかりました．「これが地元で受けられれば」と何度も思いました．治療でつらいとき，お腹の子が一緒に居てくれることが，何より私の大きな心の支えでした．それは出産後の今も変わりません．愛しい娘の成長が，暗い気持ちをいつも吹き飛ばしてくれます．娘がいるからこそ，長く苦しい治療も頑張れるのです．

　がんと妊娠が同時にわかる．まさかの事態に患者は激しく動揺します．正しい情報に自分でたどり着き，またそれを選べる人がどれだけいるでしょうか．先生方には患者の気持ちに寄り添いながら，妊娠の継続とがん治療の両立をサポートできる体制を整えてもらえればと切に願います．

（Aさん）

3 妊娠期乳癌
―妊娠後期診断症例―

症例
30歳，1経妊0経産．妊娠30週．既往歴なし，家族歴なし．
妊娠前より左乳房のしこりを自覚していたが，近所のクリニックで良性腫瘤と言われており，精査は受けていなかった．その後，自然妊娠が成立し，乳房の張りが出現するとともに左乳房のしこりが以前より少し増大しているように感じていたが妊娠に伴う変化と思い経過をみていた．妊婦健診の際に何気なく相談したところ，乳腺外科を受診するよう勧められ受診となった．
妊娠30週に当院を受診．左乳房に4.0 cm大の腫瘤を認め，針生検で浸潤性乳管癌（invasive ductal carcinoma）であった．核異形度3，エストロゲンレセプター陽性，プロゲステロンレセプター陽性，HER2陰性のホルモン陽性HER2陰性乳癌であった．左腋窩リンパ節腫脹を認め，細胞診の結果ClassⅤであった．臨床病期はcT2N1M0 StageⅡBと判断した．

【初診時身体所見】
PS 0，身長155 cm，体重55 kg．左乳房に4.0 cm大の腫瘤を触知

【初診時検査所見】
乳房超音波：左乳房C領域4.0 cmの比較的境界明瞭な腫瘤を認める．左腋窩に腫大リンパ節を認める
腹部超音波検査：異常所見なし
胸部X線撮影（腹部遮蔽にて撮影）：異常所見なし
病理組織診断（乳房）：Invasive ductal carcinoma, NG 2, ER 8, PgR 6, HER2 0, Ki67 27%
細胞診（腋窩）：ClassⅤ, Adenocarcinoma

【臨床病期】 cT2N1M0 StageⅡB

【妊娠経過】 受診時の胎児発育は正常
特記すべき産科的合併症なし

治療方針決定までの思考プロセス！
非妊娠期と同じような治療（optimal therapy）ができるか？

　本症例は腋窩リンパ節転移を有するホルモン陽性HER2陰性のStage ⅡBの乳癌であることから，通常は手術療法と化学療法が必要となる．手術療法と化学療法のどちらを先行させるかは症例に応じてメリットの大きい方法を選択すべきである．

　乳房の手術療法において，妊娠時と非妊娠時で考慮すべき点がある．通常，乳房の手術療法に関しては，がんの広がり，位置，乳房のサイズやバランス，リンパ節転移の有無などを考慮して決定している．妊娠期の乳腺は画像診断にて腫瘍の範囲の同定が困難なことがあり，部分切除の場合には注意が必要である．また部分切除術を施行したあとに，温存した乳腺に放射線をあて，乳房内の再発を予防することが標準治療となっているが，妊娠中の残存乳房照射は勧められない．また，タモキシフェン内服により，先天奇形や流産の頻度がベースラインリスクよりも高くなるとの報告があり[1]，妊娠中の使用は勧められない．よって，妊娠初期～中期にかけて診断された化学療法を施行しないホルモン陽性HER2陰性症例に対して部分切除を選択した場合，手術から出産までの間に治療を行わない期間が非妊娠時よりも長期となる．そのため，術式選択は，乳癌のサブタイプやステージなどからリスクを考慮して慎重に検討するべきである．

　乳房全摘術の場合，乳癌手術に引き続き乳房再建をする（一次再建）ことも選択肢となるが，人工乳房再建術は感染などのリスクが数％存在する．とても低い頻度ではあるが，妊娠時には乳房再建の際に挿入したエキスパンダーの感染がリスクとなる可能性があり，それに伴って治療開始が遅れることなどがあるため妊娠中は基本的には一次再建術は勧められない．

　妊娠後期に手術を施行する場合は，腹部が大きくなってきており，手術時の体勢による仰臥位低血圧症候群に注意が必要である．手術時は胎児モニターにて胎児心拍を確認しながら手術を施行する．

　また，化学療法先行の治療（術前化学療法）を選択した場合，進行の速いタイプの乳癌であると，まれではあるが，術前化学療法中に腫瘍が増大し，手術療法に移行する場合もある．そのため，妊娠後期の症例では，化学療法による腫瘍の縮小があまり期待できない場合などでは手術を先行し，産後に薬物療法を行う．

　化学療法を先行する場合は産科の医師とともに出産時期を検討した上で，抗がん剤の投与スケジュールを考える．なるべく出産前後の化学療法の間隔をあけないで投与するために，誘発分娩の適応，誘発開始時期について産科医とともに検討する．また，産後の化学療法開始は，出産時にトラブルがなければ出産後5日目～2週間以内に再開することが多い．化学療法中の授乳は，乳汁移行性による乳児への影響を考慮して避けるべきであり，断乳をする必要がある．母乳へのこだわりは人それぞれであり，治療をスムーズに進めるためにも出産前より説明しておくことが重要である．また助産師とも情報を共有し，断乳する日程を念頭に置いた乳房ケアをするのがベストであり，断乳後のトラブルが避けられるとスケジュールどおりに治療を行うことができる．

　多職種合同カンファレンスにて図4-3の治療スケジュールおよび，分娩計画を予定した．

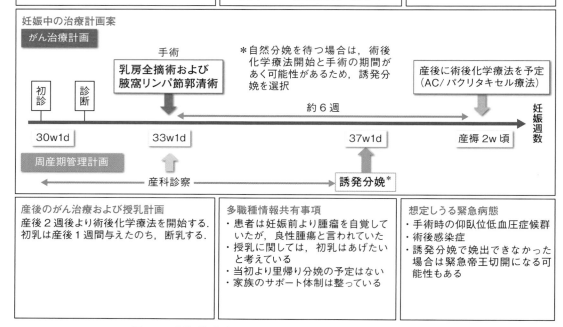

図4-3 妊娠期乳癌アセスメントシート（妊娠後期発症症例）

患者さんに必ず説明すること

　胎児の成長は順調であり，本症例では産科的リスクは少ないと判断したことを説明する．
　治療に関しては，患者の意向も踏まえ手術療法を先行する方針としたこと，比較的限局している腫瘍であるが，広がりの判断は困難なため全摘術を選択したことについては十分な説明が必要である．
　今のところ再建の希望はないため，左乳房全摘術＋左腋窩リンパ節郭清を施行することを説明する．

その後の経過

　妊娠33週1日に手術，左乳房全摘術と左腋窩リンパ節郭清術を施行した．最終病期はcT2N1M0 StageⅡBと診断した．術後の化学療法のことを考え，妊娠37週に誘発分娩の方針とし，妊娠37週4日に出産した．分娩時，母子ともに異常は認められなかった．
　産後に造影CT，骨シンチグラフィによる転移検索を施行した．産後10日目より術後化学療法としてAC療法とパクリタキセル療法を開始した．開始前にカベルゴリンの内服をして断乳した．

AC療法とパクリタキセル療法を施行後に，放射線照射，ホルモン療法を予定している．現在は再発もなく経過観察中である．

解　説

　本症例は妊娠後期に診断がついたホルモン陽性HER2陰性，ⅡB期の症例である．①産婦人科と連携をとり，早期産のリスクの有無について相談しながら，出産方法，出産時期を考慮しつつ，②乳癌診断のための検査を並行しながら，化学療法が必要なのか，必要な場合は手術と化学療法のどちらを先行したほうがよいのかなど，必要な治療について症例ごとに検討していく．本症例のような比較的限局した4.0 cmの腫瘤であると，乳癌の部位と乳房の大きさによって部分切除が可能か，全摘出のほうがよいか症例ごとに異なるが，このサブタイプの乳癌であれば，化学療法による腫瘍の縮小をあまり期待できないため，腋窩リンパ節郭清が可能であれば（転移腫大したリンパ節により脈管が巻き込まれていないなど）手術を先行する症例が多いように思う．

　妊娠後期で手術先行例の場合は，手術時の体位による仰臥位低血圧症候群（妊娠子宮が下大静脈を圧迫し，それにより右心房への静脈還流量が減少するために心拍出量が減少し低血圧となる）に留意し，また手術時には胎児モニターにて胎児心拍を確認しながら手術を施行する．

　化学療法が必要で，アンスラサイクリン含有レジメンの場合は，出産予定週数から少なくとも3週間前には抗がん剤の最終投与を終えていることが望ましく，また，出産後も治療が続くことを考えると，治療強度を保つためには可能な限り出産前後の休薬期間を短くする必要があり，計画分娩としたほうがよいと考える．

　分娩方法は，計画分娩だからといって帝王切開とする必要はなく，産科的な要因で帝王切開が必要な場合を除いては，経腟分娩が望ましい．

　胎児期に化学療法に曝露された児に関する予後については前述のとおりである．胎児期に化学療法に曝露された児129例に，生後18ヵ月と36ヵ月で神経学的発達評価を行った前方視的コホート研究では，児の神経学的発達は，化学療法投与の有無や積算量とは関係がなく，妊娠週数と相関がある[2]と報告されている．

　この報告を踏まえると，化学療法の回数を減らすために早期産とすべきではなく，可能な限り，正期産に近づけるように化学療法と出産のタイミングを考慮してスケジュールを組むことが大切である．

　医師だけでなく，看護師や助産師など多職種でフォローしつつ，授乳や断乳の時期についても治療スケジュールに合わせて話し合っていく必要がある．

本症例のポイント

- 妊娠後期に発覚した乳癌では，まず出産時期について検討しながら（早産になるリスクがあるか）検査を早急に進め，必要な治療を把握する．手術・化学療法ともに必要な症例であれば，病態（サブタイプやがんのステージ）により手術を先行した場合，化学療法を先行した場合のメリット，デメリットを説明し，患者の意向も考慮して治療方法を検討していく必要がある．
- 妊娠後期での手術の場合は腹部が大きくなってきており，手術時の体勢による仰臥位低血圧症候群に注意が必要である．手術時は胎児モニターにて胎児心拍を確認しながら手術を施行する．
- 化学療法が先行される場合は，特に出産前後で投与が必要になるため，治療の間隔がなるべくあかないように誘発分娩の適応，誘発開始時期について産科医とともに検討する．アンスラサイクリン系の薬剤であれば出産予定週数から少なくとも3週間前には最終投与とする．

（深津裕美）

文 献

1) Braems G, et al: Use of tamoxifen before and during pregnancy. Oncologist, 16 (11): 1547-1551, 2011.
2) Amant F, et al: Pediatric Outcome after Maternal Cancer Diagnosed during Pregnancy. N Engl J Med, 373 (19): 1824-1834, 2015.

4 妊娠期子宮頸癌
―IB1期（扁平上皮癌）妊娠待機症例―

症例
31歳，1経妊0経産．妊娠20週．
前医の妊娠初期の細胞診がHSIL (high-grade squamous intraepithelial lesion) であったため，コルポスコピー，組織診が施行された．組織診で扁平上皮癌であったため，妊娠20週で紹介受診となった．受診時の診断ではコルポスコピーにて3 cm大の腫瘍を認めた．MRIでは長径25 mm大の腫瘍を認め（図4-4），内診，直腸診にて子宮頸癌IB1期と診断した．

治療方針決定までの思考プロセス！
非妊娠期と同じような治療（optimal therapy）ができるか？

　非妊娠期の子宮頸癌IB1期（扁平上皮癌）に対する標準治療は広汎子宮全摘出術あるいは根治的放射治療が推奨される．胎児が体外生活可能な時期であれば，帝王切開にて胎児娩出後速やかに子宮頸癌の標準治療を行う．妊娠により治療成績は変化しないため妊娠を中断して標準治療を行うことで，通常の子宮頸癌治療と同等の治療成績が期待できる．そのため，診断週数が早く，妊娠継続の希望がなければ原則的には妊娠を中断し，標準治療を行うが，患者や家族が妊娠継続を強く希望する場合には，胎児の発育を待ってから胎児娩出を行い，標準治療をすることを考慮する．

　本症例では治療方針として①妊娠を終結し，広汎子宮全摘出術を行う，②胎外生存可能週数（28週前後）まで待機し，帝王切開術と同時に広汎子宮全摘出術を行う，③症例報告の域を出ないが，妊娠中に化学療法を行いながら待機する，という選択を提案したところ胎児への影響を考慮して化学療法をしながらの待機は希望されず，自然に8週間の経過観察，待機を希望された．妊娠27週5日で再び内診を行い，腫瘍の増大を認めた．妊娠28週3日にて帝王切開術と同時に広汎子宮全摘出術を行う方針とした（図4-5）．

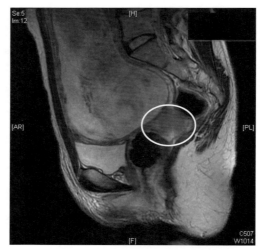

図4-4　MRIにて子宮頸部に25 mm大の腫瘍を認めた

患者さんに必ず説明すること

　胎児の発育を待つ間，どのくらいの期間がん治療の延期が許容可能かという一定の見解はなく，治療延期による病状の悪化，進行する可能性，それにより治癒できなくなってしまう可能性について説明が必要である．胎外生存可能週数といっても早産であるため，早産による障害の可能性，胎児予後については新生児を専門とする医師からの説明が望ましい．

その後の経過

　腰椎麻酔にて帝王切開術を行い，児を娩出した．児の体重は1,080 g，アプガースコアは8点（1分）/9点（5分）であった．その後全身麻酔に移行し，広汎子宮全摘出術を行い，両側の卵巣は温存した．病理診断は扁平上皮癌，腫瘍は32 mm，浸潤は29 mm，骨盤リンパ節転移は認めなかったが，左側傍子宮結合織浸潤を認め，術後診断はpT2bN0M0 Stage ⅡBであった．再発高リスクとして標準治療は同時化学放射線療法（concurrent chemoradiotherapy；CCRT）を行うが，本症例では合併症の増悪や卵巣機能の温存を考慮して抗がん剤治療（TP療法：パクリタキセル＋シスプラチンを6サイクル）を行い，術後1年間で再発の兆候はなく経過している．

解説

　子宮頸癌のスクリーニングである細胞診は2009年より妊婦健診の必須項目となっており，母子健康手帳の交付を受ければ無料で受けることができるようになったが，妊娠中の細胞診は無用な出血を避けるために細胞が十分に採取されずに過小評価が生じやすいとする報告がある．本症例も妊娠初期の細胞診ではHSIL（high-grade squamous intraepithelial lesion）という診断であったためにコルポスコピー，組織診が施行され，子

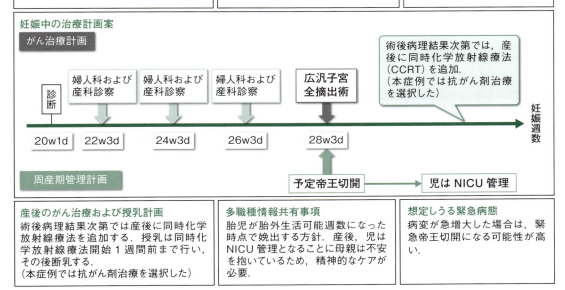

図4-5 妊娠期子宮頸癌アセスメントシート（IB1期待機症例）

宮頸癌との診断に至ることができた．妊娠20週で胎児が体外生活不可能な週数であったが，患者は妊娠継続の意向が強く，化学療法は希望されなかったため8週間の経過観察，待機となった．この間に腫瘍の増大を認め，術後の病理診断ではpT2bN0M0 Stage ⅡBであったために追加治療が必要となった．現在のところ再発は認めていないものの，妊娠継続のための治療延期期間にがんの進行を認めた症例であり，今後も再発の可能性を懸念しつつ慎重な経過観察が必要である．

本症例のポイント

- 妊娠初期に細胞診異常が認められた場合の取り扱いは，原則として非妊娠期と同様である．コルポスコピーで慎重に評価し，必要に応じて組織診を行う．
- 胎児の発育を待つ間，がんの治療延期により進行する症例があることに留意が必要である．
- 治療法についてはがんの治療を開始する前に再度がんの進行を評価し，臨床進行期に合わせて非妊娠期と同様の治療を行う．手術療法であれば術後の病理診断にて再発リスクを評価して必要に応じて追加治療を行う．

（田中京子）

5 妊娠期子宮頸癌
―IB1期（扁平上皮癌）妊娠継続困難症例―

症例

30歳，1経妊0経産．妊娠15週．
前医の妊娠初期の細胞診がSquamous cell carcinoma（扁平上皮癌を疑う）であったため，コルポスコピー，組織診が施行された．組織診が上皮内癌であったため妊娠15週0日で診断目的に子宮頸部円錐切除術が施行された．円錐切除標本は扁平上皮癌，腫瘍の大きさは15 mm以上，浸潤の深さは5 mm以上で，腟側，体部側断端はいずれも陽性であり，リンパ管侵襲強陽性，静脈侵襲陽性であった．前医にて子宮頸癌IB1期を罹患した妊娠と診断され，治療方針として ① 妊娠を終結し，広汎子宮全摘出術を行う，② 胎外生存可能週数（28週前後）まで待機し娩出後，広汎子宮全摘出術を行う，という選択を提案されたのち，セカンドオピニオン希望にて当院を受診された．

治療方針決定までの思考プロセス！
非妊娠期と同じような治療（optimal therapy）ができるか？

　　前項の症例と同様で，非妊娠期の子宮頸癌IB1期（扁平上皮癌）に対しての標準治療は広汎子宮全摘出術あるいは根治的放射線治療である．

　　セカンドオピニオンでは治療方針として ① 妊娠を終結し，広汎子宮全摘出術を行う，② 胎外生存可能週数（28週前後）まで待機し娩出後，広汎子宮全摘出術を行う，③ 症例報告の域を出ないが，妊娠中に化学療法を行いながら待機する，という選択を提案した．その後の当院初診時（妊娠20週5日）の診察ではコルポスコピーにて浸潤癌の残存が疑われ，細胞診でSquamous cell carcinoma，組織診で扁平上皮癌，MRIでは長径18 mm大の腫瘍が残存している可能性があり，右外腸骨節から外腸骨節域にリンパ節転移が示唆された．残存腫瘍があること，リンパ管侵襲が強陽性で画像上リンパ節転移の可能性が高いこと，早産による障害の可能性を説明し，本人および夫と相談の上，妊娠継続は困難であることから，子宮頸癌の治療を優先することとなった．手術は全身麻酔下での広汎子宮全摘出術を行うことにしたが，組織型が扁平上皮癌であり，卵巣への

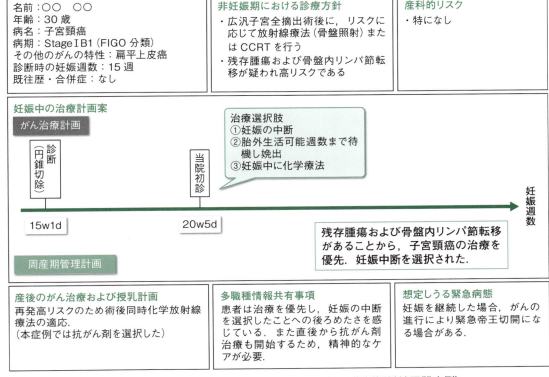

図4-6 妊娠期子宮頸癌アセスメントシート（ⅠB1期妊娠継続困難症例）

転移の可能性が低いことから卵巣を温存することとした（図4-6）．

患者さんに必ず説明すること

前項の症例とは異なり，子宮頸癌ⅠB1期の中でもリンパ節転移が強く疑われた症例である．子宮頸癌ⅠB1期の治療成績はリンパ節転移を認める症例は転移を認めない症例と比較して予後不良であることを説明する．前項の症例以上に治療延期による病状の悪化，進行する可能性，それにより治癒できなくなってしまう可能性について強く説明が必要である．また，人工妊娠中絶は母体保護法によって22週未満までとなっているため方針決定には時間の制限があることを説明する．

その後の経過

妊娠21週4日に手術を施行した．妊娠21週では子宮が大きく手術が困難であることから，初めに帝王切開術にて児を娩出することとした．術中超音波検査にて胎盤の位置を確認し，胎盤に切り込まない位置を定めたのちに古典的帝王切開術を施行した．その後広汎子宮全摘出術を行った．術中所見では両側の閉鎖リンパ節に腫大を認め，特に術前のMRIでリンパ節腫大を指摘されていた右閉鎖節は20 mm大に腫大していた．摘出標本では肉眼的に腫瘍の残存が認められた．術後病理診断は扁平上皮癌，残存腫瘍が15 mm，浸潤は8 mm，骨盤リンパ節転移（5/64）を認めpT1b1N1M0 StageⅢBであっ

た．再発高リスクとして標準治療は同時化学放射線療法（concurrent chemoradiotherapy；CCRT）を行うが，本症例では合併症の増悪や卵巣機能の温存を考慮して抗がん剤治療（TP療法：パクリタキセル＋シスプラチンを6サイクル）を行い，術後4年間で再発の徴候はない．

解　説

　本症例は前項の症例と同様の子宮頸癌IB1期（扁平上皮癌）の症例であり，胎児は体外生活が不可能な週数である．前項の症例との違いは画像上リンパ節転移が強く疑われていることである．子宮頸癌IB1期の治療成績はリンパ節転移を認めない症例では5年生存は90％を超え予後良好であるが，転移を認める症例では予後不良であることが明らかとなっている．妊娠期子宮頸癌の治療方針として腹腔鏡下にリンパ節郭清を行い陰性であれば待機するという報告もあるが，転移があれば妊娠継続は困難であり，がん治療が優先される．本症例は前項の症例と同様の治療方針を提示しているが，画像上リンパ節転移が疑われているため，治療を延期して待機することの危険性については前項の症例以上に強く説明が必要である．

　実際の術中所見では両側の閉鎖リンパ節に腫大を認め，術後病理診断でも骨盤リンパ節転移（5/64）を認めた．前項の症例と違い妊娠継続よりもがん治療を優先し，標準治療を行った症例である．治療開始時すでにリンパ節転移を認めており，再発リスクはリンパ節転移を認めない症例と比較して高率である．本症例は術後4年間で再発の徴候は認めないが，妊娠期子宮頸癌症例でリンパ節転移が強く疑われる場合には，がん治療を優先することを考える．

本症例のポイント

- 本症例は組織診が上皮内癌までであるが，細胞診で浸潤癌を疑う所見があったため子宮頸部円錐切除術を行い，子宮頸癌IB1期と診断した．円錐切除術を行う時期は『産婦人科診療ガイドライン−産科編2017』では妊娠14〜15週前後が望ましいとしており，本症例も妊娠15週で施行された．
- 本症例は子宮頸癌IB1期の中でもリンパ節転移が強く疑われており，術前から再発高リスクであることが予見され，速やかに治療を開始すべき症例である．治療を延期することの危険性を説明し，妊娠継続が困難であるためがん治療を優先する．
- 治療法については臨床進行期に合わせて非妊娠期と同様の治療を行う．手術療法であれば術後の病理診断にて再発リスクを評価して必要に応じて追加治療を行う．

（田中京子）

6 妊娠期子宮頸癌
―ⅡB期 妊娠中に化学療法をした待機症例―

症例
31歳，1経妊0経産．妊娠6週．
不妊治療のため近医を外来受診し，細胞診でASC-US（意義不明な異型扁平上皮細胞），その後HPVテストが陽性であったため前医へ紹介となった．診察時，肉眼的に浸潤癌で，組織診で扁平上皮癌であったため当院へ紹介受診となった．当院初診時の診察で子宮頸部に5cm大の腫瘍を認め，超音波ではごく小さい胎嚢様の所見を認めた．組織診を行い，2週間後の外来で扁平上皮癌であることを確認，超音波で胎児心拍が確認され妊娠6週相当であった．内診にて子宮頸癌ⅡB期と診断し，本人，夫，実母に治療方針を説明した．

治療方針決定までの思考プロセス！
非妊娠期と同じような治療（optimal therapy）ができるか？

　非妊娠期の場合の子宮頸癌ⅡB期（扁平上皮癌）に対する標準治療は広汎子宮全摘出術（＋補助療法）あるいは同時化学放射線療法（CCRT）である．
　妊娠期子宮頸癌の治療として①妊娠を終結し，標準治療（広汎子宮全摘出術またはCCRT）を行う，②胎外生存可能週数（28週前後）まで待機し娩出後，標準治療（広汎子宮全摘出術またはCCRT）を行う，③症例報告の域を出ないが，妊娠中に化学療法を行いながら待機する，という選択を提案した．腫瘍が大きいこと，妊娠週数に鑑みると待機の期間が4～5ヵ月に及んでしまうことから妊娠継続は困難であり，原則がん治療を優先することを説明したが，本人は妊娠継続の希望が強かったため自然経過観察とし，まずは16週でMRI撮影を行い腫瘍の進展を確認することとした（図4-7）．

患者さんに必ず説明すること
　本症例は進行期がⅡB期と進行がんであること，妊娠週数が6週とごく初期であるため胎児の発育を待つには4～5ヵ月必要であり，治療延期期間が長期に及んでしまうことから妊娠継続は困難であり，母体のがん治療が優先であることを説明する．進行例や

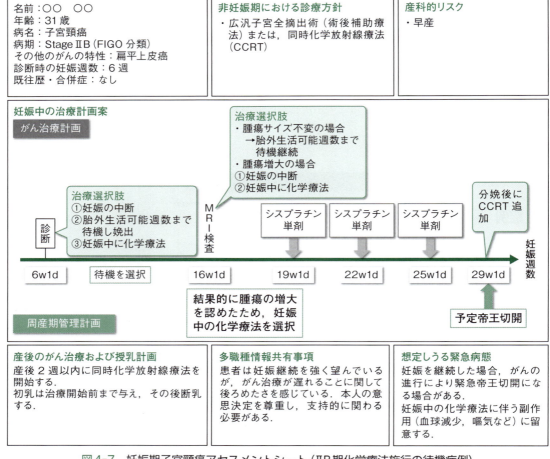

図4-7 妊娠期子宮頸癌アセスメントシート（ⅡB期化学療法施行の待機症例）

腫瘍径の大きい症例に対し，妊娠継続をしながら化学療法を行った報告もあるが，有効性は確立されておらず，胎児への影響や，出生後の児の機能障害などが不明であることを十分に説明する．また，早産になった際の障害・後遺症のリスクについて説明し，化学療法の効果がない場合には，病状が進行し本人の生命をおびやかす病態になることを強く説明する．妊娠中絶は母体保護法によって22週未満までとなっているため方針決定には時間の制限があることも説明する．

その後の経過

経過をみる間，妊娠10週頃から腰痛，下腹痛の訴えがあり精査のためにCTや腹部X線を行うことを説明したが，本人は胎児への影響を懸念し，検査を希望されなかった．妊娠16週時のMRIでは腫瘍が6 cmに増大していた（図4-8）．内診所見で進行期はⅢB期に近いⅡB期と診断した．妊娠継続は困難であり，母体のがん治療が優先であることを説明したが，強く妊娠継続を希望された．この時点で妊娠中の化学療法を考慮し，小児科より抗がん剤を使用する場合の副作用について発育障害，腎障害，難聴，貧血な

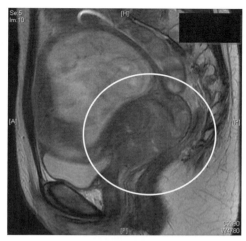
図4-8 妊娠16週時のMRI画像

ど，早産になった際の障害・後遺症のリスクについて説明し，効果がない場合には病状が進行し本人の生命をおびやかす病態になることを説明した上で，化学療法を希望された．

　妊娠19週よりシスプラチン単独投与を3週おきに3回施行したが，胎児発育は良好であった．2回施行後のMRIでは腫瘍は不変であったが，3回施行後のMRIでは腫瘍は増大傾向となり27週3日で腰痛，臀部の疼痛が強く，鎮痛内服ではコントロール不良となったためフェンタニル貼付剤を導入した．疼痛コントロール不良，腹緊を認めたため27週6日に入院となった．入院時水腎症を認め，内診，直腸診，骨盤壁まで達し切除不能の状況であった．フェンタニル貼付剤にフェンタニルクエン酸塩を併用し，リトドリン注射液点滴（子宮収縮抑制薬）を開始したが子宮収縮を抑制できず，28週1日で緊急帝王切開術を行った．分術後7日目に左水腎症に対してWJステントを挿入し，術後9日目より同時化学放射線療法（CCRT）を行い，治療後5年間で再発は認めていない．

解説

　本症例は腫瘍径の大きい進行がんであり，妊娠週数がごく初期（6週）であった．アメリカ産婦人科学会は妊娠6週以内の治療延期を許容しているが，本症例は胎外生存可能週数（28週前後）まで待機するとなると22週間必要となり，治療延期期間が長期に及んでしまうことから妊娠継続は困難であり，がん治療（標準治療）を優先することを説明したが，本人は妊娠継続を強く希望した．その後，数回にわたり，夫，実母にも同様の説明をした．Stage ⅡBの子宮頸癌に対する全身化学療法は標準治療ではないこと，効果がない場合には進行し本人の生命をおびやかす病態になること，早産になった際の障害・後遺症のリスクについて説明した上で最終的には本人の意思を尊重することとなり，妊娠を継続したまま化学療法を行った症例である．妊娠期子宮頸癌で妊娠中に化学

療法を行ったという症例報告の多くは化学療法の効果があったという内容であるが，本症例のように効果がない場合もあることに留意するべきである．本症例では化学療法による腫瘍の縮小効果は認められず，化学療法2サイクル施行後では腫瘍径は不変であったが，3サイクル施行後にはむしろ腫瘍は増大し，28週1日で胎児娩出となった．

　本症例は幸い治療後5年間で再発の徴候は認めていないが，進行例の場合にはがん治療を優先することを考える．

本症例のポイント

- 妊娠を継続しながらの化学療法は有効性が実証されていない．本症例のように腫瘍の縮小効果が得られない場合もあることに留意し，効果がない場合には速やかにがん治療を優先し，標準治療を開始する．
- 症例は妊娠28週と早産のため，早産による胎児の機能障害の可能性を否定できないものの，妊娠を継続しながらの化学療法は胎児への影響が不明で，抗がん剤による胎児機能障害の可能性も否定できない．
- 妊娠期子宮頸癌症例で進行例や腫瘍の大きい症例では，治療の延期には子宮頸癌の進展状況，妊娠週数，患者や家族の挙児希望の強さを加味した上で，より慎重な検討が必要である．

（田中京子）

7 妊娠期悪性リンパ腫

症例

42歳女性．不妊症に対する治療として，凍結胚盤胞移植が成功し妊娠．妊娠12週時点で右乳房腫瘤を自覚．妊娠期乳癌が疑われたため，乳房腫瘤針生検を実施したところ，びまん性大細胞型B細胞リンパ腫非特定型 (diffuse large B-cell lymphoma, not otherwise specified；DLBCL, NOS) と診断された．その後追加で実施されたMRI, 超音波検査より，右乳房以外にリンパ腫病変は指摘できず，Stage IE相当と診断された．いったんは妊娠中絶後の治療を勧められたが，複数の施設をセカンドオピニオン目的に受診後，当院を紹介受診した際には妊娠19週となっていた．

【初診時身体所見】

全身状態良好 (ECOG PS0)，体表リンパ節を触知せず，右乳房腫瘤は触知が困難であったが，妊娠による乳腺組織の発達によるものが考えられた．そのほか異常所見なし．

【初診時検査所見】

血算，生化学に異常を認めず．LDH正常．可溶性IL-2受容体 177 U/mL (正常値121〜613 U/mL)
心電図：正常洞調律
骨髄検査：リンパ腫浸潤の所見なし
心臓超音波：心機能正常
乳房超音波：右乳頭D領域に33.4×10.9×29.3 mmの低エコー腫瘤を認め，悪性リンパ腫に矛盾しない所見

【臨床診断のまとめ】

びまん性大細胞型B細胞リンパ腫非特定型，臨床病期 IAE期，International Prognostic Index (IPI)：Low risk, Age-adjusted IPI：Low risk, National Comprehensive Cancer Network (NCCN)-IPI：Low risk

治療方針決定までの思考プロセス！
非妊娠期と同じような治療（optimal therapy）ができるか？

　非妊娠例のDLBCL, NOS, Stage IAEに対する標準的治療はR-CHOP×6，もしくはR-CHOP×3＋局所放射線照射である．妊娠中期以降のR-CHOP療法の安全性は十分に確立しているわけではないが，過去の多数例の報告では，大きな問題はなく実施できることがわかっているため，分娩前に完了できるのであればR-CHOP×6が選択可能である．しかし，R-CHOP療法は3週に一度のレジメンであり，完遂までに18週を要することから，治療開始時期によってはR-CHOP×3を実施し，分娩後に局所放射線照射を追加するという選択肢も考えられる．

患者さんに必ず説明すること

　DLBCL, NOSは進行速度の速いリンパ腫であり，週から月の単位で進行し，生命をおびやかすことから，治療は速やかに行う必要があることを説明する．前述のように妊娠中期以降のR-CHOP療法の安全性は十分に確立しているわけではないが，大きな問題はなく実施できることがわかっている．通常，外来通院で実施可能なレジメンであるが，妊娠中であることにより，嘔気・嘔吐などの自覚的な副作用が非妊娠期に比べてつらくなる可能性があること，その際に使用できる制吐薬などにも妊婦に対する投与経験が少ないことや，添付文書上「妊婦には禁忌」とされているものがあるため使用しにくいこと，また治療中にCTやPETなどの放射線被曝を伴う検査をすることは難しいため，治療中の効果判定がやや困難となるデメリットがあること，妊娠中の化学療法により早産のリスクが高まるとされており，骨髄抑制期に分娩が始まった場合には，感染症や出血などによる合併症が増加する可能性があることなどを説明する．

その後の経過

　患者本人，およびご家族と，人工中絶を行い治療するのと，妊娠を継続して化学療法を行うという2つの選択肢を提示してそれぞれのメリット，デメリットを説明したところ，妊娠を継続した上での化学療法を希望された．すでに妊娠中期となっていることや，早産のリスクがあり，早産の治療が必要になった場合にはリンパ腫の治療を中断せざるを得ない可能性も考慮し，可及的速やかにR-CHOP療法（リツキシマブ，シクロホスファミド，ドキソルビシン，ビンクリスチン，プレドニゾロン）を開始することを目標とし，以下の治療計画を提案した．

　本症例の場合，妊娠20週からR-CHOP療法を開始すると，5サイクル目の投与が妊娠32週となる．原則的に骨髄抑制をきたす抗がん剤の最終投与は妊娠32～34週までに終えておくことが望ましいため，本症例では妊娠中のR-CHOP療法は5サイクルで中止し，本来6サイクル目の投与が行われるべき妊娠35週にはリツキシマブのみの投与を計画した．また，産後にCHOP療法を1サイクル追加する方針とした（図4-9）．その後，投与計画どおりに妊娠35週にリツキシマブの単剤投与を実施し，以後は分娩を待機する方針とした．

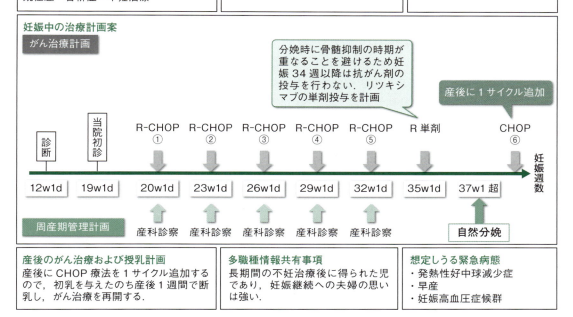

図4-9 妊娠期悪性リンパ腫アセスメントシート

治療効果判定は乳房超音波で行った．乳腺組織の発達により詳細な広がり診断は困難であったものの，治療開始前と比べ増大は認めなかった．

妊娠40週4日時点で陣痛発来があり，同日，自然経腟分娩にて健児を得た．分娩後は短期間母乳保育を実施したが，分娩1ヵ月後に断乳と人工乳への移行を確認後，PET-CT検査を実施し，complete metabolic responseと判定された．明らかな残存リンパ腫病変はみられないものの，患者本人とも相談の上，予定どおりCHOP療法を1コース実施し，治療を終了した．

解説

本症例は，妊娠初期に発見された中悪性度リンパ腫の症例である．病変はCT/PET-CTなどの放射線被曝を伴う検査を実施せずに検索し得た範囲で右乳房内に限局しており，Ⅰ期と考えられた．NCCNのガイドラインによれば，Non-bulky（病変の大きさが7.5 cm未満）な限局期（臨床病期Ⅰ，およびⅡ期）の症例に対しては，R-CHOP療法6コース，またはR-CHOP療法3コース＋局所放射線照射の2つの選択肢が推奨されている[1]．

この2つの治療の比較においては，無病生存割合はほぼ同等であることが知られているため，非妊娠例であればR-CHOP×3＋局所放射線照射を選択することにより，治療の短期終了，抗がん剤による脱毛や末梢神経障害が低減されることなどがメリットとなりうる．しかし，本症例では妊娠中であることから，実施できる画像診断検査に制約があり，限局期であることが確実とはいえない．仮に限局期であることが正しくなかった場合，R-CHOP×3＋局所放射線照射は過少治療である可能性がある．したがって，R-CHOP×3＋局所放射線照射は，胎児被曝のリスクをとることに見合うだけのメリットがあるとは判断できないため，R-CHOP×6が治療方針として選択された．

妊婦に対してR-CHOP療法を6コース実施する場合，考慮すべき重要な点は，治療開始時期と終了時期である．胎児への影響を考慮すれば，器官形成期である妊娠初期の治療を避け，妊娠12週以降に開始するべきである．一方，終了時期については自然分娩が進行することも考慮し，妊娠32～34週頃までとしたい．R-CHOP療法は1コースの実施に3週間を要することから，6コース完了するのに最低18週は必要なため，妊娠12週を過ぎたら，できるだけ早期に化学療法を開始すべきである．

本症例のポイント

- 悪性リンパ腫の治療は組織学的診断が重要であり，妊娠期であっても積極的に生検を行い，組織診断を確定する．
- 妊娠期悪性リンパ腫のステージングは，胸部単純写真，頸部～腋窩，および腹部骨板の超音波検査，非造影体幹MRI，骨髄生検にて行う．
- アグレッシブリンパ腫の標準的治療レジメンであるCHOP療法およびリツキシマブは，妊婦および胎児への影響に関するデータが最も多く，妊娠中期以降であれば比較的安全に実施できる．早産のリスクも考慮すると，妊娠中期になればできるだけ早く治療を開始することが望ましい．

（森 慎一郎）

---- 文 献 ----

1) National Comprehensive Cancer Network: B-cell lymphomas, 2017.
2) Ohmachi K, et al; Lymphoma Study Group of the Japan Clinical Oncology: Phase Ⅲ trial of CHOP-21 versus CHOP-14 for aggressive non-Hodgkin's lymphoma: final results of the Japan Clinical Oncology Group Study, JCOG 9809. Ann Oncol, 22(6): 1382-1391, 2011.

8　妊娠期甲状腺癌

症例1

31歳女性．既往歴，家族歴に特記事項なし．数年前より左頸部の腫瘤を自覚していたが放置していた．妊娠を期に（妊娠10週時に）近医を受診し，頸部超音波検査にて甲状腺左葉に2cm大の腫瘤を認め，精査加療目的にて専門病院を紹介受診した．頸部視触診にて甲状腺左葉に2cm大の弾性硬の腫瘤を触知した．頸部超音波検査にて甲状腺左葉中下部に16×20×23mm大の不整形低エコー腫瘤を認め，甲状腺乳頭癌が疑われた．甲状腺外への進展を疑う所見や，リンパ節に転移を疑う所見は認めなかった．甲状腺左葉の腫瘤に対し穿刺吸引細胞診を施行し，Class Ⅴ，papillary carcinomaの診断であった．以上より，甲状腺乳頭癌 cT2 cN0 cStage Ⅰ と診断した．

治療方針決定までの思考プロセス！
非妊娠期と同じような治療（optimal therapy）ができるか？

　非妊娠期の甲状腺乳頭癌の治療については外科治療が第一選択であるが，術式に関しては再発・生命予後に対するリスクに応じて検討する．T1（腫瘍が2cm以下）N0M0のものは低リスクと評価し，甲状腺葉切除術でよいとされる．腫瘍が5cmを超え，3cm以上や浸潤のあるリンパ節転移，累々と腫れているリンパ節転移，気管および食道粘膜面を越える浸潤，遠隔転移のあるものは高リスクと評価し，これらの所見が1つでも認められれば甲状腺全摘術が推奨される．どちらにも当てはまらないものはグレーゾーンとなるが，グレーゾーンの中でも全摘術を勧めるものとして腫瘍が4cm以上で明らかなリンパ節転移のあるものが提案されている．グレーゾーンに対して全摘術を行うかどうかの判断は手術合併症の発生頻度とリスク因子による再発・生命予後予測とのバランスをもとに，個々の症例において手術を実施する施設で最終決定することが求められている．リスク因子には年齢，性，腫瘍径，被膜外浸潤，リンパ節転移，遠隔転移，腫瘍の分化度などがあり，AGES，AMES，MACIS，EORTC，TNMなど複数のリスク分類がある[1]．
　リンパ節郭清については，まず気管周囲リンパ節郭清を行う必要がないというエビデ

241

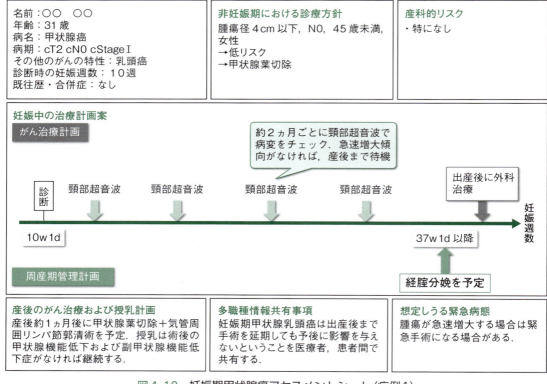

図4-10　妊娠期甲状腺癌アセスメントシート（症例1）

ンスはなく，再手術の際に合併症の発生頻度が増すことを考慮すると，合併症に十分留意した上で気管周囲リンパ節郭清を行う必要があると考えられる．また，内深頸リンパ節郭清が生命予後を向上させるとのエビデンスは乏しいが，リンパ節腫大を認める症例に限れば，再発リスクを減少させるという点で内深頸リンパ節の郭清には妥当性があると考えられる[1]．

本症例の甲状腺乳頭癌はグレーゾーンに相当し，腫瘍径4cm以下，N0，45歳未満，女性であることからリスクは低いと判断し，甲状腺葉切除術とした．また，リンパ節郭清術については，内深頸リンパ節転移を疑う所見は認めなかったため，気管周囲リンパ節郭清術のみとした．生殖年齢の甲状腺分化癌は予後良好であり，妊娠期甲状腺分化癌は出産後まで外科治療を延期しても予後には影響しないと報告されていることから[2-4]，出産後に外科治療を行う方針とした（図4-10）．

患者さんに必ず説明すること

出産後まで治療を延期することへの不安が軽減するように，生殖年齢の甲状腺乳頭癌は進行が緩徐で予後良好な疾患であるということ，妊娠中の外科治療における合併症リスクを考慮すると出産後に行うほうが望ましいこと，一方で，まれではあるが病状が急速に進行するような場合は妊娠中の外科治療も考慮することを説明する．

その後の経過

以後2ヵ月ごとに頸部超音波検査にて経過観察を行い，著変を認めず，妊娠40週に経腟分娩となった．出産後3ヵ月時に甲状腺左葉切除術と気管周囲リンパ節郭清術を施行した．術後経過は良好で合併症を認めず，病理診断は甲状腺乳頭癌 pT2 (23 mm) pEx0 pN1a (1/5) pStage I であった．術後治療はなく経過観察となった．

解 説

日常診療では，生殖年齢女性の甲状腺分化癌の症例は珍しくない．妊娠期甲状腺癌の診断は，非妊娠期と同様に頸部超音波検査と穿刺吸引細胞診にて行う．その他の画像診断については，本症例のように頸部超音波検査で甲状腺外への進展を認めず，頸部の多発リンパ節転移を認めない場合はCT，MRI，FDG-PETなどの必要性は低く，また妊娠中は放射線被曝や造影剤などによる胎児へのリスクからしても避けるべきである．

生殖年齢の甲状腺分化癌は予後良好であり，妊娠期甲状腺分化癌は出産後まで外科治療を延期しても予後には影響しないと報告されている[2-4]．本症例は進行の緩徐な甲状腺分化癌であり治療は延期可能と判断し，出産後に外科治療を行う方針となった．外科治療の時期については妊娠中期に行うという意見もあるが，本症例のような甲状腺分化癌は妊娠中の外科治療における合併症リスクを考慮すると妊娠中期に行うほうがデメリットは大きく，出産後に行うほうが望ましい．出産後まで治療を延期することへの不安が軽減するよう，甲状腺分化癌は進行が緩徐で予後良好な疾患であるということを十分に理解してもらうことが重要である．まして，誤った病状の理解により妊娠中絶を選択することは絶対に避けなければならない．

術式については，前述したように本症例はグレーゾーンに相当し，腫瘍径4 cm以下，N0，45歳未満，女性であることからリスクは低いと判断し，甲状腺葉切除術とした．また，リンパ節郭清術については，頸部超音波検査で内深頸リンパ節転移を疑う所見は認めなかったため，内深頸リンパ節郭清術は施行せず気管周囲リンパ節郭清術のみとした．

術後は甲状腺機能低下症，副甲状腺機能低下症を認めず，ホルモン補充療法の必要はないため経過観察のみとなる．

本症例のポイント

- 妊娠期甲状腺癌の診断は，非妊娠期と同様に頸部超音波検査と穿刺吸引細胞診にて行う．
- 生殖年齢の甲状腺分化癌は予後良好であり，妊娠期甲状腺分化癌は出産後まで外科治療を延期しても予後には影響しないとされている．妊娠中の外科治療における合併症リスクを考慮すると出産後に行うほうが望ましい．
- 術式については，非妊娠期と同様に再発・生命予後に対するリスクに応じて検討する．

症例2（再発例）

24歳女性．既往歴，家族歴に特記事項なし．22歳時に前医で甲状腺乳頭癌の診断にて甲状腺全摘術と気管周囲・左内深頸リンパ節郭清術を施行された．病理診断は甲状腺乳頭癌左上中部 pT2 (25 mm) pEx0 pN1b (9/20) pStage I であった．術後はレボチロキシンによる甲状腺ホルモン補充療法と ^{131}I 内用療法を施行される予定であったが，定期的な通院がままならず ^{131}I 内用療法は未施行であった．術後1年時に妊娠8週と診断された．術後1年5ヵ月時（妊娠28週）に左頸部腫瘤を自覚し前医を受診．甲状腺癌リンパ節再発が疑われ，精査加療目的にて専門病院を紹介受診した．頸部超音波検査にて左内深頸リンパ節領域に22 mm大の腫大リンパ節を認めた．穿刺吸引細胞診を施行しclass Vの診断であり，甲状腺乳頭癌リンパ節再発と診断した．

治療方針決定までの思考プロセス！
非妊娠期と同じような治療（optimal therapy）ができるか？

非妊娠期の甲状腺乳頭癌リンパ節再発に対する治療は，画像診断で認められる大きさの場合は外科的切除が第一選択である． ^{131}I 内用療法では制御は困難であり，外科治療後の補助療法として用いるか，外科治療が何らかの要因で適応とならない場合に試みる[5]．妊娠期の場合は，妊娠後期以降にリンパ節再発を診断した場合は出産後に外科治療を行い，妊娠初期にリンパ節再発を診断した場合は，大きさや血管・神経浸潤のリスク，増大の速度などの病状に応じて，妊娠中期に外科治療を行うかどうかを検討する．また ^{131}I 内用療法は妊娠中や授乳中は禁忌であり，出産後そして断乳後少なくとも3ヵ月あけてから行うべきである．本症例の治療計画を図4-11にまとめた．

患者さんに必ず説明すること

再発に対する不安から患者が妊娠中絶を選択することのないよう，生殖年齢女性が甲状腺乳頭癌のリンパ節再発をきたしてもほとんどのケースで生命予後は良好であることを説明する．

その後の経過

妊娠38週に経腟分娩となり，出産後1ヵ月時より断乳し，出産後2ヵ月時に左内深頸リンパ節切除術を施行した．病理診断は甲状腺乳頭癌の転移であった．出産後5ヵ月時に ^{131}I 内用療法30 mCiを施行した．

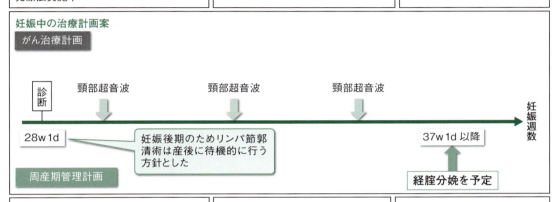

図4-11 妊娠期甲状腺癌アセスメントシート（症例2：再発例）

解説

　本症例は，妊娠中に甲状腺乳頭癌のリンパ節再発を認めた症例である．初発時，腫瘍径25 mmの甲状腺乳頭癌とN1bのリンパ節転移を認め，甲状腺全摘術とD2bリンパ節郭清術を施行，術後に^{131}I内用療法によるアブレーションを予定されていたが，患者がきちんと通院できていなかったため未施行であった．妊娠中にリンパ節再発をきたしたが，画像診断で認められる大きさの局所再発やリンパ節再発は第一選択が外科的切除である．本症例は再発診断時が妊娠後期であったため出産後に外科治療を行う方針となったが，妊娠初期に局所再発やリンパ節再発を診断した場合は病状に応じて妊娠中期に外科治療を行うかどうかを検討する．生殖年齢女性が甲状腺乳頭癌のリンパ節再発をきたしてもほとんどのケースで生命予後は良好であり[6]，妊娠中絶を選択するべきではない．

　アブレーションが生命予後の向上に貢献するかという点については議論の余地があるところであるが，本症例については今後の局所再発制御と，血清サイログロブリン値を再発や遠隔転移の指標とする目的でアブレーションを施行した．^{131}I内用療法は妊娠中

は禁忌であるほか,授乳中も禁忌であり,断乳後少なくとも3ヵ月あけてから治療を行うべきである.

> **本症例のポイント**
> - 妊娠期の甲状腺乳頭癌リンパ節再発に対する治療は,非妊娠期と同様に画像診断で認められる大きさの場合は外科的切除が第一選択である.外科治療の時期は,妊娠後期以降に診断した場合は出産後に行い,妊娠初期に診断した場合は病状に応じて妊娠中期に行うかどうかを検討する.
> - ^{131}I内用療法は妊娠中や授乳中は禁忌である.

（井口研子）

--- 文 献 ---

1) 日本甲状腺学会 編：甲状腺結節取扱い診療ガイドライン2013, 南江堂, 2013.
2) Moosa M, et al: Outcome of differentiated thyroid cancer diagnosed in pregnant women. J Clin Endocrinol Metab, 82(9): 2862-2866, 1997.
3) Herzon FS, et al: Coexistent thyroid cancer and pregnancy. Arch Otolaryngol Head Neck Surg, 120(11): 1191-1193, 1994.
4) Yasmeen S, et al: Thyroid cancer in pregnancy. Int J Gynaecol Obstet, 91(1): 15-20, 2005.
5) 日本内分泌外科学会/日本甲状腺外科学会 編：甲状腺腫瘍診療ガイドライン2010年版, 金原出版, 2010.
6) Ito Y, et al: Prognosis of patients with papillary thyroid carcinoma showing postoperative recurrence to the central neck. World J Surg, 35(4): 767-772, 2011.

提供ツール

🍀 妊娠期がんアセスメントシート
🍀 患者さん用冊子

提供ツール

■ 抗がん剤使用時のフォーマット

妊娠期がんアセスメントシート

( ) 外科担当医：
腫瘍内科担当医：
産科担当医：
外来担当看護師：

名前：
年齢：
病名：
病期：
その他のがんの特性：
診断時の妊娠週数：
既往歴・合併症：

非妊娠期における診療方針

産科的リスク

妊娠中の治療計画案
がん治療計画

診断 → 手術 → 抗がん剤 → 抗がん剤 → 抗がん剤 → 抗がん剤 → 抗がん剤 → 抗がん剤 → 妊娠週数

w d　w d　w d　w d　w d　w d　w d　w d　w d

周産期管理計画

産科診察　産科診察　産科診察　産科診察　産科診察　産科診察　分娩

産後のがん治療および授乳計画

多職種情報共有事項

想定しうる緊急病態

このシートは南山堂ホームページ（www.nanzando.com）の本書掲載サイトよりダウンロードが可能です．

■ 自由記入用のフォーマット

妊娠期がんアセスメントシート

(）外科担当医：
腫瘍内科担当医：
産科担当医：
外来担当看護師：

名前：
年齢：
病名：
病期：
その他のがんの特性：
診断時の妊娠週数：
既往歴・合併症：

非妊娠期における診療方針

産科的リスク

妊娠中の治療計画案
がん治療計画

診断

| w d | w d | w d | w d | w d | w d | w d | w d | w d |

妊娠週数

周産期管理計画

産後のがん治療および授乳計画

多職種情報共有事項

想定しうる緊急病態

このシートは南山堂ホームページ（www.nanzando.com）の本書掲載サイトよりダウンロードが可能です．

提供ツール

■ 実際の記入例（p.217の症例参照）

妊娠期乳癌アセスメントシート

（　）外科担当医：
腫瘍内科担当医：
産科担当医：
外来担当看護師：

名前：○○ ○○
年齢：41歳
病名：乳癌
病期：臨床病期 T1bN0M0 Stage I
その他のがんの特性：ホルモン陽性
　　　　　　　　　　HER2陽性
診断時の妊娠週数：18週5日
既往歴・合併症：不妊治療（36歳から）

非妊娠期における診療方針
① 造影MRI検査を用いた病変評価
② 乳房手術＋センチネルリンパ節生検後に術後化学療法または，術前化学療法後に手術

産科的リスク
・高齢妊娠
・生殖補助医療にて妊娠

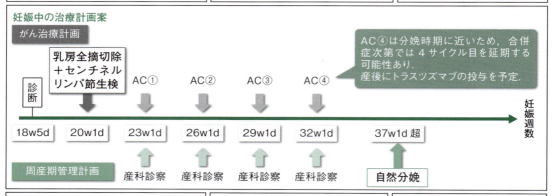

産後のがん治療および授乳計画
産後に薬物療法（トラスツズマブ）を行うため，初乳を与えたのち産後1週間で断乳し，がん治療を再開する．

多職種情報共有事項
長期間の不妊治療後に得られた児であり，妊娠継続への夫婦の思いは強い．

想定しうる緊急病態
発熱性好中球減少症，妊娠高血圧症候群．AC④の投与が妊娠32週1日のため，合併症によっては延期が必要かもしれない．

■ **患者さん用冊子**（日本乳癌学会のホームページよりPDF版のダウンロードが可能です）
　この冊子は，妊娠期乳癌と診断された方に最初の情報提供として渡すために，日本乳癌学会班研究で作成しました．乳癌以外の妊娠期がん患者さんにも使用できる内容ですので，ご活用ください．

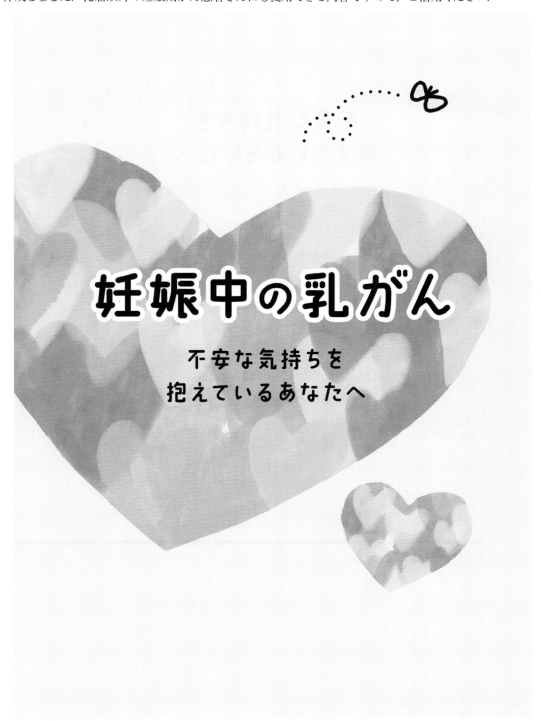

提供ツール

> **不安な気持ちを
> 抱えているあなたへ**

妊娠中に乳がんと診断され、大きな不安を抱え、
どうしたら良いか悩まれていることと思います。

本冊子は、妊娠中に乳がんが分かったあなたに、
妊娠期乳がんについて知っておいてほしいこと、
考えていただきたいことをまとめました。

患者さん用冊子

不安な中にあるあなたに、この冊子が力となることを願っています。

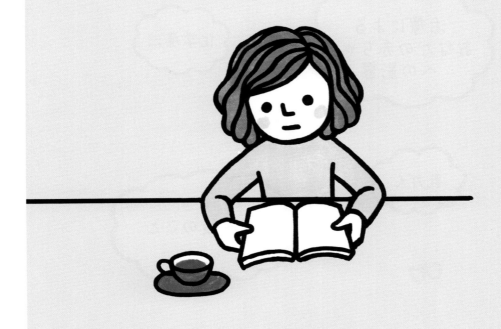

提供ツール

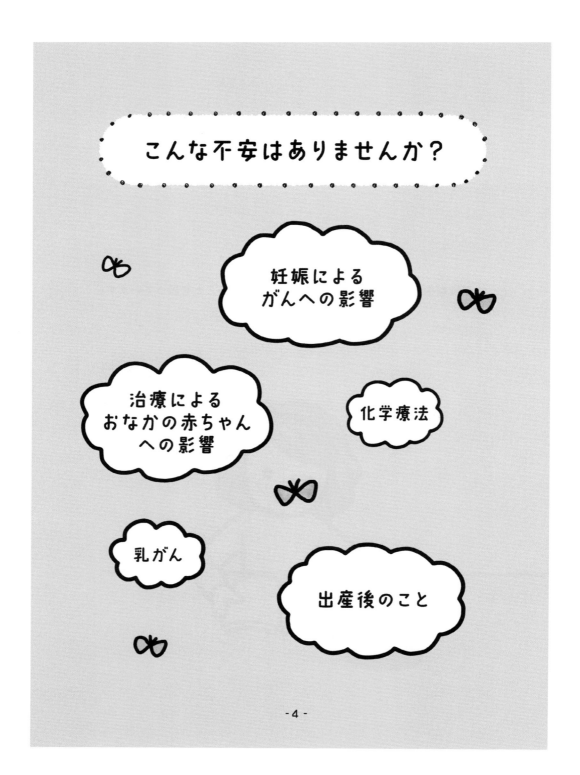

患者さん用冊子

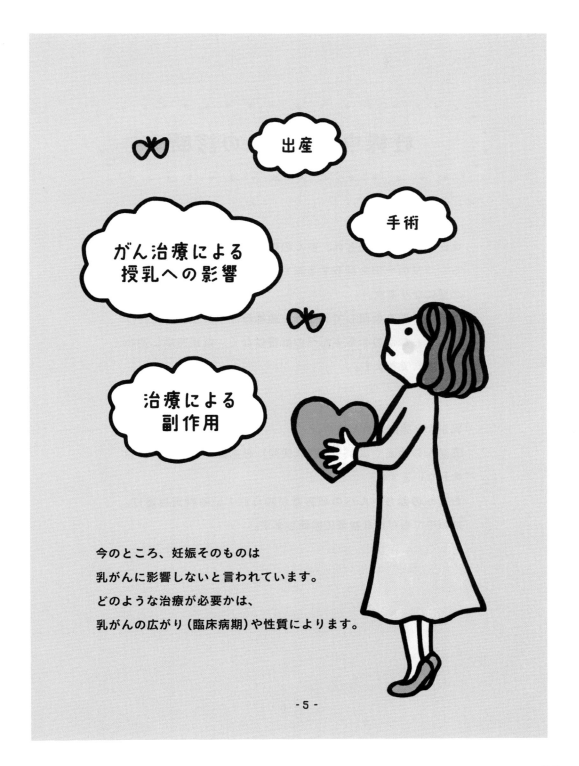

出産

手術

がん治療による
授乳への影響

治療による
副作用

今のところ、妊娠そのものは
乳がんに影響しないと言われています。
どのような治療が必要かは、
乳がんの広がり(臨床病期)や性質によります。

提供ツール

妊娠中の乳がんの診断

乳がんが疑われたとき、多くの場合、超音波で観察しながらシコリの一部を採取する細胞診・組織診断（針生検）が必要になります。
局所麻酔薬を使用して細胞診・組織診断（針生検）を行うことはおなかの赤ちゃんへの影響はなく、妊娠時期に関わらず実施できます。

乳がんと診断された場合、
乳がんの範囲や広がり（臨床病期）を把握するための検査を行ないます。
おなかの赤ちゃんへの悪影響が知られている検査は避け、妊娠中でも可能な検査で診断します。

患者さん用冊子

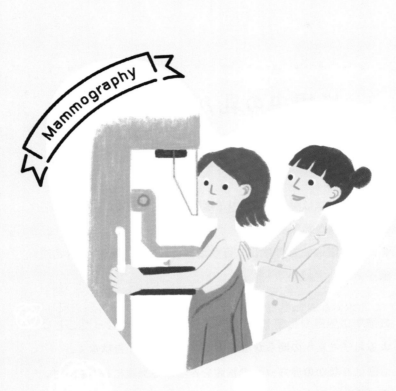

妊娠中に不必要な放射線の被曝（ひばく）は避けるべきですが、診断に必要な場合はマンモグラフィを行います。
1回の撮影での被曝線量はおなかの赤ちゃんに影響を与えると言われている線量（しきい値）からすると1/100より低く、腹部を遮蔽するとさらに低値となります。

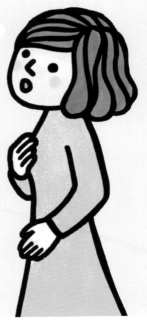

妊娠中の乳がんの治療

乳がんの治療はがんの広がり(臨床病期)や性質によって
必要な治療が異なります。
また、妊娠週数を考慮して行う治療、妊娠中は避けるべき治療があります。

妊娠中に手術や化学療法(妊娠中期以降)を行なったことに
よるお子さまへの明らかな影響があるという報告はなく、
治療はおなかの赤ちゃんの状態をみながら慎重に行われます。
長期的なお子さまへの影響に関してはまだ報告が少なく、
今後もフォローが必要です。

患者さん用冊子

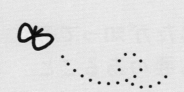

おなかの赤ちゃんへの影響を最小限に、
そして乳がんの治療と両立できるようにあなたの場合の最善
の治療方針を話し合って行きましょう。

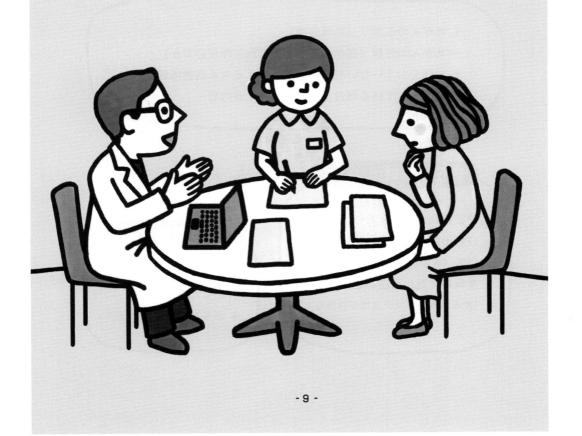

提供ツール

あなたが知っておく必要のあること

あなたの乳がんについて

* 乳がんの広がり（臨床病期）
* 乳がんの性質（抗がん剤などの薬物治療が必要か）
* 妊娠をしていない場合の必要と考えられる治療内容
* 妊娠をしている場合に考えられる治療内容

現在の妊娠について

* 妊娠週数・赤ちゃんの状態
* 妊娠出産そのもののリスクについて（年齢、高血圧、糖尿病など）
* 産後の育児が可能かどうか（がん治療中の育児支援の有無など）

ご家族の考え

* 赤ちゃんのお父さん
* あなた方のご両親
* 赤ちゃんのきょうだい

-10-

患者さん用冊子

今後の妊娠・出産の可能性について

* あなたの年齢・現在の卵巣の機能
* 予定される治療内容
* 治療後に予想される卵巣の機能

あなたの気持ち

あなたの気持ちを相談できる人はいますか。
いま、一番大切にしたいことは何ですか。

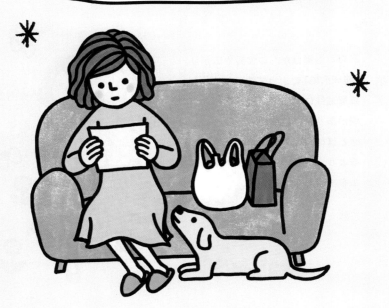

提供ツール

妊娠の継続を迷われているあなたへ

妊娠中に乳がんと診断され、妊娠の継続を迷われている方がいらっしゃるかもしれません。

妊娠による乳がんへの影響が心配だと思いますが、今のところ、妊娠そのものは乳がんの予後と関連しないと言われています。

必要な治療はがんの性質や広がり（臨床病期）によって決まりますが、妊娠週数によっては避けるべき治療があります。妊娠していないときとほぼ同等の治療効果が得られるよう、治療の内容やスケジュールを検討していきます。

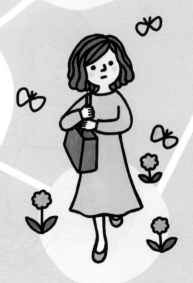

-12-

患者さん用冊子

限られた時間の中で様々な選択をしなければなりませんが、ご家族と相談しながらあなた自身が納得できる選択をすることが最も大切です。

迷いや悩みを生じることは自然なことです。

私たちは選択をする過程で迷っているあなたをサポート出来ます。
ひとりで悩まず、早い段階で産婦人科医師や乳がん治療医、助産師、臨床心理士など周りの医療従事者に遠慮なく相談ください。

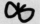

最終的にどのような選択をされても、あなたの治療を全力でサポートしていきます。

あなたを支える医療チーム

あなたの医療チームには、あなたとあなたの家族を支えるために、がん治療医（乳腺外科医・腫瘍内科医）・産婦人科医・小児科医・看護師・助産師・精神腫瘍医・臨床心理士など様々な職種がいます。まず相談してみてください。

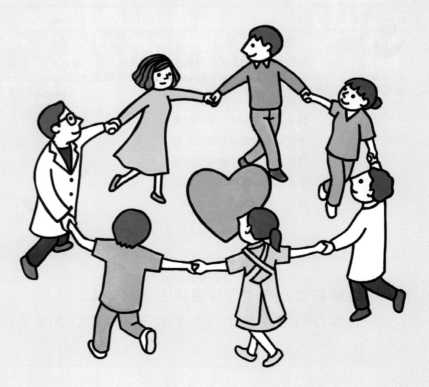

日本乳癌学会は、
あなたとあなたの家族のために
情報提供を行っています。

乳癌学会ホームページ
http://jbcs.gr.jp/forcitizen/

日本乳癌学会患者さんのための乳癌診療ガイドライン
http://jbcs.gr.jp/guidline/p2016/guidline/g9/q66/

提供ツール

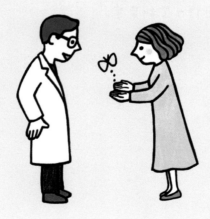

日本乳癌学会班研究(妊娠期乳がんに関する包括的診療体制構築に向けた研究2017年度〜2018年度)研究班作成

索引

日本語索引

あ
悪性卵巣胚細胞腫瘍 ……………………………… 132
アプレピタント …………………………………… 102
アルキル化薬 ………………………………………… 76
アンスラサイクリン ……………… 77, 117, 213, 218

い
意思決定 ……………………………………………… 94
イマチニブ …………………………………………… 78
インドレントリンパ腫 …………………………… 142

う
うつ状態 ……………………………………………… 87

お
黄体ホルモン ………………………………………… 64
横紋筋肉腫 ………………………………………… 173
オキサリプラチン …………………………………… 75
悪心・嘔吐 …………………………………………… 99
悪露 …………………………………………………… 15
オンダンセトロン ………………………………… 101

か
外傷後ストレス障害 ………………………………… 96
確定的影響 …………………………………………… 54
学童期 ………………………………………………… 31
確率的影響 …………………………………………… 54
顆粒球コロニー刺激因子製剤 …………………… 103
カルシトニン ……………………………………… 153
カルボプラチン ……………………… 75, 132, 133
がん …………………………………………………… 2
　　──の疫学 ……………………………………… 2
　　──の告知 …………………………………… 91
　　──の診断 …………………………………… 3
　　──の治療 …………………………………… 4
　　──の発見 …………………………………… 3
肝動注化学療法 …………………………………… 194
肝動脈化学塞栓療法 ……………………………… 194

き
器官形成期 ……………………………… 11, 82, 106
嗅覚機能 ……………………………………………… 27
急性骨髄性白血病 ………………………………… 146
急性前骨髄球性白血病 …………………………… 147
急性リンパ性白血病 ……………………………… 147
仰臥位低血圧症候群 ………………………… 51, 62, 223

く
グラニセトロン …………………………………… 101

け
外科治療 ……………………………………………… 60
血栓塞栓症 …………………………………… 17, 64, 84
原発性乳癌 ………………………………………… 117

こ
抗菌薬 ……………………………………………… 104
甲状腺髄様癌 ……………………………………… 154
甲状腺乳頭癌 ……………………………………… 241
甲状腺乳頭癌リンパ節再発 ……………………… 244
抗真菌薬 …………………………………… 105, 149
行動異常 …………………………………………… 109
広汎子宮全摘出術 …………………… 125, 227, 230
呼吸機能 ……………………………………………… 27
こころの発達 ………………………………………… 26
骨髄抑制 ……………………………………… 78, 82, 103
骨肉腫 ……………………………………………… 173
子どもの発育・成長 ………………………………… 25
コミュニケーションスキル ……………………… 92
コルポスコピー ……………………… 122, 228, 230

さ
催奇形性 ……………………………………… 35, 73
サイログロブリン ………………………………… 153
産褥感染症 …………………………………………… 22
産褥管理 ……………………………………… 15, 19
産褥期 ………………………………………… 15, 87
　　──の異常 …………………………………… 21
　　──の精神疾患 ……………………………… 23
　　──の生理 …………………………………… 15
産褥出血 ……………………………………………… 21

し
視覚機能 ……………………………………………… 27
子宮頸部円錐切除術 ……………………………… 123
子宮頸部細胞診 …………………………………… 122
子宮内胎児死亡 ……………………………………… 85
シクロホスファミド ………………………………… 76
支持療法 ……………………………… 99, 143, 149
シスプラチン ………………… 75, 126, 133, 207, 232
自然流産 ……………………………………………… 34
児の長期発育 ……………………………………… 106
児の予後 …………………………………………… 107

267

索引

周産期合併症 ……………………………… 85
周術期管理 ………………………………… 62
手術の時期 ………………………………… 61
腫瘍マーカー
　──（消化管癌・泌尿器癌）………… 181
　──（卵巣癌）………………………… 129
循環機能 …………………………………… 28
消化・吸収機能 …………………………… 28
小細胞肺癌 ………………………………… 202
上皮性悪性卵巣腫瘍 ……………………… 132
上皮内癌（子宮頸癌）…………………… 124
初乳 ………………………………………… 17
心機能 …………………………………… 28, 109
新生児期 …………………………………… 29
身体の成長 ………………………………… 25
診断モダリティ …………………………… 55
シンチグラフィ …………………………… 57

せ
精神・運動発達 …………………………… 26
制吐薬 ……………………………………… 99
成乳 ………………………………………… 17
青年期 ……………………………………… 32
性ホルモン ………………………………… 16
セツキシマブ ……………………………… 208
絶対過敏期 ………………………………… 37
セロトニン受容体拮抗薬 ………………… 101
全か無か ………………………………… 37, 82
穿刺吸引細胞診 …………………………… 153
センチネルリンパ節生検 ……………… 116, 219
先天異常 …………………………………… 34
　──の自然発生率 ……………………… 34

そ
造影剤 ……………………………………… 57
組織診断 ………… 114, 123, 131, 137, 159, 200, 228

た
胎児well-being …………………………… 13
胎児心拍数モニタリング ………………… 63
胎児線量 …………………………………… 67
胎児転移 …………………………………… 85
胎児毒性 …………………………………… 37
胎児発育不全 ………………………… 73, 82, 85
代謝拮抗薬 ………………………………… 77
胎盤転移 …………………………………… 85
タキサン ………………………………… 213, 218
タモキシフェン …………………………… 73
単純写真 …………………………………… 55

ち
超音波検査 …………………… 12, 55, 128, 153
聴覚機能 …………………………………… 27
聴覚障害 …………………………………… 110
チロシンキナーゼ阻害薬 ………………… 155

て
転移性乳癌 ………………………………… 118

と
ドキソルビシン …………………………… 77
ドセタキセル ……………………………… 76
トラスツズマブ …………………………… 78
トリプルネガティブ乳癌 ………………… 212

に
二次がん …………………………………… 111
ニボルマブ ………………………………… 208
乳児期 ……………………………………… 30
乳汁分泌 …………………………………… 16
乳腺炎 ……………………………………… 23
乳房術式 …………………………………… 116
ニューロキニン1受容体拮抗薬 ………… 102
妊娠管理 …………………………………… 10
妊娠期悪性黒色腫 ………………………… 157
妊娠期悪性リンパ腫 ………………… 136, 237
妊娠期間 …………………………………… 10
妊娠期がん ………………………………… 42
妊娠期肝細胞癌 …………………………… 191
妊娠期甲状腺癌 ……………………… 152, 241
妊娠期甲状腺分化癌 ……………………… 154
妊娠期骨軟部腫瘍 ………………………… 166
妊娠期子宮頸癌 …………… 121, 227, 230, 233
妊娠期消化管癌 …………………………… 179
妊娠期膵癌 ………………………………… 196
妊娠期頭頸部癌 …………………………… 205
妊娠期乳癌 ………………… 114, 212, 217, 222
妊娠期肺癌 ………………………………… 200
妊娠期白血病 ……………………………… 145
妊娠期泌尿器癌 …………………………… 179
妊娠期卵巣癌 ……………………………… 128
妊娠後期 …………………………………… 82
妊娠高血圧症候群 ………………………… 85
妊娠週数 …………………………………… 10
妊娠初期 …………………………………… 82
妊娠中期 …………………………………… 82
妊娠糖尿病 ………………………………… 85
認知発達 …………………………………… 108
妊婦健診 …………………………………… 11
妊孕性 ……………………………………… 111

は

排泄機能	28
パクリタキセル	76, 126, 132, 133, 232
播種性血管内凝固症候群	20, 60, 146
白金製剤	75, 126, 132, 207
パロノセトロン	101

ひ

微小管阻害薬	76
非小細胞肺癌	201
非ホジキンリンパ腫	141
病期診断	4
標準治療	6
病理診断	3
ビンクリスチン	76, 133

ふ

フィルグラスチム	104
副腎皮質ステロイド	102
フルオロウラシル	77, 207
ブレオマイシン	133
分子標的治療薬	77
分娩時期	13, 82
分娩方法	13

ほ

放射性ヨード内用療法	155
放射線治療	66
──の適応	68
放射線同位元素	57
ホジキンリンパ腫	140
母体の生理的変化	60
母乳育児	19
ホルモン製剤	73

ま

麻酔方法	61
マタニティブルーズ	18, 23, 87
慢性骨髄性白血病	148
マンモグラフィ	57

み

味覚機能	27

め

メトクロプラミド	103

ゆ

ユーイング肉腫	173

よ

幼児期	31

ら

ラジオ波熱凝固療法	194

り

リツキシマブ	77, 139
リプロダクティブエイジ	43

外国語索引

5-HT$_3$受容体拮抗薬	101
ALL（acute lymphocytic leukemia）	147
All or None →全か無か	
AML（acute myeloid leukemia）	146
APL（acute promyelocytic leukemia）	147
Breslow's thickness	158
CINV	99
CML（chronic myeloid leukemia）	148
CT	56
DIC（disseminated intravascular coagulation）	20, 60, 146
FGR（fetal growth restriction）	73
G-CSF製剤	103
Late preterm児	83
MRI	57
NK$_1$受容体拮抗薬	102
PTSD（post traumatic stress disorder）	96
RAI	155
RFA	194
TACE	194
TAI	194
TSH	153

妊娠期がん診療ガイドブック ⓒ 2018
定価（本体 4,000 円＋税）

2018 年 6 月 1 日　1 版 1 刷

編者	北<small>きた</small>野<small>の</small>　敦<small>あつ</small>子<small>こ</small>
	子<small>こ</small>　子<small>こ</small>夫<small>お</small>
	塩<small>しお</small>田<small>だ</small>　恭<small>きょう</small>子<small>こ</small>
	村<small>むら</small>島<small>しま</small>　温<small>あつ</small>子<small>こ</small>
	山<small>やま</small>内<small>うち</small>　英<small>ひで</small>夫<small>お</small>
	山<small>やま</small>内<small>うち</small>　照<small>てる</small>夫<small>お</small>
	米<small>よね</small>盛<small>もり</small>　勧<small>かん</small>

発行者　株式会社　南山堂
代表者　鈴木幹太

〒113-0034　東京都文京区湯島 4 丁目 1-11
TEL 編集(03)5689-7850・営業(03)5689-7855
振替口座　00110-5-6338

ISBN 978-4-525-42181-6　　Printed in Japan

本書を無断で複写複製することは，著作者および出版社の権利の侵害となります．
JCOPY 〈(社)出版者著作権管理機構 委託出版物〉
本書の無断複写は著作権法上での例外を除き禁じられています．複写される場合は，そのつど事前に，(社)出版者著作権管理機構(電話 03-3513-6969, FAX 03-3513-6979, e-mail: info@jcopy.or.jp)の許諾を得てください．

スキャン，デジタルデータ化などの複製行為を無断で行うことは，著作権法上での限られた例外（私的使用のための複製）を除き禁じられています．業務目的での複製行為は使用範囲が内部的であっても違法となり，また私的使用のためであっても代行業者等の第三者に依頼して複製行為を行うことは違法となります．